一名真正的名中医

——熊继柏临证医案实录 ❶

（第二版）

熊继柏 著

熊继柏学术思想与临证经验研究小组　整理

U0346408

中国中医药出版社

·北 京·

图书在版编目（CIP）数据

一名真正的名中医：熊继柏临证医案实录 . 1 / 熊
继柏著 . — 2 版 . — 北京：中国中医药出版社，
2019.12（2024.6 重印）
ISBN 978-7-5132-5733-6

Ⅰ . ①— … Ⅱ . ①熊 … Ⅲ . ①医案—汇编—中国—现
代 Ⅳ . ① R249.7

中国版本图书馆 CIP 数据核字（2019）第 211906 号

中国中医药出版社出版

北京经济技术开发区科创十三街 31 号院二区 8 号楼
邮政编码 100176
传真 010-64405721
廊坊市祥丰印刷有限公司印刷
各地新华书店经销

开本 710×1000 1/16 印张 31.5 字数 466 千字
2019 年 12 月第 2 版 2024 年 6 月第 4 次印刷
书号 ISBN 978-7-5132-5733-6

定价 95.00 元
网址 www.cptcm.com

服务热线 010-64405510
购书热线 010-89535836
维权打假 010-64405753

微信服务号 zgzyycbs
微商城网址 https://kdt.im/LIdUGr
官方微博 http://e.weibo.com/cptcm
天猫旗舰店网址 https://zgzyycbs.tmall.com

熊继柏学术思想与临证经验研究小组

熊继柏，国医大师，湖南中医药大学知名教授，广州中医药大学博士生导师，香港浸会大学荣誉教授。曾8次被湖南中医药大学评为优秀教师、教学效果好的老师和最受学生欢迎的老师。

熊继柏教授是传奇式的教授，其传奇经历曾3次被湖南卫视晚间新闻报道。他是湖南省的名中医，13岁拜名师习医，16岁单独业医，1999年被湖南省人事厅、卫生厅评定为湖南省名中医，2008年被国家中医药管理局认定为第四批全国老中医专家学术经验继承工作指导老师，从事中医临床50余年从未间断，活人无数，誉满三湘。

2017年6月29日，人力资源社会保障部、国家卫生计生委和国家中医药管理局授予熊继柏"国医大师"荣誉称号。

熊继柏教授是真正的名中医，2006年应邀赴非洲为阿尔及利亚总统看病，获得了很好的疗效，是湖南中医药大学建校以来第一位为外国元首看病的名中医，是湖南省继李聪甫、刘炳凡、谭日强、欧阳锜、夏度衡5大名老中医之后最为杰出的中医大家。

熊继柏教授一直从事中医经典教学，对中医经典理论十分熟稔；他一直坚持中医临床，是一名纯中医。其临诊问疾，善于抓住主症，详辨舌脉，思路清晰，辨证准确，因证立法，因法处方，因方遣药，随症加减，理法方药，丝丝入扣。

熊教授临证，从不开无汤头之处方，其临证医案，简明扼要，章法清晰，可为临证教科书的范本；而且博览医籍，融会贯通，能用理论指导临证，故其临床疗效高于众人，是一名真正的名中医！

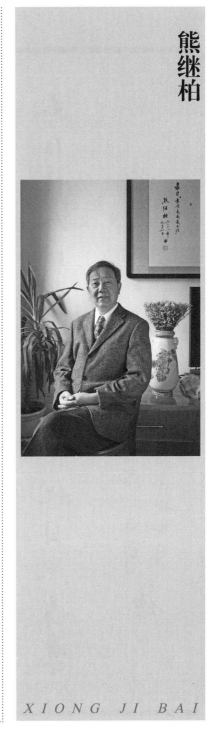

熊继柏

XIONG JI BAI

書志

十年浩劫似漩涡　　放眼古今枉断肠

毁誉穷通逐逝水　　丹心铁肯傲冰霜

终凭爝火照兰室　　奶坐春风仰岐黄

志在活人陈绝学　　炬阑犹自点青囊

熊继柏　一九八三年胃廿七日题

中医的生命力

在于临床

熊继柏 二〇〇五年

元月一日 题

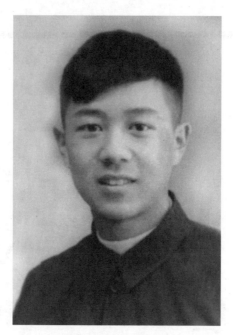

熊继柏教授青年时代

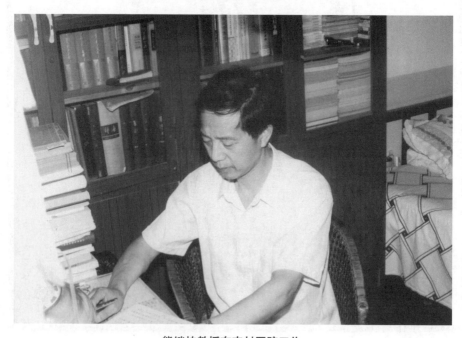

熊继柏教授在农村医院工作

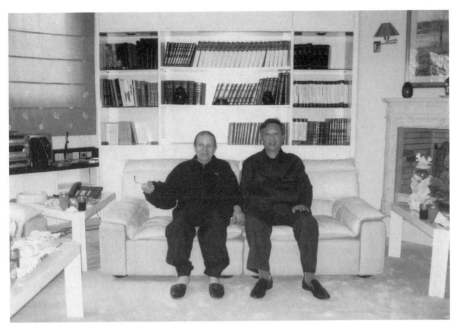

阿尔及利亚国家总统布特佛里卡先生（左）接见熊继柏教授（右）

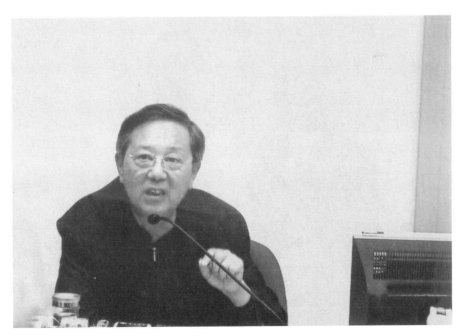

熊继柏教授在香港浸会大学做学术报告

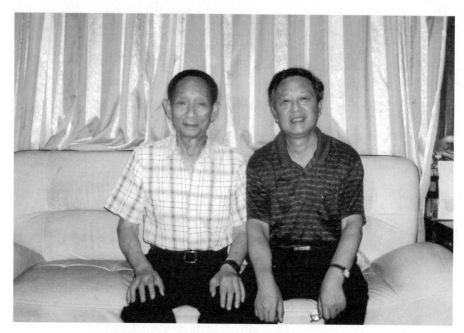

熊继柏教授（右）和世界著名水稻专家袁隆平院士（左）

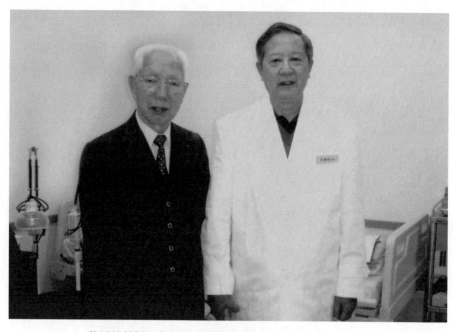

熊继柏教授（右）和香港著名慈善家田家炳先生（左）

中医治病必须辨证论治（代序）

《素问·至真要大论》云："审察病机，无失气宜。""谨守病机，各司其属。"所谓"病机"，张景岳释曰："机者，要也，变也，病变所由出也。"审察病机，就是审察疾病的本质关键，疾病的变化所在，疾病的发病原由和疾病的传变去向，概言之，就是辨证。中医的首部经典《黄帝内经》展示了许多辨证法则，如《素问·调经论》云："阳虚则外寒，阴虚则内热，阳盛则外热，阴盛则内寒。"经文中的阴阳、虚

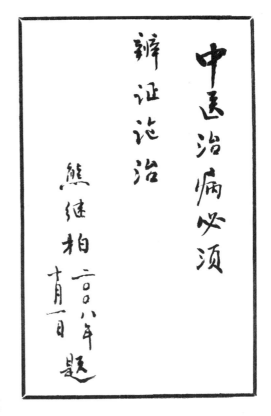

实、外内、寒热，实际上是八纲辨证的初步模式。《内经》的病证学，对于大量复杂的病证，多是以脏腑经络为系统进行分类，如咳嗽，分五脏六腑咳；喘，有肺病喘，心痹喘，肾病喘，五脏喘；消渴，有肺消，有脾瘅，有中（胃中）消，有肾消；痹证，分五脏六腑痹；痿证，分五脏痿；汗证，分五脏汗出；黄疸，有脾瘅、胃热、肾热、心热之分；积聚，有五

脏积病之辨。这些分类其实就是脏腑辨证的起源。《灵枢·经脉》系统提出了十二经脉的病证，《素问·骨空论》记载了奇经病证，《素问·热论》讨论了六经分证。这些内容，又是经脉辨证的起源。由此可见，八纲辨证、脏腑辨证、经脉辨证的思想理论，都起源于《内经》。张仲景的《伤寒杂病论》强调："观其脉证，知犯何逆，随证治之。"他不仅秉承了《内经》的辨证理论，并且对其做了进一步的发展和完善。《伤寒论》以六经为纲，对外感病进行系统地辨证论治，而它的具体运用，贯穿了阴阳、表里、寒热、虚实的八纲辨证，并且完善了理、法、方、药。《金匮要略》以脏腑经络为纲，对杂病进行系统地辨证论治。很显然，这几部经典已为中医的临证治病确立了辨证论治的根本法则。温病学家叶天士、吴鞠通在古人的理论基础上，又创立了温热病的卫气营血辨证和三焦辨证。溯源到流，毫无疑问，辨证论治是中医治病必须遵循的根本法则。

近代名医岳美中老师曾经把中医划分为五等："初等医生叫开方医生。这种人……平日打听名医好开什么方药，依样葫芦，拿去应诊，看病用方与抄方无异。二等医生，叫用药医生。这种人……全凭自己对症用药，纳呆则麦芽、山楂，头痛则白芷、川芎，头痛医头，脚痛医脚，胸无定见，幸中自少。三等医生，叫辨证医生。这种人……虽然学有渊源，但是经验不够，所以旁人能治的病，他能治，旁人治不好的病，他也治不好。四等医生，叫入细医生。这种人……能够纯熟地运用中医理论辨证论治，独立地分析问题，解决问题……辨证如理乱丝，用药如解死结。最上等的医生，辨证分析，准确细微，论治方药，贴切对病。"岳老先生这一段话，阐明了一个重要的观点，中医的临证本领取决于辨证论治的水平。

中医诊断疾病、治疗疾病的过程，实际上就是一个辨证论治的过程。疾病的发生、发展，过程千变万化，所谓"玄冥幽微，变化难极"。临床治病，如果不辨寒热虚实，不分阴阳表里，不审脏腑经络，不察标本缓急，或随意开药，或依赖成品，或抄袭"秘方"，或仅凭习惯，守一方而待百病，执一法以应万变，如此生搬硬套，胶柱鼓瑟，脱离了辨证论治的基本法则，则不可能当一个真正的好中医。只有坚持辨证论治，临证时根据病变的部位、性质，邪正的虚实、盛衰，因证而立法，依法而选方，随方而遣药，真正贯穿理、法、方、药的基本步骤，才能以常测变，得心应手。

怎样辨证论治？《素问·疏五过论》指出："圣人之治病也，必知天地阴阳，四时经纪；五脏六腑，雌雄表里；刺灸砭石，毒药所主；从容人事，以明经道；贵贱贫富，各异品理；问年少长，勇怯之理；审于分部，知病本始；八正九候，诊必副矣。"中医诊治疾病，必须详细了解各个方面的情况，要了解自然气候与人体的关系；要了解针灸药物与脏腑表里之所宜；要了解人情环境，年龄性情；要审察气色脉象，了解疾病始末。《素问·脉要精微论》又指出："切脉动静，而视精明，察五色，观五脏有余不足，六腑强弱，形之盛衰，以此参伍，决死生之分。"只有通过望神、察色、按脉，全面诊察，综合分析，准确辨证，才能作出决断。可见，全面仔细地诊察是准确辨证的前提。如《医学阶梯》所说："察病要的，审症要真，两者切当，何愁症之不明，病之不愈也乎！"

记得3年前我曾治一男子，车祸后双腿疼痛半年不愈，行走不便，伴有双腿微肿，诸医皆以外伤论治。但经医院多次照片及CT检查，其腿部骨折已经愈合。详视患者，双腿虽肿，但皮肤并无瘀紫之状，双腿虽痛而行步障碍，但其膝与趾却可以屈伸。询及双足阵发烦热，伴口苦，尿黄。察其舌苔黄腻，脉象濡数。辨证为湿热痹阻之证，以加味二妙散治之，旬日即愈。5年前我曾治一七旬老妇，患失眠数十年，而近半年来不仅严重失眠，并且烦躁不安，入夜尤甚，甚则夜发呼叫哀嚎，虽服用大量安眠药亦无济于事。诊见患者心烦、失眠，其烦躁难忍时，竟自以手抓胸，其胸脘部遍布红色抓痕，甚为痛苦，并见口苦、口干、舌红、苔黄、脉弦细数。投以黄连阿胶汤滋阴清火，岂知连服15剂，病势并无缓解。再诊之，其症、舌、脉悉具如前。再三详询，患者突然诉说每次心烦难忍之时，尤觉阴部躁热难忍，因而不仅以手抓胸，并且以手抓其下部。乃私询其子女，原来其母30余岁丧夫，并未再嫁。方知为忧思郁结致相火燔炽使然。旋即改拟龙胆泻肝汤，服药半月，诸症悉平。实践证明，只有全面仔细诊察，才能准确辨证；只有准确辨证，才能正确施治。

中医的辨证方法很多，如八纲辨证、脏腑辨证、经络辨证、气血津液辨证、六经辨证、卫气营血辨证、三焦辨证等。作为一名中医，对这些辨证法则都应该熟练掌握，临证时才能有针对性地准确应用。可是，临证所见之疾病错综复杂，变化多端，诸多的辨证法则又该如何运用呢？根据本人50年的临证体会，凡是外感病，重在辨表里寒热，以六经辨证、卫气营血辨证为主；尤其是急性热病，必须运用卫气营血及三焦辨证法则；凡是内伤杂病，重在辨虚实寒热，以脏腑经络辨证、气血津液辨证为主；而所有这些辨证又都是以八纲辨证为纲领。八纲辨证在临床上的应用，其实就是两个关键，即一辨病邪性质，二辨病变部位。

早些年间，我在农村诊治一个17岁的男孩子，其左侧少腹部剧烈疼痛，日夜呼叫不休，病约7日，医院诊断尚不明确，拟做剖腹探查。察其痛处固定不移，局部明显拒按。除剧烈腹痛之外，尚伴轻度呕逆，大便较秘，3日1行。舌苔薄白，脉象沉伏。辨其病性为瘀阻，辨其病位在腹肠部。以桃核承气汤合失笑散治之，次日疼痛即止，数日而愈。两年前曾治某医院一职工，发热40余日，热退复热，伴见腹胀、便溏、不欲食等症。察其舌苔黄白厚腻，脉象滑数，知为湿热胶结肠中，以枳实导滞汤下之，数剂而愈。事实说明，不论何等复杂的病证，只要辨清了病邪的性质和病变的部位，就可以正确施治了。

中医论治，是在辨证之后，已经判断出某一病证的病邪性质和病变部位之后，确立针对性的治法，选定合适的处方，权衡用药。要知论治的关键不是立法选药，而是立法选方。如果选方不准，即使辨证比较准确，而方与证不符，仍然不能取得好的疗效。纵观中医历代名家，无不强调"因证制方"，"方证合拍"。然而，选方是确有难度的，难就难在必须熟练掌握大量的方剂，既要熟记每个汤方的药物组成，更要熟悉每个汤方的主治功用。不仅如此，还要在临床上用会、用熟。把古人的汤方用得很熟练了，自然熟能生巧，并且就会有所发展和变化。可是，要做到这一步是极不容易的，所谓"知方甚易，用方甚难"（《医学阶梯》）。这就必须在实践中下功夫。如果有人不愿背方剂，忽视方剂，临证时就只能当一个"用药医生"；或者是记三五个汤方去应对几个病证，生搬硬套，按图索骥，那就是所谓的"开方医生"。

古人制方，是经过长期实践、反复验证所得出的结晶。《存存斋医话》云："古人随证以立方，非立方以待病……非谓某方一定治某病，某病一定用某方也。"一方可以治许多病，这是因为其证相同；一病又可以选用多方，这是因为其证不同。比如，《伤寒论》中论治下利，表邪不解而下利者，用葛根汤；邪热内传而下利者，用葛根黄芩黄连汤；脾阳损伤，里寒夹表邪而下利者，用桂枝人参汤；寒热错杂于中，脾胃升降失常，致心下痞而下利者，用半夏泻心汤；热利下重者，用白头翁汤；太阴虚寒下利而腹满者，用理中汤；少阴虚寒，下利清谷者，用四逆汤；久泻滑脱者，用赤石脂禹余粮汤；水湿内停，清浊不分而下利者，用五苓散；此外，还有热结旁流而下利者，要选用承气汤。由此可见，拘一方不能统治一病，必须辨证而施治，因证而选方。

中医治病，是在整体观念思想的指导下进行辨证论治，它注重的是整体，注重的是辨证。因而，它不能像西医那样按解剖部位系统的详细分科，如呼吸道专科、心血管专科、肠胃专科、肝胆专科、肾病专科等等。因为西医注重微观，注重局部，注重解剖。而中医治病必须从整体出发，必须辨证论治，决不能只局限于某一个脏腑，某一个部位，某一个病症。所以，传统的中医只分内、外两大科。纵观中医古代经典，《黄帝内经》病证学有外感病证，如风病、寒病、湿病、温病、燥病、疫病等；有内科杂病，如痹证、痿证、厥证、血证、痛证、咳喘病、水胀病、积聚病等；又有妇科病证，女子不月、血崩、带下、不孕、癥瘕等；还有五官九窍及外科病证，如眼目病证、耳鼻喉舌病证、前阴病证、痈疽、疮疡病证等。张仲景的《金匮要略》乃是中医最早期、最完备的内科学，可其中不仅论述大量的内科杂病，并且论述了疮疡、浸淫等外科病证，以及妇人妊娠病、妇人产后病、妇人杂病等妇科病证。张仲景的《伤寒论》本是一部外感病学，其中有许多病证实际上属于内科杂病，如结胸证、痞证、蓄水证、黄疸病、蚘厥证等。吴鞠通的《温病条辨》乃是一部外感温热病专著，其中也论述了妇人产后、胎前病证，小儿科的麻、惊、疳、痘病证。再观历代中医名家，如朱丹溪、李中梓、张景岳、叶天士以及蒲辅周等，其临证医案无不包涵内、妇、儿科。这其实反映了中医整体观念指导下进行辨证论治的基本特点。只有把握这一基本特点，真正掌握辨证论治的本领，才可以广泛施治，才能真正提高临证水平，确保临床疗效。

熊继柏

2009年3月撰于湖南中医药大学

前 言

　　中医药学是我国优秀民族文化中的瑰宝，为中华民族的繁衍生息作出了重大贡献。中医药学也是唯一完整保存着中国古代科技文化全部要素的民族医学，是世界医学史上传承至今仍生生不息发挥着重要作用的极其少数的医学文明之一。中医药的存在和传承，本身已被视为文明史上的一个奇迹，正成为当前国内外现代科技界关注和研究的热点。

　　如果说中医药的存在和传承是一个奇迹的话，奇迹就在于中医药有着绵延不断的强大生命力。中华文明辉煌五千年，创造了诸如天文、历算、水利等诸多古代科技文明，而完整保留且仍然发挥重要作用的只有中医药学。1919年五四运动爆发，近代西方科技文化在中国成功扩张，为中国近现代发展起到了强大的推动作用，但中国传统文化却遭遇到致命打击。中医学虽然也受到近代西方科技文明的冲击，但几乎完整保留了全部中华传统文明素养，成为中华民族精神家园中一枝凛然绽放的腊梅。那么，中医的生命力究竟植根何处？答案是：中医的生命力在于临床，在于临床的有效性。中医药能够解决一些西医不能解决的临床问题，中医药在临床上能经得起实践的检验，中医药具有西医不能替代的独到的功能与优势，中医药深深植根于广大人民群众的需要之中，这就是中医绵延不断的生命力所在。

　　当前，国家政策高度重视中医药的发展，中医药事业迎来一个新的历史发展时期。十一届全国人大之后，刚刚卸任的前副总理吴仪在2007年11月全国中医药工作会议上明确指出："要树立科学发展观，切实继承和发扬中医药的科学内涵、学术本质和特色优势，同时运用现代科学技术丰富和发展中医药理论及技术。要不懈地推动中医药理论创新和中医药的现代化、市场化、国际化。要面向需求，面向临床，面向生产实践，大力实施品牌战略，把名院、名科、名医和名厂、名店、名药的文章做大，探索中医药发展的新路子。"吴仪同志提出的中医药发展"六名"战略当中，大力实施名医战略是核心和关键所在。"山不在高，有仙则灵"，没有名医，建名科、兴名院只能是虚有其名，中医药的学科特色决定了名医个人临证经验和学术思想对中医药学术发展的重要作用。名老中医的临证经验和学术思想，促进了中医学术的发展和临床疗效的提高，并成为后人不断学习的活水源头。近百余年来，中医药的发展曲折坎坷，也走了一些弯路，但可喜的是我们的理性在回归，其中，对名老中医的临证经验传承和学术思想研究的高度重视就是一个很好的说明。国家人事部曾在全国界定第一、二、三批名老中医500余名，并选定弟子予以传承研究；2005年，国家科技部、国家中医药管理局又正式将名老中医学术思想与临证经验的研究列入国家"十五"攻关项目，100余名老中医被指定为研究对象；2008年，第四批全国名中医界定及师承工作已经启动，第二批名老中医学术思想与临证经验研究也列入"十一五"攻关项目即将开始。这些研究工作必将大大丰富中医药的学术内涵，并且能够培养一批既具备扎实的中医理论功底又能较好掌握中医辨证论治方法的中青年中医临床人才。

我有幸参与了国家"十五"科技攻关项目的研究，是其中一个纵向子课题的课题负责人，并且作为主要研究者参与了横向子课题"名老中医典型医案集"的研究，从中学到很多科学有用的名老中医经验传承及学术思想研究的方法，在此基础上，我组织了一个精干的研究团队，对我省名中医熊继柏教授的临证经验和学术思想进行科学系统的传承与整理工作，通过近5年10余名教授、博士、硕士们的共同努力，我们取得了一定的成果。这本《一名真正的名中医——熊继柏临证医案实录》就是其中的成果之一。

　　熊继柏教授是我的老师，他讲授的《黄帝内经》是我进入湖南中医药大学（当时称湖南中医学院）学习时的中医经典课；熊继柏教授是湖南中医药大学的明星老师，曾8次被湖南中医药大学评为优秀教师、教学效果好的老师和最受学生欢迎的老师；熊继柏教授是传奇式的教授，小学文凭却站到了大学讲台，而且成了知名教授，其传奇经历曾3次被湖南卫视晚间新闻报道；熊继柏教授是湖南省的名中医、国家名中医，13岁拜名师习医，16岁单独业医，1999年被湖南省人事厅、卫生厅评定为湖南省名中医，从事中医临床50年从未间断，活人无数，誉满三湘；熊继柏教授是真正的名中医，2006年应邀赴非洲为阿尔及利亚总统看病，获得了很好的疗效，是湖南中医药大学建校以来第一位为外国元首看病的名中医，是我省继李聪甫、刘炳凡、谭日强、欧阳锜、夏度衡5大名老中医之后最为杰出的中医大家。我一直认为，名中医的标准应该具备几个基本条件：中医基础理论扎实，能够融贯经典，临证善于辨证论治，临床疗效得到众多患者的肯定。熊继柏教授一直从事中医经典教学，对中医经典理论十分熟稔；一直坚持中医临床，是一名纯中医，其临诊问疾，善于抓住主症，详辨舌脉，思路清晰，辨证准确，因证立法，因法处方，因方遣药，随症加减，理法方药，丝丝入扣；熊老临证，从不开无汤头之处方，其临证医案，简明扼要，章法清晰，可为临证教科书的范本；而且博览医籍，融会贯通，能用理论指导临证，故其临床疗效高于众人，是一名真正的名中医。名医难求，名师更难得，对熊继柏教授的临证经验有效传承和系统总结，是一件十分有意义的事情。为此，我们于2004年成立了熊继柏教授学术研究小组（前后有袁振仪、张争艳、聂娅、刘朝圣、李点、龙玲、唐兴荣、谢雪姣、尹周安、贺毅林、罗成宇、匡琳、万胜、林奕涛、李天禹、周兴、曾顺、毛武燚等10余位我校中青年教师及博士、硕士研究生参与），研究小组的成员全部跟师临诊，既是学习，又是研究，他们详细记录病例资料，课题组建立了熊继柏病案数据库，由专人负责将每次的门诊病例资料输入数据库。课题小组每月定期召开学习会议，小组成员将每个月的学习体会及问题提出来共同探讨，熊继柏教授亲自参会并给予集中指导，以提高课题小组成员的中医理论和临证水平，并确保研究质量。课题组每3个月整理1次病例数据库，把3诊以上（部分急症和疑难病例除外）而且有确切疗效的病例挑出来作为病案予以加工整理，然后送呈熊教授亲自修订。其中，绝大部分病案的按语，以及急症、疑难怪病病案，均由熊教授亲笔撰写。经过近5年的辛勤努力，从近10万例（包括熊教授以前的部分典型案例）病例资料中，我们精选出了目前呈现在读者面前的这些基本能反映熊继柏教授学术思想、临证思维与临床经验的临证实案，内容涉及内、外、妇、儿、急症、疑难怪病等将近100多个病种。我相信，这些来源于熊继柏教授临床的鲜活真实的典型案例，对广大的中医药院校的高年资学生、中医医院的中青年医师乃至高级中医师，都是十分有帮助的。我也希望熊继柏教授的丰富临证经验不只囿于课题组成员能够学习和传承，而更应该为广大有志于成为合格中医、好中医、名中医的中医学习者和从业者分享。

　　熊教授常言，要成为一个好中医，有三不原则："一是不蠢，二是不懒，三是老师不糊涂。"学生聪明肯学，还需要有高明师傅的指导。而"医者，意也"，中医学习讲究悟性，现在我们有一个高明的师傅在这里，就让我们一起来领悟师傅的临证奥微之所在吧！

何清湖
2009年季春撰于湖南中医药大学

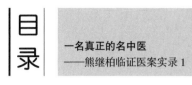

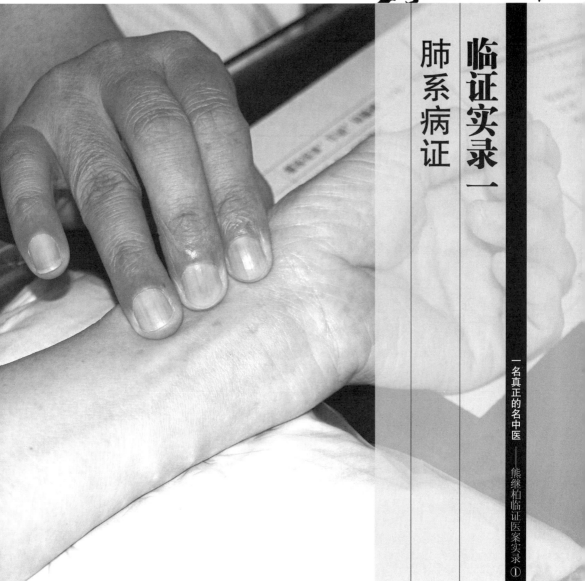

临证实录一

肺系病证

一名真正的名中医——熊继柏临证医案实录①

一名真正的名中医
——熊继柏临证医案实录 1

◎ 咳嗽案

◎ 哮喘案

◎ 肺痈案

◎ 肺痨案

◎ 悬饮案

◎ 发热案

咳嗽案

【案一】

◇病例卡片◇

卢某，男，55岁，长沙市人。门诊病例。

初诊（2004-11-17）：诉半月前患感冒，现咳嗽气喘，半月不愈。咳痰较多，口渴，咽痒，时见鼻塞。诊见舌苔薄黄，脉滑数。

辨证：痰热郁肺。

治法：宣泻肺热，平喘止咳。

主方：麻石止嗽散。

炙麻黄5g，杏仁10g，生石膏18g（另包先煎），桑白皮20g，葶苈子10g，炙紫菀15g，百部10g，白前10g，陈皮10g，荆芥10g，川贝10g，桔梗10g，甘草6g。7剂，水煎服。

二诊（2004-11-26）：诉咳喘显减。舌苔薄黄腻，脉滑。再拟麻石止嗽饮加减。

炙麻黄5g，生石膏20g（另包先煎），杏仁10g，川贝10g，桑白皮30g，葶苈子10g，炙紫菀15g，百部10g，白前10g，陈皮10g，桔梗10g，法半夏8g，甘草6g。10剂，水煎服。

病遂愈。

按 咳喘并作，起于外感，舌苔薄黄，脉滑数，显为风热壅肺。仲景"麻黄杏仁甘草石膏汤"功擅宣泻肺热而平喘咳；合止嗽散，正如《医学心悟》所谓"客邪易散，肺气安宁"也。

【案二】

◇病例卡片◇

李某，男，30岁，长沙市人工人。门诊病例。

初诊（2005-03-23）：患者诉素体虚，易感冒，近因天气变化感受风寒。现症：明显咳嗽，痰多色黄，伴咽痛，胸痛甚，咳时加重，身体困倦乏力，舌淡，苔薄黄，脉滑。病已半月，自服感康、止咳糖浆未获显著效果。

辨证：风热犯肺夹痰浊咳嗽。

治法：解表肃肺，豁痰止咳。

主方：瓜贝止嗽散。

炒瓜壳10g，桃仁6g，川贝15g，桑白皮10g，白前10g，法半夏10g，杏仁10g，桔梗10g，炙紫菀10g，百部10g，荆芥10g，薄荷10g，甘草6g，矮地茶15g。10剂，水煎服。

二诊（2005-04-03）：诉服药10剂后，咳嗽显减，胸痛顿除，自汗，舌淡，苔薄白，脉细滑。此时风热之邪渐去，当固表益气，兼清余咳。予玉屏风散合止嗽散治之。

黄芪20g，炒白术10g，防风6g，炒瓜壳6g，川贝15g，杏仁10g，桔梗10g，炙紫菀15g，百部10g，白前10g，陈皮10g，法半夏10g，甘草6g，矮地茶10g。7剂，水煎服。

> **按** 肺为华盖，职司清肃。外邪犯肺，自气逆而为咳，又因其人痰多而胸痛，故治以宣肺化痰而取效。待咳嗽显减，外邪渐去，予玉屏风散合止嗽散，一以固本，一以肃肺，标本同治之法也。

【案三】

◇病例卡片◇

谭某，女，50岁，湖南永州市人。门诊病例。

初诊（2005-10-19）：诉有间质性肺炎病史。现症：咳嗽少痰，半年不愈，近月尤甚，伴口干多饮，唇略紫，舌苔薄黄，脉细数。

辨证：燥热伤肺。

治法：清燥润肺。

主方：清燥救肺汤。

桑叶10g，杏仁10g，沙参20g，麦冬20g，生石膏20g，阿胶珠10g，炙枇杷叶10g，甘草6g，桃仁10g，炒瓜壳8g，川贝15g，天花粉15g。15剂，水煎服。

二诊（2005-11-09）：诉咳嗽大减，口干亦缓，但药后便溏。舌苔薄黄，脉滑。拟原方再进15剂。

桑叶10g，杏仁10g，沙参15g，麦冬15g，生石膏20g，阿胶珠10g，炙枇杷叶10g，甘草6g，桃仁8g，花粉15g。15剂，水煎服。

> **按** 本案属燥热伤肺之重症。该患者正值秋令时节，而干咳尤甚，显属燥咳。《医学入门·咳嗽》云："内伤久则火炎，便宜开郁润燥。"故取喻嘉言之清燥救肺汤以清燥润肺，肺中燥热得清，则干咳自止。

【案四】

◇病例卡片◇

黄某，女，30岁，长沙市人。门诊病例。

初诊（2007-06-29）：诉咳嗽，1个月不愈，遇怒则咳甚，经抗生素注射、口服等均未见效。诊见咳嗽，咽痒，舌紫红，舌苔薄黄腻，脉滑。

辨证：肝火犯肺，兼痰热咳嗽。

治法：清肝泻火，化痰止咳。

主方：止嗽散合黛蛤散。

杏仁10g，桔梗10g，炙紫菀10g，百部10g，白前10g，陈皮10g，薄荷6g，矮地茶10g，甘草6g，桑白皮15g，川贝10g，青黛粉（另包）10g，海蛤粉10g。10剂，水煎服。

二诊（2007-07-10）：诉咳嗽显减，舌淡紫，苔薄黄，脉细滑。拟原方再进10剂。

三诊（2007-07-20）：诉咳嗽已愈90%，遇怒时咳嗽已不明显，舌红，苔薄黄，脉滑。上方再进10剂，善后收功。

按 本案咳嗽遇怒则甚，按五行理论称为"木火刑金"证。郁怒伤肝，气郁化火，上犯于肺，肺失清肃则导致咳嗽，故以止嗽散合黛蛤散，一清肺化痰，二清肝火，咳嗽自平。

哮喘案

【案一】

◇病例卡片◇

刘某，男，59岁，长沙市人。门诊病例。

初诊（2005-01-26）：诉喘急咳嗽，痰多色白，舌苔黄滑，脉滑。

辨证：痰热壅肺。

治法：清热化痰，止咳平喘。

主方：定喘汤合三子养亲汤。

炙麻黄5g，杏仁10g，炙冬花15g，法半夏10g，苏子10g，黄芩10g，白果10g，桑白皮15g，白芥子10g，炒莱菔子10g，甘草6g。10剂，水煎服。

二诊（2005-02-06）：诉咳喘显减，腹胀，舌苔薄黄，脉滑。拟定喘汤合三子养亲汤加厚朴。

炙麻黄5g，杏仁10g，炙冬花15g，法半夏10g，苏子10g，黄芩10g，白果10g，桑白皮15g，葶苈子10g，川贝15g，白芥子10g，炒莱菔子10g，厚朴15g，甘草6g。10剂，水煎服。

服完遂愈。

按 咳痰色白，似为寒痰。然舌苔黄滑，知其已从阳化热而为痰热。定喘汤清肺化痰热，合"三子"下气消痰，诸症自愈。

【案二】

◇病例卡片◇

徐某，女，68岁，湖南长沙人。门诊病例。

初诊（2006-11-08）：喘咳病反复数年不愈。现症：阵发性咳嗽气喘，胸闷，兼口干，咳嗽少痰，鼻干，大便秘结，数日一行，舌苔薄黄，右脉滑数，左脉细数。

辨证：肺热腑实。

治法：清肺通腑。

主方：泻白散合宣白承气汤加减。

桑白皮30g，地骨皮15g，杏仁10g，炒瓜蒌壳10g，生大黄5g，生石膏30g，川贝10g，甘草10g。10剂，水煎服。

二诊（2006-11-22）：服上方喘咳不减，大便仍干，动则气喘，手足心热，口干，胸闷气促，舌脉同前。方证相对，何故无效？仔细询问病人，方知每次都因天气变化或感冒而诱发。此次发病也是如此，肺热腑实确实存在，但表证未解，改华盖散合宣白承气汤加减。

蜜麻黄4g，杏仁10g，甘草6g，苏子10g，桑白皮20g，川贝10g，生石膏25g，生大黄5g，炒瓜壳15g。10剂，水煎服。

三诊（2006-12-03）：患者诉服上方后大便通畅，咳喘大减，精神转佳。上方减大黄量，再进7剂。咳喘基本未作，改玉屏风散合泻白散加减善后。

> **按** 临床识证，必入微入细，本案就是明训，初诊见其"口干鼻干，大便秘结，数日一行，舌苔薄黄，右脉滑数，左脉细数"，辨证为肺热腑实，投泻白散合宣白承气汤加减，清肺通腑泻热却毫无效验。二诊时仔细询问病史，方知咳喘发作与天气变化感受风寒之邪有关，故改投华盖散解表散寒，宣肺平喘；宣白承气汤通腑泻热，寒温并用，表里兼施，故获捷效。

宣白承气汤出自吴鞠通《温病条辨·中焦篇》，其云："阳明温病，下之不通，其证有五……喘促不宁，痰涎壅滞，右寸实大，肺气不降者，宣白承气汤主之。"该方用于肺热壅盛兼有大便秘结时，投之常可获效，吴鞠通所谓"此脏腑合治法也"。

【案三】

◇病例卡片◇

易某，女，35岁，娄底市人。门诊病例。

初诊（2006-12-01）： 患者1年前因感冒之后出现哮喘、咳嗽之疾，虽经治疗，但每逢感冒即发哮喘。近1周前，因感冒之后触发哮喘，已在当地医院用中、西药治疗，但哮喘、咳嗽症状甚剧，尤其夜间喘咳交作，彻夜不得卧。诊见患者明显恶寒无汗，咳吐稀白痰涎，口张气促，甚则咳而不呕逆，舌苔白滑，脉滑而缓。

辨证： 外寒内饮，气喘咳嗽。

治法： 散寒化饮，平喘止咳。

主方： 小青龙汤。

炙麻黄5g，桂枝6g，白芍10g，细辛3g，五味子6g，干姜6g，法半夏10g，炙甘草10g。4剂，水煎服。

二诊（2006-12-05）： 患者喘咳大平，夜卧已安，恶寒已除。患者夫妻二人一再称述，自患喘咳病1年多来，几乎中、西药不断，可从未碰到如此效验的药物，并要求给予根治。诊见舌苔薄白，脉缓而滑，乃拟射干麻黄汤治之。

炙麻黄4g，射干10g，细辛3g，法半夏10g，炙紫菀10g，炙冬花10g，五味子6g，茯苓15g，大枣10g，生姜3片。15剂，水煎服。

按　《灵枢·百病始生》云："形寒寒饮则伤肺。"本案患者外寒之象明显，而内饮之征益显，用张仲景小青龙汤治之，自然方证合拍，取效必然。

肺痈案

◇病例卡片◇

　　杨某，男，52岁，长沙市人。门诊病例。

　　初诊（2005-11-02）：诉今年3月份因患肺脓疡住院治疗，当时脓疡已愈。现症：咳痰黄稠，痰中时夹血丝，其气味腥臭，兼胸痛，微喘，前额头痛，后头痛，头晕，舌苔薄黄腻，脉滑。

　　辨证：热毒壅肺，痰瘀互结。

　　治法：清肺化痰，逐瘀排脓。

　　主方：千金苇茎汤合小陷胸汤。

　　芦根30g，桃仁6g，生薏苡仁20g，炒冬瓜子15g，黄连3g，法半夏10g，炒瓜壳10g，白及片30g，鱼腥草15g，野天麻20g，葛根20g，浙贝30g，防风10g。10剂，水煎服。

　　二诊（2005-11-11）：诉头痛已止，仍咳吐腥臭痰，舌苔黄腻，脉滑数。改拟苇茎汤合止嗽散治之。

　　芦根30g，生薏苡仁20g，炒瓜壳10g，炒冬瓜子20g，杏仁10g，桔梗20g，炙紫菀15g，百部20g，陈皮10g，甘草6g，鱼腥草30g，浙贝15g，红藤20g。10剂，水煎服。

　　三诊（2005-11-20）：诉咳嗽已减，痰中仍带血丝，口中仍有腥臭味，舌苔黄腻，脉滑。拟苇茎汤、止嗽散合葶苈大枣泻肺汤加味。

芦根30g，生薏苡仁20g，炒瓜壳10g，炒冬瓜子20g，杏仁10g，桔梗20g，炙紫菀15g，百部20g，陈皮10g，甘草6g，葶苈子10g，鱼腥草30g，浙贝15g，蒲公英20g，白及片20g，桑白皮20g，大枣10g。10剂，水煎服。

四诊（2005-12-01）：诉咳嗽已大减，痰中已无血丝，但口中仍有腥臭味，舌苔黄腻，脉滑。拟原方加减再进15剂。

五诊（2005-12-20）：诉咳嗽已止，口中腥臭味已除，舌苔薄黄腻，脉滑。拟苇茎汤、止嗽散加味再进15剂，善后收功。

芦根30g，生薏苡仁20g，炒瓜壳10g，炒冬瓜子20g，杏仁10g，桔梗20g，炙紫菀15g，百部20g，陈皮10g，甘草6g，鱼腥草20g，浙贝10g。15剂，水煎服。

按 《医门法律·肺痿肺痈门》云："凡治肺痈病，以清肺热，救肺气……故清一分肺热，即存一分肺气，而清热必须涤其壅塞。"《类证治裁·肺痈》云："肺痈毒结有形之血，血结者排其毒"，"肺痈由热蒸肺窍，致咳吐臭痰，胸胁刺痛，呼吸不利，治在利气疏痰，降火排脓。"治以千金苇茎汤清肺化痰，逐瘀排脓；小陷胸汤清热化痰；葶苈大枣泻肺汤泻肺平喘；止嗽散化痰止咳。合而用之，使痰热清，瘀热除，肺痈愈。

肺痨 案

◇病例卡片◇

何某，女，69岁，长沙市人。门诊病例。

初诊（2006-03-08）：诉3年前曾患肺结核，当时经医院治疗已愈。近日出现咳嗽，并痰中带血，兼口干，手足心热，夜发潮热，舌苔薄黄，脉细数。

辨证：肺阴亏虚，虚火上炎。

治法：滋阴润肺，止咳化痰。

主方：百合固金汤。

百合20g，生地15g，熟地10g，玄参15g，浙贝20g，桔梗10g，麦冬20g，白芍15g，天冬10g，甘草6g，炙枇杷叶10g，白及片15g，丹皮10g，栀子炭10g，白茅根15g。10剂，水煎服。

二诊（2006-03-20）：诉痰中带血已止，但仍咳嗽，口干，舌苔薄黄，脉细。拟原方再进10剂。

百合20g，生地15g，熟地10g，玄参20g，浙贝20g，桔梗10g，麦冬20g，白芍15g，天冬10g，甘草6g，炙枇杷叶10g，白及片20g。10剂，水煎服。

三诊（2006-04-02）：诉咳嗽、咯血均止，口干显减，舌苔薄黄，脉细。改拟六君子汤加减治之，以善后收功。

西洋参片10g，茯苓10g，炒白术10g，陈皮10g，法半夏10g，甘草6g，百合15g，百部15g，白及片15g。15剂，水煎服。

过半月，患者复至，诉诸症已平。嘱以原方再进15剂，以期痊愈。

按 《丹溪心法·痨瘵》倡"痨瘵主乎阴虚"之说，并确立了滋阴降火的治疗大法。此案之治，始以百合固金汤滋阴润肺，止咳化痰。后以培土生金之法，补脾土而养肺金，故取六君子汤加味治之，善后收功。

悬饮案

◇病例卡片◇

朱某，女，52岁，长沙市人。门诊病例。

初诊（2004-08-15）：患者5个月前开始出现咳嗽，咳黄痰，右胸背隐痛，气喘，经医院检查发现胸膜炎，伴胸腔积液，并抽出胸水数次。舌苔薄黄腻，脉滑。

辨证：水热郁肺（悬饮）。

治法：清热化痰，肃肺利水。

主方：小陷胸汤、苇茎汤合葶苈大枣泻肺汤。

黄连5g，法半夏10g，炒瓜蒌壳12g，苇茎20g，薏苡仁15g，桃仁9g，椒目10g，葶苈10g，大枣6g，枳实10g。10剂，水煎服。

二诊（2004-09-08）：胸痛，气喘显减，但时咳，舌苔薄黄腻，脉滑。改瓜蒌椒目汤。

炒瓜壳10g，白芥子20g，川贝10g，椒目10g，茯苓30g，泽泻15g，猪苓20g，滑石30g，车前子15g，杏仁10g，枳实10g。10剂，水煎服。

三诊（2004-09-20）：患者喘息平，胸痛基本消失，偶有咳嗽，舌脉如前，拟上方加减。

鱼腥草20g，炒瓜壳10g，白芥子20g，川贝10g，椒目10g，茯苓30g，泽泻15g，猪苓20g，滑石30g，车前子15g，杏仁10g，枳实10g，甘草10g。10剂，水煎服。

四诊（2004-10-12）：患者症状基本消失，1周前去医院照片检查，发现其胸水已无。要求再服药巩固疗效。拟用上方去枳实、川贝，加陈皮、法半夏。再进10剂后，病获痊愈。

按 咳喘胸痛，舌苔黄腻，属痰热结聚胸膈，且医院已为患者抽出胸水，显属悬饮。吴鞠通治水热结胸之小陷胸加枳实汤，是针对水热结聚胸膈而治，用瓜蒌椒目汤治其悬饮，而不用十枣汤，避其峻猛也。

发热案

◇病例卡片◇

　　张某，男，42岁，湖南长沙人。门诊病例。

　　初诊（2005-06-08）：诉昨起发热，一身疼痛，兼畏寒，口苦，欲呕，微咳。诊见舌苔薄黄，脉滑数。

　　辨证：暑湿伤表。

　　治法：清暑祛湿解表。

　　主方：新加香薷饮合小柴胡汤加味。

　　香薷8g，厚朴10g，扁豆花10g，银花15g，连翘15g，黄芩15g，柴胡20g，法半夏10g，杏仁10g，甘草6g。3剂，水煎服。

　　病愈。

　　按 此属典型的感冒暑湿伤表证，此证常由于夏月乘凉时，感受暑湿之邪而患病，常见身热心烦，肢体酸重疼痛，有汗不畅，胸闷等症。方用新加香薷饮清暑祛湿解表；因其口苦欲呕，故合小柴胡汤和解之。

香薷 8g　　厚朴 10g　　扁豆花 10g

银花 15g　　连翘 15g　　黄芩 15g

柴胡 20g　　法夏 10g　　杏仁 10g

甘草 6g

3剂

水煎服

邹建柏

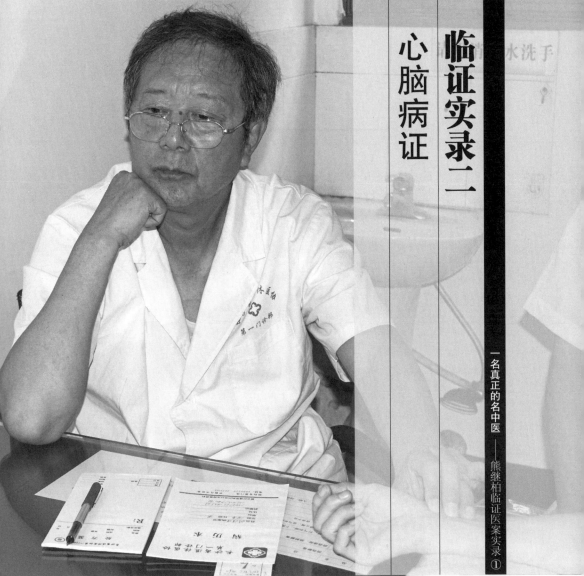

临证实录二

心脑病证

一名真正的名中医——熊继柏临证医案实录①

一名真正的名中医
——熊继柏临证医案实录 1

◎ 心悸心慌案

◎ 胸痹心痛案

◎ 眩晕案

◎ 中风病案

◎ 失眠案

◎ 癫狂痫案

◎ 脏躁案

◎ 郁证案

◎ 梦游案

心悸心慌 案

【案一】

◇病例卡片◇

周某，女，36岁，长沙市人。门诊病例。

初诊（2004-09-01）：诉半个月前做乳房肿块切除术后，心情一直低落，近日因情志悲哀，加之劳累过度，引起心悸，心慌，心烦，时太息，感觉胸闷，右背痛，疲乏无力，头晕。诊见唇色暗淡，舌淡红，苔薄黄腻，脉细。

辨证：气郁化火兼心血不足。

治法：清肝解郁。

主方：丹栀逍遥散合姜黄颠倒散。

郁金20g，广木香6g，片姜黄15g，当归10g，白芍10g，炒白术10g，茯苓15g，柴胡10g，丹皮10g，栀子10g，甘草6g，青皮10g，橘络15g。7剂，水煎服。

二诊（2004-09-08）：心烦、胸闷、背胀痛较前明显减轻，仍心悸心慌，疲乏，头晕。诊见舌淡红，苔薄白，脉细。改用补心血之法，拟归脾汤加减。

西参片10g，黄芪25g，炒白术10g，当归身10g，茯神15g，炒枣仁30g，炙远志10g，桂元肉10g，广木香6g，郁金15g，炙甘草10g，炒麦芽20g。10剂，水煎服。

三诊（2004-09-19）：诉服上方后，心悸症状已大为好转，劳累后才偶发心悸。嘱服原方半个月，病愈。

> **按** 患者手术后，气血亏虚，复因情志抑郁，导致心悸。故首以调畅情志为要，用丹栀逍遥散合姜黄颠倒散疏肝理气，解郁安神。服药后，患者心悸胸闷好转，仍感疲乏，头晕，舌淡红，脉细，此为气血亏虚所致，改用补益之法，予归脾汤补血养心，益气安神。此先治其标，后治其本之法。

【案二】

◇病例卡片◇

刘某，男，70岁，长沙市人。门诊病例。

初诊（2004-11-17）：素有高血压病史。近1年来，出现心悸，胸闷，气短，面足浮肿，时有头晕，舌苔薄白腻，脉细滑。

辨证：心气不足，痰湿内阻。

治法：益气养心，利湿化痰。

主方：十味温胆汤合防己黄芪汤。

西洋参片10g，丹参30g，黄芪20g，汉防己10g，炒白术10g，茯苓皮15g，陈皮10g，法半夏10g，炒枣仁30g，炙远志10g，天麻20g，枳实10g，竹茹10g，炒瓜壳6g，炙甘草10g。10剂，水煎服。

二诊（2004-11-29）：诉心悸、胸闷、浮肿显减，但胸部时有隐痛，舌苔薄白，脉细。拟前方再合颠倒散。

西洋参片10g，丹参30g，郁金10g，广木香6g，黄芪20g，汉防己10g，炒白术10g，茯苓皮15克g，陈皮10g，法半夏10g，炒枣仁30g，炙远志10g，天麻20g，枳实10g，竹茹10g，炒瓜壳6g，炙甘草10g。10剂，水煎服。

按 心悸、浮肿而见舌苔白腻，脉细而滑，显为痰湿阻滞。然患者年事已高，病程已久，又兼气短，尤应虑其心气不足。故以十味温胆汤合防己黄芪汤益气化痰，利湿消肿，其效甚佳。

【案三】

◇病例卡片◇

刘某，女，63岁，长沙市人。门诊病例。

初诊（2006-05-12）：素患高血压、冠心病。近月余来阵发性心悸怔忡，伴头晕头痛，疲乏，口干苦，大便干，舌淡红而紫，苔薄黄腻，脉细滑。

辨证：心气不足，痰热内阻。

治法：清热化痰，益气宁心。

主方：十味温胆汤合小陷胸汤加味。

丹参20g，西洋参10g，炒枣仁20g，炙远志10g，柏子仁15g，白芷10g，川芎10g，炒瓜壳20g，陈皮10g，法半夏10g，茯神15g，枳实10g，竹茹10g，黄连4g，炙甘草10g。10剂，水煎服。

二诊（2006-05-24）：诉心悸怔忡显减，头痛已止。仍头晕，口苦，便干，舌苔薄黄腻，脉细滑。再拟上方加减。

丹参20g，西洋参10g，炒枣仁20g，炙远志10g，柏子仁15g，天麻15g，炒瓜壳20g，陈皮10g，法半夏10g，黄连2g，火麻仁20g，茯神15g，枳实10g，竹茹10g，炙甘草10g。10剂，水煎服。

按 十味温胆汤出自《张氏医通》，原方为温胆汤加人参、熟地、枣仁、远志，功在益气、安神、化痰。吾将方中熟地易为丹参，用治心气虚夹痰浊之胸闷、心悸、怔忡等症，临床屡用，疗效甚佳。

【案四】

初诊（2007-01-17）：诉5年前冬天突发心慌、心悸，下肢畏冷，全身有拘紧感，遂送至当地医院诊治，病情有所稳定。但每遇天气寒冷则复作，经一朋友介绍前来诊治。诊见心慌，心悸，伴恶寒，下肢厥冷，口微干，舌红少苔，脉细迟而结。

辨证：心阴不足，阳气虚弱。

治法：滋阴养血，益气温阳，复脉定悸。

主方：炙甘草汤加味。

西洋参片10g，炙甘草15g，桂枝4g，麦冬15g，大生地15g，火麻仁15g，阿胶珠15g，炒枣仁20g，黑附片6g。15剂，水煎服。

二诊（2007-02-14）：诉心慌、心悸明显减轻，且下肢畏冷亦好转，舌苔薄白，脉转细缓。拟原方加柏子仁再进20剂。

三诊（2007-04-10）：停药1周，偶阵发心悸怔忡，伴恶寒，肢厥，舌苔薄白，脉细。拟炙甘草汤合参附汤（人参改丹参）治之。

西洋参片10g，炙甘草15g，桂枝4g，麦冬15g，大生地15g，火麻仁15g，阿胶珠15g，丹参30g，黑附片6g。20剂，水煎服。

四诊（2007-11-02）：诉近半年来病情稳定，面色亦较前红润，近日因天气转冷，前症复发，伴腰痛，舌苔薄白，脉细而结。拟炙甘草汤合参附汤再进20剂。

西洋参片10g，炙甘草15g，桂枝6g，麦冬20g，大生地10g，炒枣仁30g，黑附片6g，丹参30g，杜仲30g。20剂，水煎服。另：阿胶250g，每日一等分，烊化冲服。

> **按**　《伤寒论》云："伤寒脉结代，心动悸，炙甘草汤主之。"心悸的病位在心，其病性有虚、实两方面，虚者为气血阴阳亏损，心神失养而致。本案患者心悸，畏冷，舌红少苔，脉迟而结，属典型的阴血不足，阳气虚弱之候，故取炙甘草汤，其效显著。

【案五】

◇病例卡片◇

廖某，女，28岁，湖南长沙人。门诊病例。

初诊（2007-04-06）：阵发性心悸怔忡3年不愈，反复查心电图无异常。现症：心悸发作频繁，多虑，遇事犹豫不决，时有胆怯，不能独处一室，必有人陪，夜寐不谧，精神易于紧张，紧张时四肢发凉，手足心自汗，口干口苦不显，舌淡，苔薄白腻，脉细。

辨证：心阳不足，肝胆气虚。

治疗：温补心阳，重镇止悸。

主方：桂甘龙牡汤合安神定志丸加味。

桂枝6g，炙甘草15g，煅龙骨20g，煅牡蛎20g，西洋参10g，炙远志10g，石菖蒲15g，茯神20g，茯苓20g，炒龟板20g，炒枣仁30g，柏子仁10g。10剂，水煎服。

二诊（2007-04-23）：服上方后，心悸怔忡发作的次数大减，心惊胆怯、四肢发凉、手足心自汗等症也明显改善。舌脉同前，守方再进。

桂枝4g，炙甘草15g，煅龙骨20g，煅牡蛎20g，西洋参10g，炙远志10g，石菖蒲10g，茯神20g，茯苓20g，炒龟板20g，炒枣仁30g，柏子仁10g。10剂，水煎服。

> **按**　心悸、怔忡虽有轻重之别，但病机基本相同。心悸虽为心神不宁之疾，然与肝胆关系密切。《黄帝内经》云："心者，君主之官，神明出焉……胆者，中正之官，决断出焉。""肝病者……善恐，如人将

捕之。"患者心阳不振，心神失养，肝胆气虚，心悸怔忡，遇事犹豫不定，善恐善惊。汗为心之液，心气虚故自汗。首诊用桂甘龙牡汤温补心阳，重镇安神；安神定志丸补益肝胆之气，安神定志。两方合用，颇中病机，取效后守方再进，可望病愈。

桂甘龙牡汤出自《伤寒论》，虽为"火逆，下之，因烧针烦躁者"而设，但心阳不足之病机相同，故用之。倘若没有伤寒条文烂熟于胸中，何有临阵刹那的灵感？时下盛行"中医创新"之风，敢问没有继承，何来创新？无本之木，无源之水，谈何创新？

胸痹心痛 案

【案一】

◇病例卡片◇

马某，女，68岁，长沙市人。门诊病例。

初诊（2005-01-23）：诉去年10月、11月先后发病6次，发则胸痛、胸闷，口唇青紫，气憋，四肢厥冷。舌紫，苔薄白，脉沉细而滑。

辨证：气滞血瘀，胸阳不布。

治法：行气祛瘀通胸阳。

主方：二味颠倒散、枳实薤白桂枝汤。

炒枳实15g，桂枝5g，薤白15g，郁金15g，广木香6g，丹参20g。10剂，水煎服。

二诊（2005-02-04）：诉胸痛、胸闷缓解，气短亦减，但近日脘腹部胀满，大便溏，舌苔薄白，脉细。拟原方加厚朴、砂仁再进10剂。

三诊（2005-05-27）：诉服上方以来，再未发过胸闷、胸痛、气憋等症，近日胃中胀，大便溏，舌苔薄白，脉滑。因上述诸症已愈，此次治疗胃胀、便溏之症。拟神术散加味治之。

苍术6g，厚朴30g，陈皮10g，广木香6g，砂仁10g，甘草6g，神曲10g，山楂15g，炒莱菔子20g，鸡内金20g。10剂，水煎服。

按 本案患者胸痛、胸闷、气促，正如《金匮要略》云："气结在胸，胸满，胁下逆抢心，枳实薤白桂枝汤主之。"故本案用此方通阳宽胸涤痰，并选用二味颠倒散行气以通瘀，此方出自《医宗金鉴》，原名木金颠倒散，共奏宣通胸阳、顺气化痰祛瘀之功。

【案二】

◇病例卡片◇

胡某，男，51岁，湖南长沙市工人。门诊病例。

初诊（2005-11-06）：诉胸闷，胸痛，心悸5天，伴口苦，眩晕，呕逆，动则气短，纳差，大便结。有冠心病、高血压病史8年。诊见舌淡紫，苔黄厚腻，脉滑数。

辨证：痰热兼瘀，痹阻心脉。

治法：清热化痰，化瘀通脉。

主方：十味温胆汤合小陷胸汤、颠倒散。

炒瓜蒌10g，黄连5g，法半夏15g，陈皮10g，枳实10g，茯苓10g，竹茹10g，炙甘草10g，炙远志10g，炒枣仁15g，郁金20g，广木香6g，丹参20g，野天麻20g。10剂，水煎服。

二诊（2005-11-16）：诉服药后上症显减。诊见舌淡紫，苔转薄黄腻，脉滑数。继用上方10剂。

三诊（2005-11-27）：诉胸闷、胸痛、心悸、眩晕基本消失，无口苦、呕逆，食纳增加，二便正常。诊见舌淡紫，苔薄白，脉滑。继用十味温胆汤巩固疗效。

西参片10g，法半夏15g，陈皮10g，枳实10g，茯苓10g，竹茹10g，炙甘草10g，炙远志10g，炒枣仁15g，丹参20g。10剂，水煎服。

> **按** 胸痹多为本虚标实之证，本案虽以心气不足为本，但以痰热瘀血互结，痹阻心脉之标实为急。故选补心气、化痰浊之十味温胆合清热化痰之小陷胸汤，再合行气活血止痛之颠倒散，标本兼施，取效甚佳。

【案三】

◇病例卡片◇

　　朱某，女，53岁，长沙市人。门诊病例。

初诊（2004-12-15）：诉患冠心病5年，10月11日和11月20日先后发生胸闷，气短，气憋，心口痛，疼痛牵涉左肩背，伴四肢僵直，手足厥冷。每次发作都因情绪变化、焦虑所致。自服速效救心丸缓解，平日常服用丹参滴丸等。现时感心悸、胸闷、气短、乏力，常呃逆、嗳气、腹胀满。诊见唇色暗淡，手足不温，舌淡红，苔薄白，脉沉细而滑。

辨证：心气虚，痰浊闭阻。

治法：补气通阳，化痰宽胸。

主方：十味温胆汤合瓜蒌桂枝汤。

　　白参片20g，丹参20g，炙远志10g，法半夏10g，枳实10g，茯苓15g，炒瓜蒌10g，薤白10g，桂枝10g，陈皮10g，厚朴10g，甘草10g。10剂，水煎服。

二诊（2005-01-23）：诉服药后病情好转。5日前因心情紧张而突发前症，胸闷、心口痛、气憋、气短、四肢厥冷、拘挛，自服西药后得到缓解。现感胸闷，乏力，腹胀满。诊见舌质红，苔薄白，脉细滑。改用生脉散合二味参苏饮合瓜蒌桂枝汤。

　　白参片20g，麦冬15g，五味子10g，炒瓜蒌10g，薤白10g，桂枝10g，苏木10g，陈皮10g，枳壳10g，炙甘草10g。10剂，水煎服。

三诊（2005-02-04）：诉服药后前症悉减，但时觉胸闷，气短，腹部胀满，呃逆，大便溏，舌红，苔薄白，脉细。拟香砂六君子汤合瓜蒌桂枝汤。

西洋参片10g，丹参20g，炒白术10g，茯苓20g，陈皮10g，法半夏10g，广木香6g，砂仁10g，炙甘草10g，炒瓜蒌10g，薤白10g，桂枝6g。10剂，水煎服。

诸症愈。

按 患者胸闷，心悸，气短，而舌淡苔白，脉沉细，肢厥，系"阳微阴弦"之胸痹。故以补气通阳，化痰宽胸为法。

【案四】

◇病例卡片◇

周某，女，60岁，长沙市人。门诊病例。

初诊（2006-12-01）：反复胸闷痛，心慌心悸5个月，并逐步加重，劳累或阴天时明显。询及1年前胸部曾有外伤史，寐不安，纳呆。诊见形体肥胖，精神疲乏，舌红，苔薄白，脉细涩。

辨证：心气虚兼痰瘀。

治法：益气宁心，化痰祛瘀。

主方：十味温胆汤合丹参饮。

西洋参片10g，丹参30g，檀香10g，砂仁10g，炒酸枣仁30g，柏子仁10g，炙远志10g，陈皮10g，法半夏10g，茯神15g，枳实10g，竹茹10g，炙甘草10g，炒瓜蒌8g，田七片30g。10剂，水煎服。

二诊（2006-12-10）：经服上药后，诸症悉减，舌红，苔转薄黄，脉细。药已取效，继守上方再进7剂。

三诊（2006-12-17）：胸闷痛已较前减轻，仅偶有心慌心悸，遇劳加重。近日兼见胃脘疼痛，时而嗳气，询及素有胃病史。舌苔薄白，脉细滑。改拟丹参饮、柴胡疏肝散合金铃子散。

丹参30g，檀香10g，砂仁10g，柴胡10g，白芍10g，枳实10g，陈皮10g，香附10g，川芎10g，川楝子10g，延胡索15g，田七片30g，甘草6g。10剂，水煎服。

四诊（2006-12-27）： 诉胸闷，胸痛，遇劳动则发作，近日口苦，上次胃脘痛已止。舌苔薄黄，脉转细数。改拟小陷胸加枳实汤合颠倒散。

黄连2g，法半夏10g，炒瓜蒌10g，枳实10g，郁金15g，广木香6g。10剂，水煎服。

五诊（2007-01-10）： 胸痛已基本解除，偶有心慌心悸，睡眠已安，食纳正常，精神转佳。舌红，苔薄白，脉细。予丹参饮合柴胡疏肝散以善其后。

丹参30g，檀香10g，砂仁10g，柴胡10g，白芍10g，枳实10g，陈皮10g，香附10g，川芎10g，田七片30g，炒枣仁30g，甘草6g。10剂，水煎服。

> **按** 患者形肥而质弱，素有肝气犯胃胃痛史，复有胸部外伤，使痰浊、血瘀结阻胸部，遂生诸症。其病以心气虚为本，痰瘀阻结为标。先用十味温胆汤益心气而祛瘀，化痰安神；再用小陷胸加枳实汤合颠倒散祛其痰热。此证例虽病程较长，且病情较复杂，但明辨标本，分清主次，随证治之，终获良效。

【案五】

◇病例卡片◇
　钟某，男，66岁，长沙市人。门诊病例。

初诊（2005-06-07）： 患者14天前无明显诱因出现胸胁背疼痛，胸闷，胸胁部有明显拘急紧迫感。伴口苦，自汗，头晕，耳鸣，欲呕。在外院治疗（具体不详），无明显好转。纳差，大便结，舌苔黄腻，脉弦滑数。

辨证：痰热胸痹，肝风拘急。

治法：通痹宽胸清痰热，平肝息风止拘挛。

主方：小陷胸加枳实汤合镇肝息风汤。

黄连4g，法半夏10g，炒瓜壳8g，代赭石15g，炒龟板20g，生龙骨20g，生牡蛎20g，白芍20g，甘草6g，玄参10g，天冬10g，川牛膝10g，川楝子10g，枳实10g。10剂，水煎服。

二诊（2005-06-17）：诸症悉减，但胸背胁部拘急感未除，舌苔仍黄腻，脉滑数。上方小陷胸加枳实汤合镇肝息风汤加木瓜20g，全蝎6g，僵蚕15g，地龙10g，浙贝15g。10剂，水煎服。

三诊（2005-07-06）：胸痹心痛及胸胁部拘急已减，但休息时显减，站立行走时则拘急感复增，口中多痰，口干。舌苔黄腻，脉转滑而细。拟小陷胸加枳实汤合镇肝息风汤加贝母、白芥子。

代赭石15g，炒龟板20g，生龙骨20g，生牡蛎20g，白芍30g，甘草10g，玄参10g，天冬10g，川牛膝10g，川楝子10g，浙贝30g，法半夏15g，炒瓜蒌10g，枳实10g，黄连2g，白芥子20g。15剂，水煎服。

> **按** 本证焦点一为痰热结聚胸膈，出现胸闷、胸痛、口苦欲呕及舌苔黄腻等症；二为肝风内动出现胸胁部拘急及头晕、耳鸣等症。其治则针对此二证，一以小陷胸加枳实汤苦辛通降；二以镇肝息风汤息风止挛急。因证选方，故而获效。

【案六】

◇病例卡片◇

粟某，男，20岁，湖南某高校学生。门诊病例。

初诊（2005-11-02）：诉左胸乳下阵发性隐痛3年，劳累后易发。现感胸部隐痛，口苦，腹满胀。诊见唇红紫，舌红，苔黄腻，脉滑。

辨证：痰热瘀阻。

治法：化痰热，行血气，止疼痛。

主方：丹参饮合颠倒散合小陷胸汤。

丹参30g，檀香10g，砂仁10g，广木香6g，郁金15g，黄连3g，炒瓜壳10g，法半夏10g，白芥子20g，延胡索15g，浙贝20g。10剂，水煎服。

二诊（2005-11-18）：诉服上药后，胸痛明显缓解。诊见舌红，舌苔仅于舌根部黄腻，脉滑。拟上方去檀香、砂仁，加枳实。再进10剂，诸症皆除。

按 患者胸痛伴腹胀满，而见唇红紫暗，脉滑，舌苔黄腻，为痰浊之邪痹阻心脉之象，故治以化痰热，活血气。小陷胸汤化胸中之痰热，丹参饮活血化瘀，颠倒散行气止痛。痰热除，气血通，则痛自止。

【案七】

◇病例卡片◇

刘某，男，18岁，长沙市人。门诊病例。

初诊（2006-09-24）：诉患胸膜炎，已在某医院住院治疗1个月。现症：胸痛，咽干，咽痛，甚则背部胀痛，舌苔薄黄，脉滑。

辨证：痰热互结。

治法：清热化痰。

主方：小陷胸汤合玄贝甘桔汤。

黄连4g，法半夏10g，炒瓜蒌10g，玄参15g，浙贝20g，桔梗10g，甘草6g。10剂，水煎服。

二诊（2006-10-08）：诉胸痛及咽干、咽痛已减，背部仍胀痛。舌苔薄黄，脉滑。拟前方再进10剂，水煎服。

三诊（2006-10-29）：诉胸痛已止，背部胀痛显减。现食纳较少，食后腹胀，舌红苔薄黄，脉滑。拟小陷胸加枳实汤合保和丸。

黄连2g，法半夏10g，炒瓜蒌10g，陈皮10g，茯苓30g，神曲10g，山楂10g，炒麦芽15g，炒莱菔子15g，枳实10g，甘草6g。10剂，水煎服。

按 本案症见胸痛，舌苔薄黄，脉滑，显为痰热内阻。与仲景"正在心下，按之则痛，脉浮滑"之"小结胸"病机相同，故小陷胸汤在所必用。

【案八】

◇病例卡片◇

袁某，女，16岁，长沙市人。门诊病例。

初诊（2006-03-05）：诉患心脏病，发作时心脏部位呈阵发性刺痛，痛甚则呕，夜甚昼轻。曾多处求医，服过不少中、西药均未效，至今3年不愈。诊见心前区阵发性刺痛，右胸亦痛，舌苔薄黄腻，脉细。

辨证：痰瘀闭阻。

治法：化痰祛瘀，通络止痛。

主方：丹参饮、颠倒散合瓜蒌薤白半夏汤。

丹参30g，檀香10g，砂仁10g，广木香6g，郁金15g，炒瓜蒌10g，薤白10g，法半夏10g，延胡索15g，浙贝20g，田七粉30g。7剂，水煎服。

二诊（2006-03-10）：心前区仍刺痛，痛甚欲呕，夜甚昼轻，诉左乳上方有小结节，不硬，舌红苔薄腻，脉滑。拟原方加味。

丹参30g，檀香10g，砂仁10g，广木香6g，郁金15g，炒瓜蒌10g，薤白10g，法半夏10g，延胡索15g，三棱6g，莪术6g，琥珀（纱布包）8g，白芥子15g，浙贝20g。10剂，水煎服。

三诊（2006-03-19）：诉心前区痛已显减，胸痛亦大减，舌苔薄黄，脉滑。拟原方再进10剂。

四诊（2006-03-26）： 诉阵发性胸痛减而复加，查双乳正中及左乳内侧疼痛较显，其痛如刺，左乳中生一小结节，月经量不多，舌苔黄腻，脉滑数。拟丹参饮、颠倒散合小陷胸汤加味。

丹参30g，檀香10g，砂仁10g，广木香6g，郁金15g，黄连3g，法半夏10g，炒瓜蒌10g，延胡索15g，田七粉30g，炮甲10g，琥珀8g，煅乳香10g，煅没药10g，西红花1.5g。10剂，水煎服。

五诊（2006-04-21）： 诉胸痛显减。近日兼见头痛，巅顶为甚，同时伴呕逆，舌苔薄黄腻，脉滑数。改拟通窍活血汤合黄芩温胆汤加味。

桃仁5g，西红花2g，川芎15g，赤芍10g，黄芩10g，陈皮10g，法半夏15g，茯苓10g，枳实10g，竹茹10g，炙甘草10g，丹参30g，天麻20g，藁本15g，白芷20g，琥珀（纱布包）8g。15剂，水煎服。另：麝香3g，每日冲服0.2g。

六诊（2006-05-28）： 头痛已止，但心前区疼痛时而发作，舌紫，苔薄黄，脉滑数。再拟通窍活血汤合颠倒散加味。

桃仁5g，西红花2g，川芎15g，赤芍10g，广木香6g，郁金15g，丹参30g，延胡索15g，琥珀8g，田七粉20g，甘草6g。10剂，水煎服。另：麝香2g，每日冲服0.2g。

七诊（2006-06-10）： 诉心前区疼痛已止，胸痛亦止，舌苔薄黄，脉细滑。拟通窍活血汤合颠倒散加味，击鼓再进，防其复发。

> **按** 本病的主要病机为心脉闭阻，而本案属典型之痰瘀闭阻心脉证。《金匮要略》云："胸痹，不得卧，心痛彻背者，瓜蒌薤白半夏汤主之。"故以瓜蒌薤白半夏汤合丹参饮以通心脉之痰瘀合阻，颠倒散行气止痛。待胸痛大减之后，而后出现的头痛，亦显属痰瘀阻塞清窍，以通窍活血汤合黄芩温胆汤化痰祛瘀，则诸症自消。

【案九】

◇病例卡片◇

刘某，女，60岁，长沙市人。门诊病例。

初诊（2004-12-04）：诉左胸疼痛连及左背部胀痛，伴失眠，口苦，便秘，舌苔薄黄腻，脉细。

辨证：气血瘀滞，痰热内阻。

治法：行气活血，清热化痰。

主方：丹参饮合小陷胸加枳实汤再合颠倒散。

丹参30g，炒枣仁20g，郁金15g，广木香6g，黄连3g，法半夏10g，炒瓜蒌15g，枳实10g，砂仁10g，檀香10g。10剂，水煎服。

二诊（2004-12-15）：诉左胸背痛及口苦显减，但仍失眠，便秘，舌苔薄黄，脉细。拟前方加味再进10剂，以收全功。

丹参30g，炒枣仁40g，柏子仁10g，炙远志10g，郁金15g，广木香6g，黄连3g，法半夏10g，茯神15克g，炒瓜蒌15g，枳实10g，砂仁10g，檀香10g。10剂，水煎服。

> **按** 丹参饮擅治"心胃诸痛"；小陷胸加枳实汤专解痰热结聚胸脘之证；木金颠倒散理气行血止痛。三方用药皆直达胸膈病所，共奏行气活血、清化痰热之功。

丹参 30克　炒枣仁 40克　柏子仁 10克

远志 10克　郁金 15克　广木香 6克

黄连 3克　法半夏 10克　茯神 15克

炒枳实 15克　枳实 10克　砂仁 10克

檀香 10克

10剂 水煎服

郭建柏

眩晕 案

【案一】

◇病例卡片◇

　李某，男，26岁，湘潭市工人。门诊病例。

　　初诊（2004-11-12）：诉眩晕，头闷头重半年许。先在某脑科医院住院治疗，效不显，现仍需服镇静药以维持。诊见头目眩晕，头重如蒙，伴四肢麻木，耳鸣如蝉，两侧头痛，少食多寐，胸闷泛恶，喜吐涎，二便尚调，舌淡红，苔薄黄腻，脉弦滑。

　　辨证：风痰眩晕。

　　治法：化痰息风。

　　主方：加味温胆汤。

　　石菖蒲30g，炙远志10g，郁金15g，野天麻30g，僵蚕15g，全蝎6g，陈皮10g，法半夏15g，茯苓15g，枳实10g，竹茹10g，甘草6g，川芎15g，菊花10g。15剂，水煎服。

　　二诊（2005-01-05）：眩晕已减，多寐、胸闷、喜吐涎诸症多有改善，但见两侧头痛，舌淡红，苔薄黄腻，脉弦滑。原方既效，略作调整，续进10剂。

　　野天麻30g，钩藤20g，川芎15g，白芷15g，黄芩6g，陈皮10g，法半夏10g，茯苓15g，枳实10g，竹茹10g，甘草8g，僵蚕15g。10剂，水煎服。

后因患瘰疬，复来就诊，诉其头晕头蒙已痊愈，至今尚未复发。

按 朱丹溪云："无痰不作眩。"李用粹又谓："眩为肝风。"本案患者眩晕，头重如蒙，并见肢麻，多寐，胸闷吐涎，查其舌苔薄黄腻，脉弦滑，知为风痰内蕴之证。故当从风、从痰论治，投以温胆汤化其痰热，复加石菖蒲、炙远志、郁金以增化痰醒脑之功，并加野天麻、僵蚕、全蝎、菊花平肝息风而止眩，诸药合用，共奏化痰息风之效。

【案二】

◇病例卡片◇

梁某，男，42岁，长沙市人。门诊病例。

初诊（2005-07-10）：诉头晕而重，目蒙，疲乏，颈胀背痛，易感冒。诊见舌苔黄，脉细。

辨证：气血亏虚，清阳不升。

治法：益气补血，升举清阳。

主方：益气聪明汤。

西参片10g，黄芪30g，白芍10g，葛根40g，黄柏5g，蔓荆子10g，升麻3g，羌活10g，天麻15g，炙甘草10g。10剂，水煎服。

二诊（2005-07-20）：诉头晕略减，仍头重，颈胀，疲乏，舌苔薄黄，脉细。前方再进10剂。

西参片10g，黄芪30g，白芍10g，葛根40g，黄柏5g，蔓荆子10g，升麻3g，羌活10g，天麻15g，炙甘草10g。10剂，水煎服。

三诊（2005-07-30）：诉头晕、疲乏大减，但腰腿酸痛，目中微赤，舌苔薄黄，脉细。拟益气聪明汤加杜仲、续断、菊花。

> **按** 此证头晕重，目蒙，疲乏，脉细，均为气虚之候，张景岳谓："无虚不能作眩。"益气聪明汤补气升清而头目自濡，头晕头重自愈。

【案三】

◇病例卡片◇

李某，女，60岁，长沙市人，退休工人。门诊病例。

初诊（2006-10-18）：患者间发眩晕5年，严重时觉天旋地转，甚至恶心呕吐。现症：头晕，头部如有物裹，后脑部有明显晕胀感，头颈部时发潮热，耳鸣耳聋，头目不清，心中烦闷不舒，以前稍服凉药则胃脘不适，食纳、二便如常，舌暗红，苔薄黄，脉弦。诉既往高血压病史5年，并长期服用降压药。

辨证：风阳上扰。

治法：潜阳息风。

主方：镇肝息风汤加减。

野天麻30g，钩藤30g，石决明20g，代赭石20g，炒龟板20g，生龙骨20g，生牡蛎20g，白芍15g，玄参10g，天门冬15g，川牛膝15g，甘草6g，炒麦芽10g。10剂，水煎服。

二诊（2006-11-01）：服上药后，患者头晕减，心烦除，目下觉心悸，寐欠安，耳鸣，口干，舌暗红，苔薄黄，脉弦。再拟镇肝息风汤加入养心安神之品治之。

炒枣仁30g，柏子仁10g，炙远志10g，麦冬15g，白芍15g，玄参10g，天门冬10g，代赭石10g，生龙骨15g，生牡蛎15g，野天麻30g，钩藤20g，石决明15g，甘草6g，炒麦芽15g。10剂，水煎服。并嘱其舒畅情志，避免情志过激。

> **按** 《内经》云："诸风掉眩，皆属于肝。"患者年老肝肾亏虚，水不涵木，而见肝阳上亢、上盛下虚之头晕，后脑及颈胀，耳鸣耳聋，头目不清诸症。舌暗红，苔薄黄，脉弦，均为明证。治以镇肝息风汤加

野天麻、钩藤、石决明，加重平肝潜阳之功，故效立捷。

【案四】

◇病例卡片◇

孙某，女，65岁，湖南某医院医生。门诊病例。

初诊（2006-11-08）：素患高血压病，服用降压药维持，近月来血压居高不下，服用降压药不能控制，血压波动在170/100mmHg左右。曾服用天麻钩藤饮、镇肝息风汤等方加减20余剂，收效甚微。现症：头晕头胀、恶心欲呕，口干口苦，大便秘结不畅，腹胀腹痛，舌红，苔黄腻，脉滑，右关尤甚。

辨证：湿热壅阻，腑气不通，上扰眩晕。

治法：通腑泻湿热，止眩晕。

主方：木香导滞汤合半夏白术天麻汤加减。

木香6g，枳实15g，黄连3g，黄芩10g，槟榔片10g，神曲（包）10g，大黄6g，白术10g，泽泻10g，法半夏10g，陈皮10g，天麻20g，厚朴15g，茯苓15g，甘草6g。10剂，水煎服。

二诊（2006-11-22）：服上方10剂后，大便通畅，腹痛腹胀消除，头晕头胀十去七八，更令患者吃惊的是，血压控制得非常平稳，维持在120/80mmHg左右。舌苔转薄黄腻，脉滑。前方减其制，再进10剂。

木香6g，枳实15g，黄连2g，黄芩6g，槟榔片6g，神曲（包）10g，大黄4g，白术10g，泽泻10g，法半夏10g，陈皮10g，天麻10g，厚朴10g，甘草6g。

数月后，患者带朋友过来看病，诉服上方后，诸症皆除。故停药观察，至今未发头晕，血压正常。

按 眩晕之疾，多从痰湿、痰热、肝阳、诸虚论治，常用半夏白术天麻汤、温胆汤、天麻钩藤饮、镇肝息风汤等加减，多可获效。此乃常法。然临床病情纷繁复杂，必独处察奸，方可柳暗花明。风眩之证，口干口苦，恶心欲呕，舌苔黄腻乃痰热之征；大便秘结不畅，腹胀腹痛，阳明腑实之象亦显。若徒清热化痰，风眩之疾必难除，他医投方无效即是前车之鉴，故改弦易辙，径投木香导滞丸加厚朴清化湿热，行气通腑，半夏白术天麻汤化痰止眩，双管齐下，收效甚佳，此乃上病下取也。

中风病 案

【案一】

◇病例卡片◇

刘某，男，68岁，长沙市人。门诊病例。

初诊（2005-11-13）： 家属诉其于2003年中风，几次住院治疗，效不显，经熟人介绍，前来就诊。现症：神志欠清，舌謇语涩，口中多痰涎，双腿行走无力，时遗尿。舌苔白滑，脉细滑。

辨证： 中风之喑痱。

治法： 清热化痰，开窍通络。

主方： 地黄饮子合导痰汤。

熟地10g，山茱萸15g，茯苓15g，五味子6g，石菖蒲30g，炙远志10g，石斛10g，肉苁蓉20g，巴戟天15g，陈皮10g，法半夏15g，枳实10g，胆南星6g，甘草6g，制白附子6g，野天麻20g，全蝎6g，地龙10g。10剂，水煎服。另：鲜竹沥5盒，早、晚各服1支。

二诊（2005-11-25）： 家属诉其神志已清，言语较前清晰，双腿行走较有力，仍遗尿。舌苔白滑，脉细滑。拟原方加味再进15剂。

熟地10g，山茱萸20g，茯苓10g，麦冬15g，五味子6g，石菖蒲20g，炙远志15g，石斛10g，肉苁蓉30g，巴戟天20g，黑附片6g，陈皮10g，法半夏15g，枳实8g，胆星6g，甘草6g，炒鹿筋10g，小海马10g。15剂，水煎服。

三诊（2005-12-11）：家属诉其言语清晰，双腿行走有力，遗尿已大减，舌苔薄白滑，脉细滑。拟原方再进15剂。

四诊（2005-12-28）：家属诉其说话清晰，行走有力，遗尿已止，舌苔薄白，脉仍细滑。拟原方再进20剂，善后收功。

熟地10g，山茱萸15g，茯苓10g，麦冬15g，五味子6g，石菖蒲20g，炙远志15g，石斛10g，肉苁蓉20g，巴戟天15g，黑附片6g，陈皮10g，法半夏10g，枳实8g，胆南星6g，甘草6g，炒鹿筋10g。20剂，水煎服。

> **按** 《医宗金鉴·杂病心法要诀》云："风痱、偏枯、喑痱，三病皆属外中，而有微甚浅深之别也……甚者不能言，志乱神昏，则为喑痱。"本案患者属中风之喑痱，当以地黄饮子专治喑痱。又因该患者痰涎壅盛，故合导痰汤，化痰以开窍通络。经过一段时间的治疗，痰涎清，脑窍开，脉络通，喑痱得愈。

【案二】

◇病例卡片◇

陈某，男，78岁，湖南株洲市人。门诊病例。

初诊（2006-03-14）：患者1个月前因脑梗死而中风。现症：语言不利，吞咽困难，终日昏昏欲睡，兼尿频，尿失禁。诊见口角流涎，舌苔黄滑腻，脉滑。

辨证：风痰阻窍。

治法：祛风化痰开窍。

主方：《医学心悟》解语丹。

石菖蒲30g，法半夏15g，胆南星6g，全蝎6g，羌活10g，制白附子5g，野天麻20g，炙远志10g，山茱萸20g，肉苁蓉30g，巴戟天20g，甘草6g，生姜3片。10剂，水煎服。

二诊（2006-03-21）：诉语涩，吞咽困难已减，但嗜睡较显，仍尿频，尿失禁。诊见舌苔薄黄腻，脉滑。继用解语丹加味。

石菖蒲30g，法半夏15g，胆南星6g，全蝎8g，僵蚕10g，羌活10g，制白附子5g，野天麻20g，肉苁蓉20g，炙远志10g，山茱萸20g，巴戟天20g，广木香4g，甘草6g，生姜3片。15剂，水煎服。另：鲜竹沥5盒，每天口服2支。

三诊（2006-04-18）：诉情况好转，已能说话，尿失禁显减，但仍神疲嗜睡。诊见舌苔白滑，脉滑。继用上方加淫羊藿10g，小海龙10g。10剂，水煎服。

四诊（2006-04-25）：诉情况好转，言语较前清晰，已无尿失禁，但仍尿频，精神疲倦。诊见舌苔白滑，脉滑。拟改用地黄饮子加减。

熟地15g，石菖蒲30g，茯苓15g，麦冬12g，五味子6g，全蝎6g，地龙10g，肉苁蓉20g，炙远志10g，山茱萸20g，巴戟天20g，石斛10g，野天麻20g，天竺黄10g。15剂，水煎服。

五诊（2006-05-16）：诉精神好转，言语较清晰，尿频改善。诊见舌苔白滑，脉滑。继用地黄饮子加减，10剂，水煎服。

按 《医学心悟·中风不语辨》曰："不语有心、脾、肾三经之异。"此患者以语言謇涩、口角流涎、嗜睡、遗尿为主证，当属脾、肾二经之不语，故先以解语丹加法半夏、生姜、竹沥涤除脾经之风痰，后用地黄饮子补肾开窍化痰，故而显效。

失眠案

【案一】

◇病例卡片◇

刘某，女，70岁，长沙市人。门诊病例。

初诊（2005-01-19）：诉失眠，伴口干口苦，肚腹挛急。诊见舌苔薄黄，脉滑。

辨证：痰热内扰。

治法：清热化痰。

主方：黄连温胆汤合芍药甘草木瓜汤。

黄连3g，陈皮10g，法半夏10g，枳实10g，竹茹10g，木瓜20g，白芍20g，麦冬20g，甘草6g。10剂，水煎服。

二诊（2005-01-28）：诉口干略减，仍失眠，口苦，肚挛急，舌苔薄黄，脉滑。前方再进10剂，加龙齿、珍珠母、龟板、僵蚕、天麻。

黄连3g，陈皮10g，法半夏10g，茯神15g，枳实10g，竹茹10g，龙齿30g，珍珠母30g，炒龟板20g，白芍15g，僵蚕20g，野天麻15g，甘草6g。10剂，水煎服。

三诊（2005-02-08）：诉失眠、挛急显减，舌苔薄黄，脉滑。拟黄连温胆汤合芍药甘草汤，以收全功。水煎服，服完即愈。

> **按** 此证失眠而兼口干口苦，苔薄黄，脉滑，显为痰热内扰，故以黄连温胆汤清化痰热。又"风胜则动"，其肚腹部挛急者，风也。故合芍药甘草汤加木瓜舒筋缓急，并酌加天麻、僵蚕、龙齿平肝息风，诸症自除。

【案二】

◇病例卡片◇

　　史某，男，41岁，湖南长沙市个体商人。门诊病例。

初诊（2005-04-03）：诉失眠2个月，入睡困难，伴口苦，心烦，呕吐苦水，大便秘结。诊见舌红，苔黄腻，脉滑数。

辨证：胆胃不和，痰热内扰。

治法：清胆和胃，泻热化痰。

主方：泻心汤合温胆汤。

生大黄3g，黄芩10g，黄连3g，法半夏15g，陈皮10g，枳实15g，茯苓20g，竹茹10g，甘草6g。15剂，水煎服。另：熊胆粉10g，装胶囊30个，每日服2次，每次1粒。

二诊（2005-04-24）：诉服上方后，失眠、心烦、口苦、呕逆均明显减轻，大便已畅。诊见舌红，苔薄黄腻，脉滑数。继用上方10剂而愈。

> **按** 失眠而口苦心烦，呕吐苦水，苔黄腻，脉滑数，是胆胃不和，痰热内扰之象，故用温胆汤清胆和胃，理气化痰，更加泻心汤清热泻火，则心神自安。

【案三】

◇病例卡片◇

黄某，女，35岁，湖南长沙市工人。门诊病例。

初诊（2006-03-12）：诉失眠半年，每天仅睡3~4个小时，易心烦，精神紧张，健忘，口干夜甚，二便尚可。诊见舌红，苔少，脉细。

辨证：阴血不足，心神失养。

治法：养血宁心，潜镇安神。

主方：酸枣仁汤合枕中丹加减。

炒枣仁40g，知母10g，川芎10g，茯神20g，甘草6g，石菖蒲10g，炙远志10g，炒龟板30g，龙齿30g，珍珠母30g，琥珀8g，合欢花10g。10剂，水煎服。

二诊（2006-03-26）：诉服上方后，失眠减轻，仍心烦，精神紧张，健忘，口干，手足心热。诊见舌红，苔少，脉细。继用上方加地骨皮15g以退虚热，加花粉15g以生津止渴。15剂，水煎服。

三诊（2006-04-16）：诉诸症均减，每晚能睡6个小时左右。诊见舌淡红，苔薄，脉细。继用上方10剂以善后收功。

> **按** 失眠而心烦健忘，口干夜甚，舌苔薄少，脉细，乃阴血不足，心神失养之象。故以酸枣仁汤养血除烦，合枕中丹潜镇安神，更加珍珠母、琥珀以镇惊安神，消除精神紧张，诸症除而失眠自愈。

【案四】

◇病例卡片◇

赵某，女，14岁，张家界市人。门诊病例。

初诊（2006-05-10）：经前及经期失眠，心悸，前已来诊，经服丹栀逍遥散、酸枣仁汤后，半年来病情稳定，近日发作，心烦不寐，时悲伤欲哭，月经淋漓10余天方净，色暗，病重时通宵不寐，伴前额头痛，大便干，2天1行，乳房胀痛，腹痛，精神抑郁，默默不语，反应略显迟钝，舌红，舌根部苔薄黄，脉弦细。

辨证： 肝经郁热，虚烦不寐。

治法： 疏肝养血，清热除烦。

主方： 丹栀逍遥散、酸枣仁汤加味。

丹皮10g，栀子10g，柴胡10g，白芍15g，茯神15g，炒白术10g，炙甘草6g，炒枣仁30g，川芎10g，知母10g，龙齿20g，珍珠母20g，生大黄4g，炙远志10g，当归10g，郁金10g。10剂，水煎服。

二诊（2006-05-20）： 服药后失眠已减轻，心烦及精神抑郁显减，舌脉如前，以原方再进15剂。病愈。

> **按** 患者情志不畅，经期失眠，心烦反复发作，为肝郁血虚，虚热内扰，血不养心而致。此病以心、肝两经为要，"心藏神"、"肝藏魂"、"肝主藏血"，方用丹栀逍遥散疏肝解郁，用酸枣仁汤养血安神，清热除烦，故亦获效。

【案五】

◇病例卡片◇

李某，女，32岁，长沙市人。门诊病例。

初诊（2006-10-27）： 诉数月前因白带色黄，手足心热，心烦，去妇科就诊，诊断为妇科炎症。服药后（具体用药不详），症状明显减轻。近几日来，心烦失眠，夜不能寐，寐而不酣，小便黄，大便秘。诊其舌苔黄腻，脉数。

辨证： 痰热扰心神。

治法： 泻火涤痰，安神定志。

主方：酸枣仁汤合大黄温胆汤。

炒枣仁30g，茯神15g，知母15g，川芎10g，甘草6g，大黄5g，陈皮10g，法半夏10g，枳实10g，竹茹10g，柏子仁15g。15剂，水煎服。

二诊（2006-11-15）：诉失眠、心烦、多梦显减，但夜咳，手心发热，时感疲倦。妇科炎症加重，白带色黄，但症状较前轻，腰不疼。诊见舌红，苔薄黄腻，脉细数。

辨证： 阴虚火旺，兼湿热带下。

治法： 滋阴安神，清湿热，治带下。

主方： 酸枣仁汤、易黄汤。

地骨皮15g，炒枣仁10g，知母15g，茯神15g，川芎8g，黄柏6g，芡实15g，怀山药20g，白果10g，车前子10g，甘草10g。15剂，水煎服。

病愈。

> **按** 患者既有痰热内扰兼阴虚失眠之证，又有湿热带下之疾。故先用酸枣仁汤合大黄温胆汤治其失眠心烦，后以易黄汤治其带下，则诸症悉愈。

【案六】

◇病例卡片◇

高某，男，68岁，湖南某大学教授。门诊病例。

初诊（2007-01-31）：患者素体偏胖，喉中多痰，夜寐欠安。11月中旬因夜寐噩梦惊起，不慎从床上跌下，头部着地，当时仅感到头痛，无明显恶心呕吐等症，故未到医院做进一步的检查，数天后感到头晕头胀，耳鸣，失眠。遂到长沙某医院行头部CT检查，未见器质性病变，诊断为脑外伤后遗症。

现症： 失眠，通宵不寐，头晕头痛，耳鸣，口干口苦，记忆力下降，寐则噩梦纷纭，大便干结，数日一解，腹部触诊时发现皮下有数个黄豆大小的结节，质韧，光滑，无明显压痛，舌红，苔黄腻而少津，脉滑数。

辨证： 痰热内扰，心神不宁。

治法： 清热豁痰，镇心安神。

主方： 大黄黄连泻心汤、温胆汤合孔圣枕中丹。

生大黄5g，黄连3g，陈皮10g，法半夏10g，竹茹10g，枳实10g，茯苓10g，甘草6g，石菖蒲20g，炙远志10g，龙齿（包）20g，炒龟板15g，珍珠母20g，土贝母20g，炒白芥子15g，天麻15g，炒枣仁20g。10剂，水煎服。

二诊（2007-03-11）： 患者诉服上方后大便通畅，泻下黄色黏稠样大便数次，口干口苦大减，失眠明显好转，头晕头痛症状消失殆尽，自己拿原处方又购10剂，诸症皆除，停药已数天。近两天来天气转冷，阴雨不断，又感轻微头晕，故前来复诊。稍感气短疲乏，纳食欠佳，舌苔薄白腻，脉细滑。痰热已去，心脾气虚之象渐显。拟温胆汤合安神定志丸加减。

西洋参10g，陈皮10g，法半夏10g，竹茹10g，枳实10g，茯苓10g，甘草6g，茯神15g，石菖蒲20g，炙远志10g，龙齿（包）20g，炒枣仁20g。10剂，水煎服。

> **按** 脑外伤后遗症实属难治之症，其主症表现不一，有出现头痛、头晕者，也有出现失眠，甚至癫痫者。该患者临床表现复杂，治疗颇为棘手，但因抓住了痰热内阻这个疾病的本质，并不拘泥于凡外伤必多瘀血的病变常规，而以温胆汤清化痰热，加大黄、黄连通腑泻热，导痰热下行，再以枕中丹化痰宁神开窍，加枣仁安神，珍珠母镇惊安神，土贝母伍白芥子化皮里膜外之痰。诸药合用，故获佳效。

癫狂痫 案

【案一】

◇病例卡片◇

　　刘某，男，25岁，长沙市人。门诊病例。

　　初诊（2004-06-05）：其父亲诉其1年前头部曾受过外伤，自那以后经常发作，昏仆倒地，四肢抽搐，两目上视，口吐涎沫，约数分钟后苏醒，醒后如常人，口中多涎沫，口干。至今已发作5次，最近一次发作较严重，曾呼120急救。其父亲称近1年不敢让其工作。诊见其形体高大、肥胖，自觉胸闷，口中多痰涎，舌淡紫，苔薄黄腻，脉滑。

　　辨证：痰热闭阻。

　　治法：涤痰息风。

　　主方：定痫丸。

　　石菖蒲15g，炙远志10g，陈皮10g，法半夏20g，胆南星6g，僵蚕20g，全蝎10g，川贝15g，茯神20g，天麻20g，丹参20g，麦冬10g，琥珀6g，甘草6g。15剂，水煎服。另：鲜竹沥5盒，早、晚各服1支。

　　二诊（2004-06-20）：诉口中痰涎稍减，舌淡紫，苔薄黄腻，脉滑。拟原方再进15剂。

　　三诊（2004-07-06）：诉近日未发作，胸闷显减，口中痰涎大减，舌苔薄黄腻，脉细滑。拟原方加犀牛黄、西红花。

石菖蒲10g，炙远志10g，陈皮10g，法半夏15g，胆南星6g，僵蚕15g，全蝎6g，川贝15g，茯神20g，天麻20g，丹参20g，麦冬10g，琥珀6g，甘草6g，西红花2g。15剂，水煎服。另：鲜竹沥5盒，早、晚各服1支；犀牛黄3g，每日冲服0.2g。

四诊（2004-07-23）：自觉口中痰涎已很少，现仅偶觉胸闷，舌苔薄黄，脉细。拟定痫丸加味丸料1剂。

石菖蒲60g，炙远志40g，陈皮40g，法半夏50g，胆南星30g，僵蚕40g，全蝎20g，川贝100g，茯神60g，天麻80g，丹参60g，麦冬50g，琥珀30g，甘草20g，天竺黄30g，西红花10g，犀牛黄10g。合碾细末蜜丸，如黄豆大，每日60粒，早、晚分服。

半年后随访，该患者痫证一直未发作，早已正常工作。

> **按**　《丹溪心法》指出痫证"无非痰涎壅盛，迷闷孔窍"而成。本案患者素体肥胖，"肥人多痰"，外伤仅是一诱因，涌动痰涎，闭阻清窍而发癫痫。取程钟龄之定痫丸治之。本病因外伤之后引发，可能有瘀血，故加入西红花入脑消散瘀血，如此痰瘀合清，则痫可止。

【案二】

◇病例卡片◇

　常某，女，28岁，长沙市人。门诊病例。

初诊（2005-09-09）：其家长诉此女患躁狂症8年，现每日靠镇静药控制症状。时感心烦，胡言乱语，躁扰不寐，大便较秘，恶热，多汗，伴月经后期，舌苔薄黄腻，脉滑数。

辨证：痰火扰神。

治法：泻火，涤痰，醒神。

主方：生铁落饮加味。

煅磁石30g，麦冬20g，天冬20g，炙远志15g，茯神15g，玄参15g，丹参15g，胆南星6g，橘红10g，浙贝20g，石菖蒲15g，连翘15g，钩藤10g，生大黄6g，西红花3g，甘草6g。10剂，水煎服。

二诊（2005-09-21）：诉烦躁已减，仍恶热，多汗，舌苔薄黄，脉滑数。拟原方加味再进10剂。

煅磁石30g，麦冬20g，天冬20g，炙远志15g，茯神15g，玄参15g，丹参15g，胆南星6g，橘红10g，浙贝20g，石菖蒲15g，连翘15g，钩藤10g，生石膏20g，滑石15g，寒水石15g，西红花2g，生龙骨30g，生牡蛎30g，生大黄6g。10剂，水煎服。

三诊（2005-09-30）：诉烦躁显减，恶热、多汗亦减，伴咽红，便秘，舌苔薄黄，脉细。拟上方再进10剂。

四诊（2005-10-12）：诉烦躁大减，余无其他不适，舌红，苔薄黄，脉细滑。拟原方加减再进10剂。

煅磁石30g，麦冬20g，天冬20g，炙远志15g，茯神15g，玄参15g，丹参15g，胆南星6g，橘红10g，浙贝20g，石菖蒲15g，连翘15g，钩藤10g，生石膏20g，西红花2g，甘草6g。10剂，水煎服。

五诊（2005-10-21）：诉神志较前明显好转，面微感潮红，微恶热，舌苔薄黄，脉滑。拟原方再进10剂。

六诊（2005-11-11）：躁狂已基本控制，诉别无不适，舌苔薄白，脉细滑。见其症状较为稳定，改拟生铁落饮丸料1剂。

麦冬60g，天冬50g，炙远志60g，茯神50g，玄参40g，丹参60g，胆南星60g，橘红50g，浙贝100g，石菖蒲60g，连翘40g，代赭石50g，西红花30g，生大黄30g。碾末蜜丸如黄豆大，早、晚各服30丸。

按 《素问·至真要大论》云："诸躁狂越，皆属于火。"狂病多因痰火壅盛，神志错乱所致。其治法以降火豁痰治标，以调整阴阳、恢复神机为本。《张氏医通·神之门》云："上焦实者，从高抑之，生铁落饮。"故本案取生铁落饮加大黄，并合风引汤中之三石龙牡，一清泻实火，二涤痰镇神。痰火除，神志清，则狂证平。

【案三】

◇病例卡片◇

何某，男，25岁，长沙望城县农民。门诊病例。

初诊（2006-01-04）：患者有狂躁症病史6年，服西药维持。诉近日因停用镇静类西药以及用脑过度（下棋3天），复发烦躁不宁，彻夜不眠，口中念念不休，时而狂语，伴头痛口干，大便秘结。诊见舌红，苔薄黄腻，脉滑数。

辨证：痰火扰心。

治法：泻火逐痰。

主方：礞石滚痰丸加味。

礞石15g，黄芩10g，生大黄8g，浙贝30g，白芥子20g，沉香10g，炮皂角10g。10剂，水煎服。另：犀牛黄3g，装胶囊10个，每日服1个。

二诊（2006-01-14）：诉服上药后，泻下黑稀水及黏液样大便，随之诸症消失，一如常人。诊见舌苔转薄白腻，脉滑。症虽消失，恐有痰热余邪未尽，继用上方加天竺黄、石菖蒲、郁金以祛痰解郁安神。

礞石15g，黄芩10g，生大黄4g，浙贝30g，白芥子20g，沉香10g，炮皂角10g，天竺黄10g，石菖蒲15g，郁金10g。10剂，水煎服。

三诊（2006-06-18）：诉近半年未再发狂躁，但偶有失眠，西药已停用。诊见舌苔薄黄腻，脉滑。仍为痰热扰心，用黄连温胆汤加味。

黄连3g，法半夏10g，陈皮10g，枳实10g，茯神15g，竹茹10g，甘草

6g, 石菖蒲30g, 炙远志10g, 郁金15g, 天竺黄10g, 浙贝20g。10剂, 水煎服。

> **按** 此案之躁狂证乃因痰火而起, 痰浊蒙蔽心神, 火热扰乱心神, 《素问·至真要大论》云:"诸躁狂越, 皆属于火。"礞石滚痰丸善攻实热老痰, 合贝、芥、皂角等化痰诸药, 再加犀牛黄清心泻火, 故能迅速取效。

【案四】

◇病例卡片◇

许某, 女, 37岁, 湖南长沙市工人。门诊病例。

初诊(2006-03-12): 诉阵发性精神恍惚, 发则心烦, 少寐, 耳鸣, 幻听, 多痰, 易悲哭。诊见舌苔薄黄腻, 脉细滑。西医诊断为"精神分裂症"。

辨证: 痰气郁结, 心神不宁。

治法: 化痰解郁, 养心安神。

主方: 涤痰汤合甘麦大枣汤加减。

石菖蒲20g, 法半夏15g, 陈皮10g, 枳实10g, 茯神15g, 竹茹10g, 胆南星6g, 甘草10g, 炙远志10g, 炒枣仁20g, 郁金20g, 丹参20g, 炒浮小麦30g, 大枣8g, 玳瑁10g。10剂, 水煎服。

二诊(2006-04-02): 诉服药后睡眠转佳, 精神恍惚发作时间减少, 仍有心烦, 心慌不安, 耳鸣, 幻听, 易悲哭。诊见舌苔薄白腻, 脉细滑。继用上方10剂。

三诊(2006-04-16): 诉诸症悉减。诊见苔薄白腻, 脉细滑。继用上方加养心安神之品巩固治疗。

石菖蒲20g, 法半夏15g, 陈皮10g, 茯神15g, 甘草10g, 丹参20g, 炒浮小麦30g，大枣8g，炙远志10g，炒枣仁20g，柏子仁10g，龙齿20g，玳瑁10g，琥珀8g。15剂，水煎服。

按　此案之癫证乃因肝郁心虚所致。肝郁则脾失健运，痰浊内生，蒙蔽心神，发为精神恍惚，幻听；心虚则心失所养，易悲哭。故以涤痰汤加郁金等解郁化痰，合甘麦大枣汤加枣仁、远志等养心安神。

脏躁 案

初诊（2004-07-02）：诉近两年来常悲伤欲哭，不能控制，且心烦，失眠，自汗。曾多处求医，医院皆诊断为更年期综合征或抑郁症，予服镇静剂等，疗效不显，且病情一步步加重。后来经某医院医生介绍，前来诊治。诊见精神恍惚，易悲善恐，心烦，心悸，伴呕逆，头晕，多痰，自汗，潮热，舌苔黄腻，脉细。

辨证：痰热扰乱心神。

治法：清热化痰，养心安神。

主方：甘麦大枣汤合黄芩温胆汤。

甘草10g，大枣10g，炒浮小麦30g，黄芩10g，陈皮10g，法半夏10g，茯神15g，枳实10g，竹茹10g，炒枣仁30g，炙远志10g，柏子仁10g，天麻15g。10剂，水煎服。

二诊（2004-07-14）：诉前症已减，但烦热较显，仍自汗，舌苔薄黄，脉细。拟原方加味再进15剂。

甘草10g，大枣10g，炒浮小麦30g，陈皮10g，法半夏10g，茯神15g，枳实10g，竹茹10g，炒枣仁30g，炙远志10g，柏子仁10g，地骨皮20g，炒龟板20g，煅龙骨20g，煅牡蛎20g。15剂，水煎服。

三诊（2004-08-03）：诉精神较前佳，且悲伤欲哭感大减，头晕愈，潮热、自汗亦显减，睡眠佳，舌苔薄黄，脉细。其病已愈大半，嘱服原方再进15剂，以彻底治愈。

> **按** 《金匮要略》云："妇人脏躁，喜悲伤欲哭，像如神灵所作，数欠伸，甘麦大枣汤主之。"脏躁多因忧思过度，心阴受损，肝气失和所致。本案患者伴有头晕、呕逆、多痰、舌苔黄腻等痰热上扰之候，故合温胆汤治之。一清痰热，二养心神，其症自平。

郁证案

初诊（2007-02-04）：患者诉2004年10月发现双侧卵巢囊肿，并在长沙某医院行卵巢囊肿剥离术，术后使用雷诺德，数天后出现精神抑郁，默默不语，同年11～12月再次住院，医院诊断为"精神分裂症"，经相关治疗后症状有所缓解。2005年3月上旬因再次出现精神异常，在长沙某医院诊断为"双向情感障碍"，服用碳酸锂治疗，症状未见明显缓解，经人介绍前来就诊。

现症：多疑多虑，失眠多梦，时欲悲伤哭泣，心悸心慌，胆怯不敢独处，夜晚必有人陪同方敢入睡。口中多痰涎，月经先期，少腹胀痛，颜面生疹点。舌苔黄腻，脉滑数。

辨证：心胆不宁，痰热内阻。

治法：宁心安神，清化痰热。

主方：黄连温胆汤合甘麦大枣汤。

黄连5g，陈皮10g，法半夏10g，竹茹10g，枳实10g，茯苓10g，甘草6g，石菖蒲20g，炙远志10g，炒白芥子15g，浙贝30g，郁金15g，炙甘草10g，大枣10g，炒枣仁30g，浮小麦30g，苦参10g。10剂，水煎服。

二诊（2007-02-11）：患者诉服上方后，心烦失眠、心悸胆怯等症状明显减轻，现在可以一个人独处，但深夜时仍有恐惧感。痛经明显，少腹不适，月经多血块，舌苔薄黄腻，脉滑。前方已中病机，守方再进，合失笑散。

黄连3g，陈皮10g，法半夏10g，竹茹10g，枳实10g，茯苓10g，甘草6g，石菖蒲20g，炙远志10g，炒白芥子15g，浙贝30g，郁金15g，炙甘草10g，大枣10g，炒枣仁30g，浮小麦30g，柏子仁10g，五灵脂10g，蒲黄（包）10g。10剂，水煎服。

三诊（2007-02-25）：患者精神明显安宁，恐惧感亦明显减轻，舌苔薄黄，脉滑。嘱以上方再进15剂。

> **按** 《灵枢·经脉》云："心气不足则善恐，心惕惕如人将捕之……"《灵枢·本神》云："肝气虚则恐。"《素问·奇病论》云："肝者中之将也，取决于胆。"心主神明，胆主决断，故心胆有病多伴有惊、恐、悸等症状。本案在治疗上遵《类证治裁》："卧不安，或眠多异梦，随即惊觉……温胆汤加枣仁。"并遵《金匮要略》："妇人脏躁，喜悲伤欲哭，像如神灵所作，数欠伸，甘麦大枣汤主之。"益气养心，清化痰热，收效甚著。

梦游案

◇病例卡片◇

　　陈某，男，17岁，学生，湖南株洲人。门诊病例。

　　初诊（2004-06-02）：诉自去年开始出现梦游，因晚上睡眠不佳已严重影响学习，成绩直线下降。近1年来梦游达7次，夜寐不安，伴盗汗，口苦，舌苔薄黄腻，脉弦滑。

　　辨证：胆火内扰，心神不宁。

　　治法：清泻胆火，养心安神。

　　主方：黄连温胆汤加味。

　　黄连3g，陈皮10g，法半夏10g，茯神15g，枳实10g，竹茹10g，甘草6g，炒枣仁30g，炙远志10g，炒龟板15g，龙齿30g，生牡蛎20g。15剂，水煎服。

　　二诊（2004-06-20）：梦游近日未见发作，但仍盗汗，夜寐欠安，觉胸闷、胸痛，舌苔薄黄，脉滑。拟黄芪龙牡散、枕中丹合小陷胸汤治之。

　　黄芪20g，煅龙骨20g，煅牡蛎20g，龙齿30g，炒龟板15g，石菖蒲20g，炙远志10g，黄连3g，法半夏10g，炒瓜蒌10g。15剂，水煎服。

　　三诊（2004-07-08）：诉盗汗已止，梦游发作1次，胸闷、胸痛已止，舌红少苔，脉细。改拟朱砂安神丸合磁朱丸加味治之。

黄连3g，生地15g，当归10g，煅磁石20g，神曲10g，甘草10g，生龙骨20g，生牡蛎20g，炒龟板20g。15剂，水煎服。另：朱砂3g水飞，每日0.2g，冲服。

四诊（2004-09-07）：诉前日开学，见到同学比较兴奋，当晚夜梦发惊1次，盗汗止，夜寐可，舌红，苔薄黄，脉滑。改拟黄连温胆汤合枣仁枕中丹治之。

黄连3g，陈皮10g，法半夏10g，茯神20g，枳实10g，竹茹10g，炒枣仁30g，石菖蒲20g，炙远志10g，炒龟板20g，龙齿30g，甘草6g。5剂，水煎服。

另服1剂丸药，以巩固疗效，处方如下：

黄连20g，陈皮40g，法半夏40g，茯神60g，枳实40g，甘草20g，炒枣仁80g，石菖蒲60g，炙远志40g，炒龟板100g，龙齿60g，珍珠母60g，神曲60g。合碾细末蜜丸如黄豆大，每日服60粒，早、晚分服。

> **按** 《灵枢·本神》云："肝藏血，血舍魂"，"心藏脉，脉舍神。"该患者梦游，夜寐不安，盗汗，口苦，舌苔薄黄腻等，皆属肝胆之火旺盛，兼夹痰浊，扰乱心神，而致神志不安，出现梦游。故取黄连温胆汤清涤痰热，达到安神的目的；合朱砂安神丸，或磁朱丸，或枕中丹，以清心泻火安神。如此痰火清，神自安，症自平。

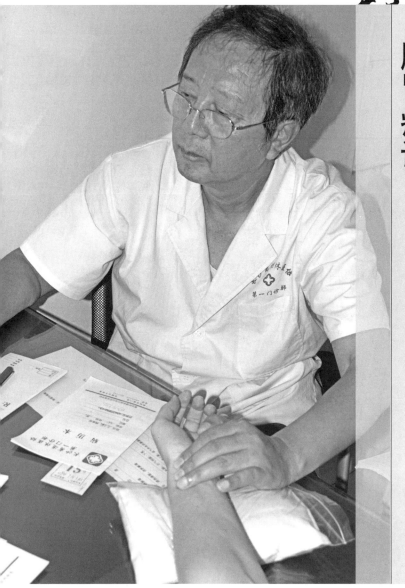

临证实录三

脾胃病证

一名真正的名中医——熊继柏临证医案实录①

胃脘痛 案

【案一】

◇病例卡片◇

赵某，女，50岁，长沙市人。门诊病例。

初诊（2004-08-25）： 诉胃中胀且痛，饮食不易消化，嗳气，便秘。诊见舌苔白腻，脉滑。

辨证： 气滞中阻。

治法： 行气导滞。

主方： 神术散合厚朴三物汤。

苍术10g，厚朴30g，陈皮10g，砂仁10g，广木香6g，枳实15g，生大黄4g，甘草6g，鸡内金20g。7剂，水煎服。

二诊（2004-09-02）： 诉服药后仍偶有胃痛，但胃中胀已显减，大便已通。兼嗳气，呕逆，头晕，舌苔薄，脉滑。处以神术散合半夏、天麻、枳壳。

野天麻30g，钩藤20g，法半夏15g，苍术6g，厚朴20g，陈皮10g，砂仁10g，广木香6g，甘草6g，神曲（纱布包）10g，枳壳10g。10剂，水煎服。

服完即愈。

按 此胃脘胀痛案属气机升降失常之证,《素问·阴阳应象大论》曰:"浊气在上,则生䐜胀。"患者脾胃运化失常,气机中阻,饮食糟粕滞而不化,则浊气不降,故胃脘胀而痛。方用神术散合厚朴三物汤,以胃气通降则和也。

【案二】

◇病例卡片◇:

赵某,女,41岁,长沙市人。门诊病例。

初诊(2004-11-03):自诉其姐患胃部胀痛,两个月前在此治愈,故特前来就诊。胃中胀疼,便秘,两三天一次,时泛酸,舌苔薄黄,脉弦。

辨证:气滞中阻。

治法:行气导滞。

主方:神术散合小承气汤。

苍术5g,厚朴30g,陈皮10g,砂仁10g,广木香6g,甘草6g,大黄6g,枳实10g,瓦楞子10g。7剂,水煎服。

二诊(2004-11-10):上症显减,但腰以下冷,舌苔薄黄,脉弦。以神术散加枳实、乌药。

苍术5g,厚朴30g,陈皮10g,砂仁10g,广木香6g,甘草6g,枳实15g,乌药15g,瓦楞子10g。10剂,水煎服。

服后随安。

按 患者胃中胀痛,大便秘结,显系中焦气滞之证,故以神术散行气和胃。患者大便秘结,属腑气不通,故合小承气汤通其腑气,则气滞自除,胃中胀痛自止。

【案三】

◇病例卡片◇

李某，女，76岁，长沙市人，退休工人。门诊病例。

初诊（2004-11-10）：诉胃脘痛反复发作，并兼胸痛，心下痞满，纳食则更甚，口苦泛酸，嗳气频频，背胀痛，伴神疲乏力，形体消瘦，夜寐不安，舌紫红，苔薄黄腻，脉弦细。病已1年不愈。

辨证：肝胃郁热兼瘀血阻滞。

治法：清肝泻热和胃，活血化瘀止痛。

主方：丹参饮、化肝煎合金铃子散。

丹参30g，檀香10g，砂仁10g，延胡索15g，川楝子10g，青皮10g，陈皮10g，浙贝20g，丹皮10g，片姜黄15g，栀子6g，白芍10g。7剂，水煎服。

二诊（2004-11-17）：诉服上药后，胸背胀痛显减，心下痞满若失，但胃脘仍痛而有灼热感，纳谷不香，大便秘结，干涩难下，舌红，苔薄黄，脉弦。予化肝煎合金铃子散加枳实、大黄治之。

青皮10g，陈皮10g，丹皮10g，栀子10g，浙贝20g，泽泻10g，白芍10g，延胡索15g，川楝子10g，片姜黄10g，广木香6g，枳实15g，生大黄3g，甘草6g。10剂，水煎服。

三诊（2004-12-01）：胃中热痛显减，但仍感胃脘胀闷不适，伴背微胀，大便已通，舌红，苔薄黄，脉弦。续用化肝煎加减治之。

青皮10g，陈皮10g，浙贝20g，丹皮10g，栀子10g，延胡索15g，泽泻10g，白芍10g，神曲15g，炒麦芽15g，枳实15g，片姜黄10g，广木香6g。10剂，水煎服。

按 胃痛属肝胃不和者多见。盖"初病在经，久痛入络"，治宜理气通络，方可止其痛也。

【案四】

◇病例卡片◇

周某，女，62岁，湖南长沙人。门诊病例。

初诊（2005-03-23）：诉胃中隐痛数日，胃脘胀满，得嗳气、矢气则舒，自汗出，劳累尤甚，汗出如雨，汗出畏风，畏寒肢冷。诊见胃痛喜按，喜热饮，遇热则痛减，常叹息，自汗而不盗汗，苔薄白，脉细。

辨证：阳虚肝郁。

治法：益气温阳，疏肝理气。

主方：玉屏风散合柴胡疏肝散加乌药、桂枝。

黄芪15g，白术10g，防风10g，柴胡10g，陈皮10g，枳壳10g，芍药15g，香附15g，川芎10g，乌药10g，桂枝5g，炙甘草8g。10剂，水煎服。

二诊（2005-04-06）：诉胃痛悉减，胀满好转，但纳食少，胃口不好，大便软，自汗好转，易疲乏，气短无力。诊见舌质红，苔薄，脉细。

辨证：气虚肝郁。

治法：补气健脾，理气止痛。

主方：柴芍六君子汤合玉屏风散。

党参10g，炒白术10g，茯苓10g，黄芪30g，防风6g，柴胡10g，白芍15g，陈皮10g，甘草6g，法半夏10g，神曲10g，炒麦芽10g，砂仁10g。10剂，水煎服。

三诊（2005-04-17）：诉上症显减，近日头晕，间咳。诊见舌苔薄黄，脉细。予上方柴芍六君子汤合玉屏风散加天麻、杏仁。

党参15g，炒白术10g，茯苓15g，陈皮10g，法半夏10g，甘草6g，柴胡10g，白芍15g，广木香6g，砂仁10g，黄芪15g，防风8g，野天麻30g，杏仁10g，菊花10g。10剂，水煎服。

病愈。

> **按** 患者胃隐痛喜按，为虚证。喜热饮，畏寒肢冷，为阳虚之证。伴自汗，正如《临证指南医案·汗》谓："阳虚自汗，治宜补气以卫外。"患者胃脘胀满，得嗳气、矢气则舒，长叹息，为肝气郁结之证。《素问·宝命全形论》曰："土得木则达。"脾胃的受纳运化，有赖于肝之疏泄。土虚木乘，脾胃虚弱则肝气乘之。故治疗以补气温阳、疏肝理气为法，胃痛、汗证皆除。

【案五】

◇病例卡片◇

　李某，女，82岁，长沙市人。门诊病例。

初诊（2005-06-17）：诉胃痛引右胁胀痛，嗳气，疼甚则右侧肩背亦觉胀痛。两年前B超发现胆管泥沙样结石。诊见舌苔薄黄腻，脉弦。

辨证：肝郁化热犯胃。

治法：疏肝泻热和胃。

主方：金铃子散合四逆散再合四金散。

柴胡10g，白芍10g，枳实15g，广木香6g，青皮10g，延胡索15g，川楝子10g，甘草6g，鸡内金20g，海金沙15g，郁金15g，金钱草15g。10剂，水煎服。

二诊（2005-07-01）：诉胃痛、胁痛显减，但有口苦，舌苔薄黄腻，脉弦。拟上方再合左金丸加减。

柴胡10g，白芍10g，枳实15g，甘草6g，延胡索15g，川楝子10g，鸡内金20g，广木香6g，郁金15g，金钱草20g，海金沙20g，黄连2g，吴茱萸1g，山楂20g。10剂，水煎服。

服完，脘胁痛遂愈。

> **按** 肝经布胁肋，而肝主疏泄。此证胃痛引胁胀痛，苔黄，脉弦，显为肝郁化热乘胃而致。"金铃子散，一泻气分之热，一行血分之滞"（《绛雪园古方选注》），热解气舒血和，自当"通则不痛"。二诊效不更方，仍以疏肝泻热之法，唯左金丸原方黄连、吴茱萸的用量比例由6:1酌减为2:1，恐其苦寒败胃矣。

【案六】

◇病例卡片◇

　　梁某，女，73岁，长沙市人。门诊病例。

初诊（2005-11-29）：诉胃痛反复发作50年不愈。现胃脘部疼痛，连及胸痛，时伴呕逆，舌淡紫，苔薄白腻，脉细。

辨证： 脾虚气滞血瘀。

治法： 健脾，理气，活血。

主方： 香砂六君子汤合丹参饮加减。

　　党参10g，炒白术10g，茯苓10g，陈皮10g，砂仁10g，法半夏10g，广木香6g，乌药15g，檀香10g，延胡索10g，丹参20g，甘草6g。10剂，水煎服。

二诊（2005-12-08）：诉胃痛略减，胸痛已止，纳少，食后脘胀，舌苔薄白，脉细。拟香砂六君子汤合枳实芍药散加味。

　　党参10g，炒白术10g，丹参20g，茯苓10g，陈皮10g，法半夏10g，砂仁10g，广木香6g，乌药15g，甘草6g，延胡索15g，神曲15g，山楂10g，白芍15g，枳壳10g。15剂，水煎服。

三诊（2005-12-24）：诉胃痛已显减，纳食亦增，舌苔薄白，脉细。拟香砂六君子汤加鸡内金，再服20剂，水煎服。善后收功。

> **按** "久病多虚"，此证胃痛反复发作50年不愈，且呈一派虚候，故以香砂六君子汤加乌药健脾理气。伍以丹参饮加延胡索行气活血，寓"通则不痛"之义。

【案七】

◇病例卡片◇

聂某，女，70岁，湖南益阳人。门诊病例。

初诊（2006-11-29）：胃脘部反复疼痛50余年。患者诉自20多岁开始就反复出现胃脘疼痛不适，多次胃镜检查均为慢性浅表性胃炎。中西药服用无数，均未见显效，几乎绝望，经人介绍特从益阳赶到长沙就诊。症见胃脘及少腹疼痛，痛无定处，走窜不定，痛甚则呕逆不止，形寒，食少纳差，疲乏头晕，形体消瘦，舌淡紫，苔白腻，脉沉细。

辨证：肝胃虚寒，气滞夹瘀。

治法：温胃暖肝，行气止痛。

主方：暖肝煎合香砂六君子汤加味。

党参20g，炒白术10g，茯苓15g，陈皮10g，法半夏10g，木香6g，砂仁10g，炙甘草6g，乌药15g，官桂6g，沉香8g，延胡索15g，生姜3片，大枣5枚。10剂，水煎服。

二诊（2006-12-08）：服上方后疼痛大减，此乃前所未有之疗效，而且精神转佳，畏寒呕吐之症也明显减轻，但仍纳差，食后腹胀，泛酸，舌淡红，苔薄白，脉细。守方再进20剂，50年顽疾得以平定。

党参20g，炒白术10g，茯苓15g，陈皮10g，法半夏10g，木香6g，砂仁10g，炙甘草6g，乌药15g，官桂5g，沉香8g，延胡索15g，神曲（包）10g，炒麦芽10g，枳实10g，吴茱萸3g，浙贝15g，生姜3片，大枣5枚。

按 患者久病体虚，脾胃虚寒投理中汤之属理当有效，但患者除胃脘疼痛之外，还有少腹疼痛、疼痛走窜不定的特点，此乃寒凝肝经之征，故用香砂六君子汤温补脾胃，合暖肝煎加减，投之辄效。暖肝煎中的君药是官桂，《药性赋》中言："官桂善能调冷气。"官桂还有平冲降逆之功，仲景桂枝加桂汤即是明证。

呕吐（吐酸、嘈杂）案

【案一】

◇病例卡片◇
　　朱某，男，72岁，长沙市人。门诊病例。

　　初诊（2005-03-02）：患者2天前突然呕吐，并呕出胃内容物，声音高亢，伴有腹胀，便秘，舌红，苔薄黄腻，脉数。

　　辨证：痰热阻胃。

　　治法：清泻痰热，降逆止呕。

　　主方：温胆汤加厚朴大黄汤。

　　陈皮10g，法半夏20g，茯苓15g，枳实15g，竹茹30g，甘草6g，厚朴20g，生大黄8g。5剂，水煎服。

　　二诊（2005-03-07）：服药后，呕吐已止，大便已畅，腹胀已除，舌苔仍薄黄腻，脉数。原方加味再进5剂。

　　厚朴30g，枳实20g，生大黄4g，陈皮10g，法半夏10g，茯苓15g，竹茹20g，甘草6g，黄芩10g。5剂，水煎服。

　　三诊（2005-03-12）：患者复诊已无不适，察其舌脉亦正常，乃拟保和丸善后。

　　陈皮10g，法半夏10g，茯苓15g，神曲10g，炒山楂10g，炒莱菔子10g，甘草6g。5剂，水煎服。

> **按** 患者突然呕吐，当属急症，病势比较严重，然因辨证准确，方药得当，疗效甚速。

【案二】

◇病例卡片◇

　　靳某，男，73岁，长沙市某高校教师。门诊病例。

初诊（2005-05-27）：诉2个月前行心脏手术，术后常呕吐，不欲食，食入难化。饮食稍有不慎，即易呕吐，呕吐酸腐臭物。脘腹痞闷，口苦，倦怠乏力。诊见面色少华，舌淡红，苔薄黄，右脉细滑，左脉细。

辨证：脾胃虚弱。

治法：健脾和胃，清热降逆。

主方：六君子汤加竹茹、乌梅、黄连。

　　西参片10g，炒白术10g，茯苓20g，陈皮10g，法半夏20g，竹茹30g，黄连3g，白蔻仁10g，炙甘草10g，乌梅20g。10剂，水煎服。

二诊（2005-06-08）：呕吐次数减少，时作时止，伴心悸，自汗，气短。诊其舌红少苔，脉细数。拟原方去黄连、白蔻仁，加麦冬、五味子。服10剂。

三诊（2005-06-20）：呕吐偶发，伴心悸，疲乏，食纳有所改善，仍觉脘腹痞闷，大便秘结。诊其面色㿠白，舌淡红，苔薄白，脉细。拟归脾汤加法半夏、竹茹、乌梅、火麻仁。

　　西参片10g，黄芪20g，当归身10g，炒枣仁20g，炙远志10g，丹参15g，桂圆肉10g，陈皮10g，炙甘草10g，炒白术10g，茯苓20g，竹茹30g，法半夏15g，乌梅15g，火麻仁30g。10剂，水煎服。

四诊（2005-07-02）：呕逆已止，心悸好转，仍不欲食，大便秘结，小便少。诊其舌淡红，苔薄白，脉细。拟上方去乌梅，加砂仁、焦三仙。服10剂，诸症皆消。

按 本例患者行心脏手术后，身体虚弱，且年事已高，脾胃亏虚，胃不纳食，故呕吐。《古今医统大全》谓："久病吐者，胃气虚不纳谷也。"患者左脉细，为心气虚之象；右脉滑数，为脾不健运，湿热困扰之象。故治以健脾和胃，兼清湿热，降逆止呕为法。服药后呕吐好转，心悸又作，为脾不健运，心失所养所致。故用归脾汤补益气血，心神得安，脾胃得运，诸症自消。

【案三】

◇病例卡片◇
李某，男，10岁，长沙市某中学学生。门诊病例。

初诊（2005-08-03）： 诉反复呕吐清水痰涎，以晨起、上午为甚，迁延1个月未愈。症见呕吐清水痰涎，量多色白，脘腹胀满，嗳气厌食，腹痛，吐后觉舒，大便偏溏，舌淡红，苔白滑，脉滑。

辨证： 痰饮呕吐。

治法： 蠲饮化湿，降逆和胃。

主方： 胃苓汤加减。

苍术8g，厚朴15g，陈皮10g，炒白术8g，茯苓30g，猪苓10g，泽泻10g，法半夏15g，甘草6g，生姜3片，白蔻仁6g。7剂，水煎服。

二诊（2005-08-10）： 服上药后，症状减缓，虽时或欲呕，然口中清涎显减，并觉口苦，头晕，腹微胀痛不舒，大便稀溏如前，舌淡红，苔黄厚腻，脉滑。综合其症状、舌脉，患者湿痰微有化热之象，予黄芩温胆汤加减治之。

陈皮10g，法半夏15g，茯苓30g，枳实10g，竹茹10g，黄芩10g，白蔻仁10g，苍术6g，甘草6g，野天麻20g，神曲10g。7剂，水煎服。

随访，患者服上方7剂后痊愈，至今再未复发。

> **按** 患者呕吐清水痰涎，量多色白，脘腹胀满，综合舌脉应为痰湿阻于胃，胃失和降而呕，治以化湿蠲饮，饮去则脾胃自和。复诊时患者舌苔黄而厚腻，已成痰湿蕴久化热之象，故改用黄芩温胆汤化其痰热。辨证选方准确，故取全效。

呃逆、嗳气 案

【案一】

◇病例卡片◇

　　杨某，男，73岁，长沙市人。门诊病例。

　　初诊（2004-11-08）：诉患呃逆，最初发病在二三十年前，当时常发呃逆，经治疗后偶有发作，冬天甚，且饮热水或进热食则稍缓解。近1个月来复出现呃逆，较前加重。诊见呃逆，约3~5分钟发作1次，发则连呃不止，持续1~2分钟不断，口不渴，舌苔白滑，脉弦滑。

　　辨证：中焦虚寒，胃失和降。

　　治法：温中散寒，降逆止呃。

　　主方：旋覆代赭汤合丁香柿蒂散。

　　西洋参片6g，旋覆花10g，代赭石20g，生姜3片，甘草6g，丁香2g，柿蒂20g，陈皮10g，法半夏15g，茯苓30g，砂仁10g。7剂，水煎服。

　　二诊（2004-11-16）：诉呃逆频率有所缓解，15分钟之内未见呃逆，询其口不渴，舌苔白滑，脉滑。药已取效，效不更方，嘱服原方再进15剂。

　　三诊（2004-12-08）：停药1周后未见呃逆，昨因天气突变寒冷，呃逆复作，自饮热水缓解，舌苔薄白，脉细滑。拟原方再进10剂，以巩固疗效。

按 《成方便读》云："夫呃逆一证，其声短促……无不皆自胃腑而来者，以胃气下行为顺，上行为逆，或邪搏胃中，则失其下降之令；即上出于口而为呃矣。"显然，呃逆之证，为胃气上逆所致。《伤寒论》云："伤寒……噫气不除者，旋覆代赭汤主之。"本案患者发病特点为冬天甚，遇热饮则缓解，口不渴，舌苔白滑，皆为一派寒象，故辨证为胃中虚寒，而致胃失和降，胃气上逆，取旋覆代赭汤合丁香柿蒂散治之，方证相符，虽为数十年之顽疾，亦治愈矣。

【案二】

◇病例卡片◇

郑某，女，62岁，长沙市人。门诊病例。

初诊（2004-12-19）：呃逆，嗳气，兼脘腹胀痛，目胀，口苦，舌苔薄黄，脉弦。

辨证：肝郁化火气逆。

治法：疏肝清热降逆。

主方：化肝煎加减。

丹皮15g，栀子15g，白芍15g，青皮10g，陈皮10g，竹茹10g，枳实10g，草决明20g，石决明30g，羚角片（另包，先煎）4g，甘草6g。10剂，水煎服。

二诊（2004-12-29）：呃逆、嗳气时减时作，目胀、口苦显减，脘腹胀痛亦减，舌苔转薄白，脉弦。改拟旋覆代赭汤合上方加减。

旋覆花（纱布包）10g，代赭石20g，陈皮10g，草决明20g，炙枇杷叶10g，青皮10g，石决明20g，甘草6g，枳实10g，羚羊角（另包，先煎）4g。10剂，水煎服。

三诊（2005-01-05）：呃逆、嗳气显减，近日两目及前额胀痛，再加葛根30g于前方之中。7剂，水煎服。

四诊（2005-01-12）：呃逆、嗳气、目胀均减，舌苔薄白，脉弦细。前方再进10剂。

丹参15g，旋覆花10g，代赭石15g，砂仁10g，陈皮10g，法半夏10g，菊花10g，刺蒺藜20g，草决明30g，甘草6g，白芍10g。10剂，水煎服。另：羚角片30g，磨粉装胶囊30个，每日吞服3个。

按 此证是由肝郁化火，横逆犯胃，肝胃不和所致，肝经郁热化火则目胀、口苦；肝气犯胃则胃失和降，故脘胀、嗳气。《素问·至真要大论》说："诸逆冲上，皆属于火。"火热当清，气逆当降，故初用化肝煎清肝泻火理气，后以旋覆代赭汤降逆止呃。

【案三】

◇病例卡片◇

吴某，女，32岁，长沙市人。门诊病例。

初诊（2006-02-17）：诉嗳气，1个月不愈，胸脘部痞闷，失眠，口中微苦，舌苔薄黄腻，脉细滑。

辨证：痰热滞胃，胃气上逆。

治法：清热化痰，降逆和胃。

主方：黄芩温胆汤合旋覆代赭汤。

旋覆花15g，代赭石20g，黄芩10g，陈皮10g，法半夏15g，茯苓15g，枳实15g，竹茹20g，甘草6g，丹参15g，柿蒂15g，砂仁10g，炒枣仁30g。10剂，水煎服。

二诊（2006-02-28）：诉嗳气大减，胸脘部痞闷亦减，睡眠转佳，舌苔薄黄，脉细滑。拟原方再进20剂，以善后收功。

按 《伤寒论》云："伤寒发汗……解后心下痞鞭，噫气不除者，旋覆代赭汤主之。"本案患者痰热较显，故合黄芩温胆汤清热化痰和胃，二方合而用之，取效倍佳。

旋覆花15克
（另布包）
代赭石20克　黄芩10克

陈皮10克　法半夏15克　茯苓15克

枳实15克　竹茹20克　胆参15克

桔萝15克　杏仁10克　柏枣仁30克

甘草6克

10剂　水煎服

继柏

噎膈（反胃）案

邹某，女，39岁，长沙市人。门诊病例。

初诊（2005-01-30）：诉近半年来咽部有哽塞感，饮食难下，并反胃，大便秘结，舌质紫，舌苔薄黄腻，脉滑。

辨证：痰气交阻，兼瘀血内结。

治法：化痰降气，破结行瘀。

主方：启膈饮加味。

沙参20g，丹参20g，茯苓15g，郁金20g，砂仁10g，浙贝30g，桃仁10g，生大黄5g，甘草6g，法半夏10g，山楂15g。10剂，水煎服。

二诊（2005-02-23）：诉咽部哽塞感已减，饮食难下亦减，大便稍秘，反胃稍减，舌质仍紫，舌苔薄黄腻，脉滑。拟原方再进10剂。

三诊（2005-03-11）：诉咽部哽塞感大减，进食通畅，大便正常，反胃已止，舌质紫转淡，舌苔转薄黄腻，脉细滑。拟原方再进15剂。

沙参15g，丹参20g，茯苓15g，郁金20g，砂仁10g，浙贝30g，桃仁10g，生大黄5g，甘草6g，法半夏10g，山楂15g。15剂，水煎服。

四诊（2005-11-30）：诉前症愈而复作，现又出现咽部哽塞，饮食难下，大便秘结，舌质略紫，舌苔薄黄腻，脉滑。复拟启膈饮加味治之。

沙参20g，丹参20g，茯苓15g，郁金20g，砂仁10g，浙贝30g，桃仁10g，生大黄5g，甘草6g。15剂，水煎服。

五诊（2005-12-15）：诉咽部哽塞感大减，饮食正常，大便亦转正常，舌苔薄黄，脉细滑。拟原方再进20剂，防其再发。

按 《临证指南医案·噎膈反胃》云："噎膈之证，必有瘀血、顽痰、逆气阻隔胃气。"故噎膈的治疗，当一降气，二化痰，三祛瘀。本案患者痰气夹瘀合阻噎膈，故治取启膈饮降气化痰，加桃仁、大黄祛瘀，可谓双管齐下。

腹痛、腹胀、痞满案

【案一】

◇病例卡片◇

刘某，女，39岁，长沙市人。门诊病例。

初诊（2004-08-27）：诉胃中灼热胀满疼痛，嗳气，口中泛酸。诊见舌苔薄黄，脉弦。

辨证：肝胃郁热。

治法：疏肝泻热和胃。

主方：化肝煎合金铃子散。

青皮10g，陈皮10g，浙贝20g，丹皮10g，山栀仁10g，白芍10g，泽泻10g，川楝子10g，瓦楞子10g，延胡索10g。10剂，水煎服。

二诊（2004-09-08）：诉胃中灼热及疼痛显减，但脘部仍胀，偶有泛酸，舌苔薄黄，脉弦细。拟神术散加栀子、白芍、瓦楞子，以收全功。

苍术4g，厚朴30g，栀子10g，枳实10g，陈皮10g，砂仁10g，广木香6g，瓦楞子10g，白芍10g，浙贝20g，甘草8g。7剂，水煎服。

> **按** 高鼓峰《四明心法·吞酸》谓："凡为吞酸尽属肝木，曲直作酸也。"《内经》云："诸呕吐酸……皆属于热。"本证胃中热胀而见吐酸，舌苔薄黄，脉弦，显为肝郁化火乘胃。化肝煎泄肝和胃，正合此证。二诊易神术散加味，旨在祛胃中湿热以除胀满。

【案二】

◇病例卡片◇

周某，男，45岁，长沙市人。门诊病例。

初诊（2005-02-23）：诉近日胃胀，痞满不舒，腹中痛，伴腹胀不欲食，得食则胀甚，矢气则舒，食少，大便正常。诊见腹部柔软，压之不痛，触之无形，舌苔薄白腻，脉弦。

辨证：气滞痞满腹胀。

治法：行气消痞除胀。

主方：神术散加三仙。

苍术8g，厚朴30g，陈皮10g，砂仁10g，广木香6g，枳实10g，神曲10g，山楂15g，鸡内金15g，炒莱菔子15g，甘草10g。7剂，水煎服。嘱患者勿饮凉冷，少食油甘厚味。

二诊（2005-03-02）：诉腹胀减轻，胃中痞满缓解，饮食增加，二便正常。诊其舌苔薄黄腻，脉弦。拟神术散加栀子。

苍术6g，厚朴30g，陈皮10g，砂仁10g，广木香6g，枳实15g，神曲10g，山楂10g，栀子10g，甘草6g，炒麦芽15g。10剂，水煎服。

三诊（2005-08-10）：诉近日胃胀，腹胀复作，但较前次发作轻。诊见其腹软，无压痛，无肿块，口苦，舌苔黄腻，脉滑。改拟神术散加黄连。

苍术8g，厚朴30g，陈皮10g，砂仁10g，广木香6g，甘草6g，黄连3g，神曲10g，山楂15g，鸡内金20g。10剂，水煎服。

10日后复诊，诸症悉愈。

> **按** 患者脾胃不健，湿滞胃脘，气机升降失调，致脘腹胀满。故予神术散行气除湿，兼以消食和胃。痞满日久化热，故复加栀子，黄连清热燥湿。此与张仲景半夏泻心汤、甘草泻心汤似有异曲同工之妙。

【案三】

◇病例卡片◇

蒋某，男，38岁，长沙市某餐馆老板。某医院会诊病例。

初诊（2005-05-11）：家属称患者几天前与朋友相聚，甚是高兴，酒足饭饱，晚上觉左下腹疼痛，约半个小时未止，遂送往某大医院急诊，B超示"坏死性胰腺炎"，并收住院。住院3天，病情未见明显好转，经朋友介绍，并经院方同意请我去会诊。诊见左下腹疼痛难忍，兼腹胀，口苦，便秘，欲呕，舌苔薄黄腻，脉滑。

辨证：邪热积滞壅结腹中。

治法：行气止痛，通腑泻热。

主方：大柴胡汤、金铃子散合左金丸。

柴胡10g，黄芩10g，法半夏10g，枳实15g，白芍10g，生大黄6g，黄连4g，吴茱萸2g，延胡索15g，川楝子10g，甘草6g，神曲15g，山楂15g，炒麦芽15g，炒莱菔子15g，鸡内金15g。7剂，水煎服。

二诊（2005-05-19）：诉左下腹疼痛已明显控制，仅在多食后觉腹中隐痛，胸中痞闷，舌苔转薄白腻，脉滑。改拟神术散加味治之。

苍术10g，厚朴20g，陈皮10g，广木香6g，砂仁10g，甘草6g，枳实15g，神曲10g，山楂15g，炒麦芽15g，炒莱菔子15g，鸡内金15g，三棱8g，莪术8g。10剂，水煎服。

三诊（2005-06-02）：诉左下腹疼痛已止，食后亦不觉疼痛，胸闷感已除，舌苔薄白，脉细滑。拟四逆散、左金丸合金铃子散加味再进15剂，善后收功。

按 胰腺炎的发病多因暴饮暴食后，损伤脾胃，导致脾胃运化失司，湿热与食积结滞于腹中而形成。以大柴胡汤泻热散结，左金丸、金铃子散泻热止痛，加焦三仙及三棱、莪术化食消积，则病可期愈。

【案四】

◇病例卡片◇
　　李某，女，36岁，长沙市某公司职员。门诊病例。

初诊（2005-05-18）：诉近3个月来反复出现下腹部胀痛，以脐周为甚，行结肠镜检查提示"结肠慢性炎症"，西医诊为"慢性结肠炎"，间断服用中西药治疗，症状反复。现症：下腹部胀痛，以脐周明显，便溏，日解1次，口苦，食纳、夜寐尚可，舌淡红，苔薄黄腻，脉弦。

辨证：湿热气滞。

治法：燥湿清热，行气止痛。

主方：五磨汤、神术散合左金丸加减。

苍术10g，厚朴30g，陈皮10g，砂仁10g，广木香6g，甘草6g，吴茱萸3g，黄连4g，枳实10g，沉香10g，乌药10g，槟榔10g。10剂，水煎服。

二诊（2005-05-29）：诉脐周、下腹部胀痛稍减，仍大便稀溏，伴口苦头晕，舌淡红，苔黄腻，脉滑。拟前方加减再进10剂。

苍术8g，厚朴30g，陈皮10g，砂仁10g，广木香6g，黄连3g，吴茱萸3g，乌药10g，槟榔10g，甘草6g。10剂，水煎服。

三诊（2005-06-08）：诉腹痛腹胀显减，大便亦调，仍口苦，近日后头部觉痛而晕，舌淡红，苔黄滑，脉弦。原方加入祛风之品。

苍术8g，厚朴30g，陈皮10g，砂仁10g，广木香6g，甘草6g，吴茱萸2g，黄连3g，槟榔10g，乌药10g，野天麻30g，羌活10g，防风10g，葛根30g，片姜黄15g。10剂，水煎服。

> **按** 脐腹痛多湿热积滞，不通则痛。本案患者下腹部胀痛，大便溏，舌苔薄黄腻，脉弦，即是此型。予五磨汤行气，神术散化湿理气，合左金丸清肝理气止痛，寓"木郁达之"之意。

【案五】

◇病例卡片◇

刘某，女，35岁，长沙市人。门诊病例。

初诊（2005-06-29）：诉胃中胀满，伴胃脘部畏冷恶寒。询其口不渴，精神疲乏，食纳较差，舌苔薄白，脉细。

辨证：中焦虚寒。

治法：健脾理气，温胃散寒。

主方：香砂六君子汤加厚朴、乌药、干姜。

党参15g，炒白术10g，茯苓15g，陈皮10g，法半夏10g，砂仁10g，广木香6g，乌药10g，厚朴20g，干姜6g，甘草6g。10剂，水煎服。

二诊（2005-07-10）：诉胃中冷胀显减，食纳已增，但少寐，舌苔薄黄，脉细。拟香砂六君子汤加枣仁、炒麦芽。

西参片10g，炒白术10g，茯苓12g，陈皮10g，法半夏10g，砂仁10g，广木香6g，炒枣仁30g，炒麦芽10g，甘草6g。10剂，水煎服。

服完即愈。

> **按** 《证治汇补·痞满》中有："大抵心下痞闷，必是脾胃受亏，浊气夹痰，不能运化为患。"本证胃中痞胀，伴畏冷恶寒，苔薄白，脉细，显为中虚而寒凝，故以香砂六君子汤酌加辛温理气祛寒之品。二诊时舌苔薄黄，示寒邪已去，并有虚热上扰心神而出现少寐，故加炒枣仁以清心安神。

泄泻 案

【案一】

◇病例卡片◇

李某，男，20岁，湖南某大学学生。门诊病例。

初诊（2005-10-09）：诉腹泻3月余，泻下稀水样大便，每日2～3次，服西药（药物不详）后可缓解，停药后即复发，伴疲乏，食少。诊见面色淡黄，舌淡红，苔黄腻，脉细缓。

辨证：湿热内阻兼脾虚。

治法：利湿清热，健脾止泻。

主方：七味白术散合连朴饮、四苓散。

党参10g，炒白术10g，茯苓15g，葛根15g，藿香8g，广木香6，甘草6g，黄连3g，厚朴10g，猪苓10g，泽泻10g，砂仁10g，车前子10g。7剂，水煎服。

二诊（2005-10-16）：诉服上方后泄泻显减，但仍神疲，食少。诊见舌淡红，苔黄腻，脉细缓。继用上方去车前子，改党参为西参片。

西参片10g，炒白术10g，茯苓15g，葛根15g，藿香8g，广木香6g，甘草6g，黄连3g，厚朴10g，猪苓10g，泽泻10g，砂仁10g。10剂，水煎服。

三诊（2005-10-30）：诉泄泻已止，精神好转，食纳增加，欲巩固治疗。诊见舌淡红，苔薄白，脉缓。患者湿热已去，脾胃仍虚，用七味白术散善后收功。

党参10g，炒白术10g，茯苓15g，葛根15g，藿香8g，广木香6g，砂仁10g，甘草6g。7剂，水煎服。

> **按** 此案之泄泻以湿热为标，脾虚为本。故以四苓散合连朴清其湿热，七味白术散治其脾虚之本，标本兼施而愈。

【案二】

◇病例卡片◇

洪某，男，55岁，长沙市人。门诊病例。

初诊（2006-04-07）：诉患泄泻，半年不愈，每日泻5～6次，以晨起6～8点为甚，伴食少，倦乏，有胃痛史，舌苔白滑腻，脉细滑。

辨证：脾虚湿盛，命门火衰。

治法：健脾运湿，温肾固涩。

主方：七味白术散合四神丸。

党参15g，炒白术10g，茯苓15g，藿香10g，葛根10g，广木香6g，补骨脂15g，吴茱萸4g，五味子6g，炒肉豆蔻6g，甘草6g。10剂，水煎服。

二诊（2006-04-18）：诉泄泻稍缓，但仍以晨起6～8点为甚，泄泻次数显减，舌苔薄白滑，脉细滑。拟原方再进10剂。

三诊（2006-04-30）：诉泄泻大减，晨起6～8点泄泻亦不明显，舌苔薄白，脉细。拟原方做丸料1剂。

西洋参片60g，茯苓40g，炒白术50g，藿香40g，葛根50g，广木香30g，甘草20g，炒补骨脂40g，炒肉豆蔻30g，吴茱萸15g，五味子20g，怀山药60g，砂仁40g。合碾细末，蜜丸如黄豆大，早、晚各服30粒。

按 《素问·阴阳应象大论》云："湿胜则濡泄。"《景岳全书·泄泻》曰："泄泻之本，无不由于脾胃。"张景岳又云："肾为胃关，开窍于二阴，所以二便之开闭，皆肾脏之所主，今肾中阳气不足，则命门火衰，而阴寒独盛，故于子丑五更之后，当阳气未复，阴气盛极之时，即令人洞泄不止也。"本案泄泻属脾胃虚弱，无力化湿，又兼肾阳虚弱，失于温煦，故其泄泻，五更为甚。取七味白术散合四神丸，一健脾化湿，二温肾固涩，使脾胃健运，肾阳充足，泄泻自止。

【案三】

◇病例卡片◇

　　梁某，男，18岁，湖南长沙某中学学生。门诊病例。

初诊（2006-07-09）：诉经常腹泻，半年不愈。每食辛辣及精神紧张则加重，伴胁脘胀痛。诊见舌红，苔薄黄腻，脉弦。

辨证：肝气乘脾兼湿热蕴肠。

治法：抑肝扶脾，利湿清热。

主方：痛泻要方合连朴饮加砂仁、车前子。

　　防风10g，炒白术10g，陈皮10g，白芍10g，黄连4g，厚朴10g，砂仁10g，车前子15g。10剂，水煎服。

二诊（2006-07-23）：诉泄泻已止，胁脘胀痛已消，但鼻部生疮，时有鼻衄。诊见舌红，苔薄黄，脉弦略数。继以上方合黄芩清肺饮清肺热。

　　防风10g，炒白术10g，陈皮10g，白芍10g，黄连3g，厚朴15g，黄芩10g，连翘15g，炙杷叶10g，桑白皮15g，银花15g，白茅根20g。10剂，水煎服。

按 此案之泄泻以遇精神紧张则加重，且兼胁脘胀痛、脉弦等特点，是肝气乘脾，脾失健运所致。又因无湿不成泻，湿郁化热，故治以痛泻要方补脾泻肝，砂仁和脾胃，车前子利其湿，黄连清其热。

【案四】

◇病例卡片◇

铁某，男，40岁，湖南某大学教师。门诊病例。

初诊（2007-03-23）：几天前因朋友聚餐，酒食迭进，复感风寒，3天前开始出现腹泻不止，服用中西成药乏效。现症：腹泻每天达5～10次，水泄样便，肠鸣腹胀，口干口苦，肛门灼热，伴有发热（38.5℃），微恶风寒，肢体酸痛，舌红，苔薄黄，脉数。

辨证：表邪夹湿热下注。

治法：清热利湿，解表止泻。

主方：葛根芩连汤合胃苓汤加减。

葛根30g，黄芩10g，黄连4g，茯苓15g，猪苓10g，泽泻10g，苍术10g，厚朴30g，车前子10g，防风10g，甘草6g，陈皮10g。5剂，水煎服。

二诊（2007-03-30）：服上方1剂，腹泻大减，尽剂诸症皆除，现唯疲乏，纳差，舌淡红，苔薄白腻，脉细。改拟香砂六君子汤加减。

广木香6g，砂仁6g，党参15g，炒白术10g，茯苓15g，炙甘草10g，法半夏10g，陈皮10g，神曲10g，车前子15g，枳实10g，黄连3g。7剂，水煎服。

> **按** 脾虚湿盛乃泄泻之主要病机，急性腹泻与湿邪的关系尤为密切，诚如陈修园所言"湿气胜，五泻成"（《医学三字经》）。然湿有内、外之分，也有寒湿、湿热之别，此患者表里同病，夹热下利，故用平胃散燥湿行气，四苓散利湿止泻，葛根芩连汤解表清热、燥湿止泻。诸药共用，杂而不乱，故获良效。二诊湿热已去，脾胃已虚，故用香砂六君子汤加味益气健脾，佐以清热燥湿善后。

便秘 案

【案一】

◇病例卡片◇

刘某，女，58岁，长沙市退休工人。门诊病例。

初诊（2005-12-11）：诉乙状结肠癌手术切除后，2个月来大便秘结，数日才大便1次，排出粪便干硬，排便无力，排便时间长。常因努力排便而感头晕心悸，腹部轻微胀满，口干，小便正常。诊见精神不佳，面色苍白，舌淡红无苔，脉细数。

辨证：阴血亏虚。

治法：滋阴润燥，增液通便。

主方：新加黄龙汤加减。

玄参20g，生地20g，麦冬30g，生大黄5g，甘草6g，西洋参片10g，当归10g，白芍15g，枳壳15g。10剂，水煎服。

二诊（2006-01-04）：诉服药后病症好转，二三日行一次大便，排便较前顺畅，口干，腹微胀。诊见舌淡红，苔薄黄，脉数。拟前方加香附、浙贝、火麻仁、白花蛇舌草。进20剂，病愈。

按 《景岳全书·秘结》曰："秘结证，凡属老人、虚人、阴脏人及产后、病后、多汗后，或小水过多，或亡血失血，大吐大泻之后，多有病为燥结者，盖此非气血之亏，即津液之耗。"此患者手术后气血亏损，气虚则推动无力，血虚则大肠不荣，阴亏则大肠干涩，导致大便干结，便下困难。此亦为"无水舟不行"，故以益气养血、滋阴润燥、增液通便为法，则便秘自愈。

【案二】

◇病例卡片◇

赵某，女，45岁，长沙市人。门诊病例。

初诊（2006-11-15）：大便秘结，三四日一行，腹胀满而痛，不欲食，病已月余，舌红，苔薄黄，脉滑。

辨证：肠中积滞，气滞不行。

治法：行气除满，去积通便。

主方：厚朴三物汤加焦三仙。

厚朴30g，枳实10g，大黄6g，神曲10g，炒麦芽15g，鸡内金15g，炒莱菔子15g。7剂，水煎服。

二诊（2006-11-25）：便秘显减，但腹部仍感胀满而痛，嗳气，舌红，苔薄黄，脉滑。原方加味。

厚朴30g，枳实10g，大黄4g，神曲10g，炒麦芽15g，鸡内金15g，炒莱菔子15g，山楂10g，木香6g，砂仁10g，陈皮10g。7剂，水煎服。

服后即愈。

按　患者腹胀满疼痛、便秘，是气滞不行，肠中积滞而致，尤氏《心典》云："痛而闭，六腑之气不行矣……三物意在行气，故君厚朴。"因此，方中重用厚朴，加木香、砂仁等行气药，行气泄满，去积通便，使气滞通畅，实积消除，腑气得以通畅，则诸症自解。

食少案

◇病例卡片◇

李某，男，57岁，长沙市人。门诊病例。

初诊（2004-07-21）：诉两周前患感冒，经抗生素等治疗，感冒已愈，但此后一直不欲食，口干。诊见疲乏，少食，口渴，微咳，舌红无苔，脉细。

辨证：肺胃阴虚。

治法：清养肺胃，生津润燥。

主方：沙参麦冬汤。

西洋参10g，沙参20g，麦冬30g，玉竹15g，花粉10g，桑叶10g，扁豆15g，甘草6g，神曲10g。7剂，水煎服。

二诊（2004-07-28）：诉食欲已增，精神转佳，口渴显减，咳愈，舌红，苔薄黄，脉细。拟原方去神曲，再进5剂。

按 《温病条辨》云："燥伤肺胃阴分，或热或咳者，沙参麦冬汤主之。"此案患者系属夏季感冒后，风热之邪未尽，灼伤肺胃之阴分，而导致疲乏、少食、口渴等症，用沙参麦冬汤恰如其分。方证合拍，其症自平。

便溏 案

◇病例卡片◇

范某，男，42岁，长沙市人。门诊病例。

初诊（2006-01-11）：诉大便溏，伴肠鸣，腹中痞满，3个月不愈，舌苔黄厚腻，脉滑。

辨证：水热互结。

治法：和胃消痞，宣散水气。

主方：生姜泻心汤。

党参10g，法半夏10g，黄连3g，黄芩10g，干姜4g，生姜10g，大枣6g，甘草10g，神曲10g，枳实10g，厚朴20g。10剂，水煎服。

二诊（2006-01-22）：诉腹中痞满大减，肠鸣、便溏亦显减，舌苔薄黄腻，脉滑。原方再进10剂。

党参10g，法半夏10g，黄连3g，黄芩10g，干姜4g，生姜10g，大枣6g，甘草10g，神曲10g，枳实10g，厚朴15g。10剂，水煎服。

按　《伤寒论》云："胁下有水气，腹中雷鸣下利者，生姜泻心汤主之。"本案例证与《伤寒论》所示方证相符，效如桴鼓。

痢疾案

◇病例卡片◇

邓某，女，40岁，湖南岳阳市人。门诊病例。

初诊（2005-11-20）：诉近1周来大便中夹黏液，如脓状，并时夹血丝，大便不畅，肛部略有坠感，腹中微胀，时腹痛，口苦，舌苔薄黄腻，脉细滑。

辨证：湿热滞于肠中。

治法：清热燥湿，调气活血。

主方：芍药汤合薏苡败酱散。

当归10g，白芍15g，黄芩10g，黄连4g，官桂3g，广木香6g，槟榔15g，甘草6g，薏苡仁20g，败酱草15g，厚朴15g。15剂，水煎服。

二诊（2005-12-08）：诉大便中脓液大减，并不再夹有血丝，大便通畅，腹胀、腹痛已止，口苦除，舌苔薄黄，脉细。拟原方再进10剂。

> **按** 本案应属"痢疾"范畴。《类证治裁·痢疾》云："痢多发于秋，即《内经》之肠澼也。症由胃腑湿蒸热壅，致气血凝结，夹糟粕积滞，进入大小肠，倾刮脂液，化脓血下注。"刘河间云："行血则便脓自愈，调气则后重自除。"并创芍药汤治痢。本案取芍药汤治之，并合薏苡败酱散以增强化湿浊之功效，肠中湿热得清，气血和，则痢自愈。

肠痈 案

◇病例卡片◇

　　罗某，女，35岁，长沙市人。门诊病例。

　　初诊（2005-07-10）：诉自昨日起右腹部隐痛，且愈痛愈甚。诊时查阑尾点明显压痛，并有反跳痛，舌苔薄黄腻，脉滑数。

　　辨证：湿热血瘀，肠痈腹痛。

　　治法：泻热破瘀。

　　主方：大黄牡丹汤合失笑散。

　　生大黄8g，丹皮15g，桃仁10g，炒冬瓜子30g，生蒲黄10g，五灵脂10g，白花蛇舌草30g。10剂，水煎服。

　　二诊（2005-07-27）：阑尾部位疼痛显减，舌苔薄白腻，脉滑。拟上方减少大黄用量（大黄5g），再进10剂。

　　三诊（2005-08-10）：阑尾点疼痛已止，现稍感疲乏，眩晕，舌苔薄白，脉细。改拟归芍六君子汤治之。

　　西洋参片10g，茯苓10g，炒白术10g，陈皮10g，法半夏10g，当归10g，白芍10g，炙甘草10g，天麻片20g，白花蛇舌草30g。10剂，水煎服。

按 《医宗金鉴·外科心法要诀》云："大小肠痈因湿热，气滞瘀血注肠中。"肠痈初起，多由湿热郁蒸，气血凝聚，结于肠中，肠络不通所致。《成方便读》说："病既在内，与外痈之治，又自不同。然肠中既结聚不散，为肿为毒，非用下法，不能解散。"《金匮要略》明确指出："肠痈……脓未成，可下之……大黄牡丹汤主之。"故本案用大黄牡丹汤合失笑散，泻热破瘀，散结消肿，肠中湿热清，瘀血散，则痛自愈。

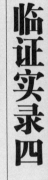

临证实录四

肝胆病证

◎ 黄疸案

◎ 胁痛案

◎ 鼓胀案

◎ 疝气案

◎ 少腹痛案

黄疸案

【案一】

◇病例卡片◇

覃某，男，28岁，湖南石门县人。门诊病例。

初诊（2004-07-16）：诉2个月前患黄疸，于省级某大医院住院治疗1个月，病情未见好转，黄疸逐渐加重，后经熟人介绍前来求诊。诊见黄疸，目黄，身黄，尿黄，口苦，舌苔黄腻，脉数。

辨证： 肝胆湿热。

治法： 清热利湿，佐以通腑。

主方： 茵陈蒿汤合四苓散。

茵陈60g，栀子10g，生大黄6g，茯苓20g，猪苓15g，泽泻15g，炒白术10g，虎杖20g，田基黄15g。15剂，水煎服。

二诊（2004-08-04）：黄疸明显减轻，目黄、身黄已显退，尿尚黄，口微苦，伴呕逆，舌苔薄黄，脉数。拟原方加味再进10剂。

茵陈40g，栀子10g，生大黄3g，茯苓15g，猪苓10g，泽泻10g，炒白术10g，虎杖20g，法半夏10g，竹茹10g。10剂，水煎服。另：熊胆粉8g，装胶囊20个，每日吞服2个。

三诊（2004-08-15）：黄疸已消退大半，身黄、尿黄均不见，现仅目黄，口不苦，呕逆亦减，舌苔薄黄，脉略数。拟原方再进10剂。另：熊胆粉8g，装胶囊20个，每日吞服2个。

四诊（2004-08-27）：诸症悉减，现仅目微黄，余症皆平，舌苔薄黄，脉略数。拟茵陈四苓散合丹栀逍遥散治之。

茵陈30g，栀子10g，黄芩10g，茯苓20g，猪苓15g，泽泻10g，炒白术10g，丹皮10g，当归10g，赤芍10g，柴胡10g，甘草6g，虎杖20g，法半夏10g，竹茹10g。15剂，水煎服。另：熊胆粉15g，装胶囊30个，每日吞服2个。

> **按** 程钟龄在《医学心悟》中说："黄疸者……湿热郁蒸所致，如氤氲相似，湿蒸热郁而黄成矣。"《金匮要略》云："黄家所得，从湿得之。"《伤寒论》云："瘀热在里，身必发黄，茵陈蒿汤主之。"又云："伤寒七八日，身黄如橘子色，小便不利，腹微满者，茵陈蒿汤主之。"《景岳全书·黄疸》云："阳黄证多以脾湿不流，郁热所致，必须清火邪，利小水，清则溺自清，溺清则黄自退。"综上所述，黄疸的病因、治法与用方皆一目了然。此证显属阳黄证，取茵陈蒿汤清热利湿，四苓散利水渗湿，黄疸自退。后期合丹栀逍遥散以疏肝养血健脾，善后收功。

【案二】

◇病例卡片◇

刘某，男，48岁，长沙市人。门诊病例。

初诊（2004-11-10）：诉宿患肝炎，查黄疸指数171。诊见面色黄而黧黑，目黄，足踝微肿，舌苔薄黄，脉数。

辨证：湿热瘀滞。

治法：清热利湿，祛瘀退黄。

主方：茵陈蒿汤合四苓散合五皮饮加丹参、丹皮、归尾、赤芍、桃仁。

茵陈40g，栀子20g，丹皮10g，丹参30g，桃仁10g，赤芍10g，归尾10g，生大黄3g，猪苓15g，泽泻10g，茯苓皮20g，大腹皮10g，赤小豆30g，陈皮10g，虎杖20g。15剂，水煎服。另：熊胆粉6g，装胶囊15个，每日吞服1个。

二诊（2004-11-26）：查黄疸指数由171降至127。诉足肿已消，肤色黑黄显减，舌苔薄黄，脉数。前方调整再进15剂。

丹参20g，丹皮15g，归尾10g，赤芍10g，桃仁10g，茵陈40g，栀子10g，猪苓15g，泽泻15g，茯苓皮20g，大腹皮10g。15剂，水煎服。另：熊胆粉6g，装胶囊15个，每日吞服1个。

三诊（2004-12-13）：皮肤黑黄色大减，诉右胁胀痛，苔黄腻，脉转弦细。拟丹栀逍遥散加味。

茵陈40g，丹参30g，丹皮10g，栀子10g，归尾10g，赤芍10g，炒白术10g，茯苓15g，柴胡10g，虎杖20g，红花3g，甘草6g。15剂，水煎服。另：熊胆粉8g，装胶囊15个，每日吞服1个。

四诊（2005-08-10）：近来因饮食及劳累等因素，前症复发，口苦，胁胀，尿黄，足微肿，舌苔薄黄腻，脉数。拟丹栀逍遥散加味。

丹参20g，茯苓皮15g，丹皮15g，栀子10g，茵陈20g，炒白术10g，茯苓15g，当归10g，赤芍10g，柴胡10g，虎杖20g，甘草6g。15剂，水煎服。另：熊胆粉6g，装胶囊15个，每日吞服1个。嘱慎食节劳，以期痊愈。

> **按** 《金匮要略·黄疸病》谓："诸病黄家，但利其小便。"此证足踝微肿，苔薄黄，脉数，显为湿热郁阻，治法当重利水除湿。又《伤寒论·阳明病》中有："瘀热在里，身必发黄。"此证并见黑疸，是夹瘀也。故利湿之中兼以逐瘀，酌加丹参、归尾、赤芍、桃仁、丹皮等。待其疸退、肿消，转方丹栀逍遥散以清肝健脾，此所谓"见肝之病，知肝传脾，当先实脾也"。

【案三】

◇病例卡片◇

刘某，男，76岁，湖南南县人。门诊病例。

初诊（2005-03-02）：诉黄疸，口苦，尿黄，腹胀，病月余不愈。诊见其目黄，身黄，黄色鲜明，腹部胀满，右胁下胀痛，面色黄而暗，舌紫，苔薄黄，脉滑数。西医诊断为黄疸、肝硬化。

辨证：湿热瘀滞。

治法：清热利湿，散瘀退黄。

主方：茵陈蒿汤合四苓散。

茵陈50g，山栀子10g，生大黄5g，炒白术10g，茯苓15g，猪苓15g，泽泻10g，丹皮10g，郁金10g，赤芍10g。10剂，水煎服。另：熊胆粉8g，装胶囊10个，每日吞服1个。

二诊（2005-03-12）：诉诸症悉减，黄疸已降，但右胁仍胀痛，腹部尚胀，舌紫，苔薄黄，脉滑数。拟前方加味。

炒鳖甲30g，厚朴15g，茵陈30g，栀子10g，生大黄3g，炒白术10g，茯苓15g，猪苓15g，泽泻10g，鸡内金20g。15剂，水煎服。另：熊胆粉10g，装胶囊15个，每日吞服1个。

三诊（2005-03-28）：黄疸显退，腹胀显减，右胁下胀痛显减，舌略紫，苔薄黄，脉略数。遣原方去大黄，加党参。

炒鳖甲30g，厚朴15g，茵陈30g，栀子10g，炒白术10g，党参15g，茯苓15g，猪苓15g，泽泻10g，鸡内金20g。15剂，水煎服。

> **按** 《临证指南医案·疸》中谓："阳黄之作，湿从火化，瘀热在里，胆汁液泄。"《景岳全书·黄疸》指出："必须清火邪，利小水，火清则溺自清，溺清则黄自退。"本证黄疸见口苦，尿黄，腹胀，舌紫，苔薄黄，脉滑数，正是瘀热夹水湿之黄疸，故一以茵陈蒿汤泻热退

黄，二以茵陈四苓散利水退黄，兼以祛瘀之品，则黄疸消，腹胀除。

【案四】

◇病例卡片◇

李某，男，60岁，退休工人。长沙市人。

初诊（2005-08-19）：症见一身发黄，黄色鲜明，伴目黄，小便黄，晨起口干口苦，脘腹胀闷，纳食不多，时欲呕，双下肢浮肿，舌红，苔薄黄腻，脉数。

辨证：湿热阳黄。

治法：利湿清热除黄。

主方：茵陈四苓散合四皮饮。

茵陈30g，炒白术10g，茯苓20g，泽泻10g，茯苓皮20g，大腹皮10g，五加皮10g，陈皮10g，猪苓15g。10剂，水煎服。另：熊胆粉10g，装10个胶囊，每日吞服1个。

二诊（2005-08-30）：药后诸症稍有缓解，肤色尚黄，食纳尚少，脘腹仍胀，下肢微肿，舌红，苔薄黄，脉数。再予前方合二金汤加减。

茵陈30g，炒白术10g，茯苓20g，泽泻10g，茯苓皮20g，大腹皮10g，五加皮10g，陈皮10g，猪苓15g，海金沙15g，厚朴10g，鸡内金10g。10剂，水煎服。另：熊胆粉10g，装10个胶囊，每日吞服1个。

三诊（2005-09-10）：诉诸症悉平，食纳已增。观其黄疸已退，舌苔薄黄，脉缓。予原方再进7剂，收功。

按　《金匮要略·黄疸病脉证并治》曰："黄家所得，从湿得之。"此证见身目俱黄，其色鲜明，胸脘痞闷不舒，纳减欲呕，为湿热壅阻中焦，脾胃气机不畅，其证显为湿热阳黄。故以淡渗利湿为其治，所谓"除湿不利小便，非其治也"。次诊合二金汤，治其黄疸腹胀也。

【案五】

初诊（2006-01-16）：诉身黄、目黄、尿黄半个月，微发热，伴头身困重，胁胀脘痞，时有呕逆，大便稀溏。15年前因患胆结石行胆囊切除术，此后黄疸反复发作。2005年12月28日查肝功能示：谷丙转氨酶138.4μ/L，总胆红素73.6μmol/L。诊见身目俱黄，其色鲜明，舌红，苔黄白腻，脉弦滑。

辨证：湿热并重。

治法：清热利湿退黄。

主方：茵陈四苓散合栀子柏皮汤加减。

茵陈50g，炒白术10g，茯苓15g，泽泻10g，猪苓10g，虎杖10g，栀子10g，黄柏10g，鸡骨草10g，竹茹10g。20剂，水煎服。另：熊胆粉20g，装胶囊40个，每日吞服2次，每次1个。

二诊（2006-02-25）：诉服上方后，身目发黄减轻，发热，胁胀，脘痞，呕逆，便溏亦减。昨日复查肝功能示：谷丙转氨酶20.0μ/L，总胆红素58.7μmol/L。诊见身目微黄，舌红，苔转薄黄腻，脉弦滑。患者症状减轻，肝功能好转，治疗有效，仍守前方，加炒鳖甲20g，再服20剂。

半年后患者因腰痛前来就诊，告知黄疸等症药后已愈。

> **按** 治疗黄疸应首辨阴阳，患者黄色鲜明，乃湿热阳黄；继则辨湿与热之孰轻孰重，患者发热，头身困重，大便稀溏，苔黄白腻，脉弦滑，显为湿热并重。"治湿不利小便，非其治也"，故用茵陈四苓散利湿化浊，栀子柏皮汤清热利湿。

【案六】

◇病例卡片◇

　　张某，女，34岁，湖南湘乡人。门诊病例。

　　初诊（2006-08-30）：患者8年前因胆囊结石行胆道切除术，术后右上腹反复疼痛。无明显诱因出现右上腹疼痛加重，伴发热，恶寒，皮肤巩膜轻度黄染，先后于2006年7~8月在娄底中心医院、湖南省人民医院住院治疗。西医诊断为肝内外胆管结石、淤胆性肝硬化、脾大。医院建议手术治疗，患者因经济困难拒绝手术治疗而出院。经人介绍，由家人搀扶前来就诊。现症：寒热已除，但一身尽黄，目睛甚黄，小便短而黄，大便溏稀不调，腹胀腹痛，口干微苦，精神疲乏，舌红，苔薄黄腻，脉弦细略数。

　　辨证：湿热蕴结。

　　治法：清热利湿，佐以理气。

　　主方：茵陈四苓散合二金汤。

　　茵陈40g，茯苓15g，猪苓10g，泽泻10g，白术10g，厚朴15g，通草5g，大腹皮10g，虎杖10g，鸡内金15g，海金沙20g。15剂，水煎服。另：熊胆粉8g，装胶囊15个，每天1个，温开水送服。

　　二诊（2006-09-15）：服上方后诸症悉减，黄疸显退，精神转佳，自己一人前来就诊，但诉全身瘙痒，右胁胀满，小便短黄，大便稍干结，舌红，苔薄黄腻，脉弦细数。此为湿热内蕴，热象尤显，夹有肝气不舒。再拟茵陈蒿汤合二金汤清利湿热，并加四逆散疏肝理气。

　　茵陈20g，栀子10g，大黄5g，茯苓15g，猪苓10g，泽泻10g，厚朴15g，通草5g，大腹皮10g，虎杖10g，鸡内金15g，海金沙20g，柴胡10g，白芍15g，枳壳10g，甘草5g。15剂，水煎服。另：熊胆粉8g，装胶囊15个，每天1个，温开水送服。

　　三诊（2006-10-08）：服上方后黄疸显减，腹胀已除，大便通畅，但一身痒疹不减，小便短黄不利，舌淡红，苔转薄白腻，脉细。热邪已退，湿邪犹存。拟茵陈四苓散合萆薢渗湿汤加减。

茵陈20g，茯苓15g，猪苓10g，泽泻10g，白术10g，萆薢15，土茯苓15g，丹皮10g，薏苡仁15g，黄柏10g，白鲜皮15g，苦参10g，滑石15g，通草6g。20剂，水煎服。另：熊胆粉10g，装胶囊20个，每天1个，温开水送服。

四诊（2006-10-25）： 服上方后黄疸全退，腹胀皆除，但身仍痒甚，皮肤有明显斑痕，舌红，苔薄白，脉细数。改乌蛇消风散加味以搜风清热止痒。

乌蛇肉15g，荆芥10g，防风10g，羌活10g，黄连5g，黄芩10g，银花15g，连翘10g，甘草10g，苦参10g，白鲜皮10g。10剂，水煎服。

五诊（2006-11-12）： 近日感冒后黄疸反复，又见腹胀，小便黄，口苦，巅顶头痛，舌红，苔薄黄腻，脉细数。再拟茵陈蒿汤、二金汤加味。

茵陈10g，栀子10g，大黄5g，茯苓15g，猪苓10g，泽泻10g，厚朴15g，通草5g，大腹皮10g，虎杖10g，鸡内金15g，海金沙20g。20剂，水煎服。

六诊（2006-12-06）： 服上方后黄疸显减，仍诉身痒，入夜尤甚，舌淡红，苔薄黄，脉细。湿热已退，血虚之象明显，改当归饮子加减以养血祛风止痒，佐以活血。

茵陈10g，黄芪20g，首乌片15g，当归10g，生地15g，白芍15g，川芎6g，荆芥10g，防风10g，白鲜皮10g，甘草10g，白蒺藜20g，苦参10g。15剂，水煎服。

七诊（2007-01-07）： 服上方后身痒已经减轻。近日感冒出现腹泻，口苦，时欲呕逆，目睛略现微黄，时见头晕头痛，小便短黄，大便可，舌淡红，苔薄黄白，脉弦细数。拟柴苓汤加减治之。

　　柴胡10g，黄芩10g，法半夏10g，西洋参10g，甘草6g，茵陈40g，猪苓10g，泽泻10g，炒白术10g，虎杖15g，川芎10g，普天麻15g。7剂，水煎服。

　　按　黄疸之疾，辨证的关键在于一则辨清阴黄、阳黄、急黄之属性，二则辨清湿热轻重之差别，三则辨清正邪盛衰。本案初诊属阳黄无疑，故采用清利湿热之常法，然清利湿热又以宣通气分、通利小便为要，故用二金汤宣通气分，茵陈四苓散通利小便。气机得畅，小便得利，湿热之邪自有出路，黄疸自退。诚如清代温病大家吴鞠通所言："夏秋疸病，湿热气蒸，外干时令，内蕴水谷，以宣通气分为要，失治则为肿胀……二金汤主之。"黄疸退后，皮肤瘙痒为主诉，故改投草薢渗湿汤、乌蛇消风散等加味，初看是改弦易辙，实则是异曲同工。湿热为患，在肝胆为黄疸，外郁肌肤则痒疹。加入的白鲜皮等药既有清热止痒之功，又有利湿退黄之效，可谓一举多得。患者后期湿热已去，虚象外现，故又改当归饮子以养血祛风止痒，中途感冒出现少阳证候，合小柴胡汤主之。此案辨证处方用药细微之处，读者当细细品之。

胁痛 案

【案一】

◇病例卡片◇

周某，男，37岁，长沙市人。门诊病例。

初诊（2005-01-05）：患右胁持续隐痛，口苦，兼目赤微黄，尿黄，2个月不愈。并出现厌油腻食物，到外院查乙肝表面抗原阳性，转氨酶升高，未行治疗。舌苔薄黄，脉弦数。

辨证：肝火胁痛。

治法：疏肝止痛。

主方：丹栀逍遥散加味。

丹皮15g，栀子10g，当归10g，赤芍10g，茯苓15g，炒白术10g，柴胡10g，甘草6g，板蓝根15g，虎杖20g，茵陈30g。10剂，水煎服。另：熊胆粉6g，装胶囊10个，每日吞服1个。

二诊（2005-01-14）：胁痛略缓，目中尚有赤缕黄染，舌苔薄黄，脉数。再拟上方丹栀逍遥散合金铃子散。

丹皮10g，栀子10g，延胡索15g，川楝子10g，柴胡10g，当归10g，炒白术10g，茯苓10g，甘草6g，茵陈30g，虎杖20g，鸡骨草20g，赤芍10g。10剂，水煎服。另：熊胆粉10g，装胶囊10个，每日吞服1个。

三诊（2005-08-03）：诉自服前方数十剂，胁痛减轻，查转氨酶已正常，现仅有HbsAg(+)、HbcAb(+)，前症大减。7月18日验血，3个阳已转成2个阳，余皆为阴性，症状显减。按前方丹栀逍遥散再进10剂。

> **按**　《灵枢·五邪》云："邪在肝，则两胁中痛。"右胁隐痛首当责其肝郁。然此证口苦、目赤，且脉象弦数，显系肝火为患。又因其目黄，故取丹栀逍遥散、茵陈、虎杖、胆粉之类，一以疏肝清热，二以理脾除湿。并加入金铃子散理气止痛，不仅胁痛止，而且转氨酶升高等象亦随之而愈。

【案二】

◇病例卡片◇

戴某，男，20岁，湖南常德人。门诊病例。

初诊（2006-02-15）：诉前段时间经医院检查患有乙肝，其表面抗原阳性，转氨酶升高。诊见右胁肋部隐痛，口苦，小便黄，食纳较差，舌苔薄黄，脉细弦。

辨证：肝郁气滞，久而化火。

治法：疏肝清热。

主方：丹栀逍遥散。

丹皮10g，栀子10g，当归10g，赤芍10g，白芍10g，柴胡10g，茯苓10g，炒白术10g，甘草6g，炒鳖甲30g，虎杖20g，山楂10g，鸡内金15g，青皮10g。15剂，水煎服。另：熊胆粉12g，装30个胶囊，每日吞服2个。

二诊（2006-03-03）：诉经查转氨酶已降至正常，现症：右胁肋部仅稍有隐痛，小便略黄，舌苔薄黄，脉细弦。拟原方加减再进20剂。

丹皮10g，栀子10g，当归10g，白芍10g，柴胡10g，茯苓10g，炒白术10g，甘草6g，炒鳖甲20g，虎杖15g，山楂10g，鸡内金15g，青皮10g。20剂，水煎服。另：熊胆粉16g，装40个胶囊，每日吞服2个。

三诊（2006-04-02）：诉检查发现乙肝表面抗原由阳性转为弱阳性，右胁下偶尔隐痛，舌苔薄白，脉细。拟原方加减再进20剂，以期痊愈。

丹皮10g，栀子10g，当归10g，赤芍10g，白芍10g，柴胡10g，茯苓10g，炒白术10g，甘草6g，延胡索15g，炒鳖甲20g，虎杖15g，山楂10g，鸡内金15g，青皮10g，田七粉20g。20剂，水煎服。另：熊胆粉20g，装40个胶囊，每日吞服2个。

> **按** 中医对肝炎的证治，首先要辨邪气之性质，湿热之轻重，正气之盛衰。本案患者仅见右胁肋隐痛，口苦，小便黄，但其舌苔不腻，表明其湿邪尚不严重。故应属肝郁气滞，久而化火之证，以丹栀逍遥散一疏肝气，二清肝热，其症自平。

【案三】

◇病例卡片◇
> 韦某，女，72岁，长沙市人。门诊病例。

初诊（2006-03-01）：诉上个月外出不慎摔倒，右胁部撞在石头上，当时疼痛不显。过数日，右胁肋疼痛，转侧不利。近1个月来，右胁下疼痛逐渐加重，伴心慌，心悸。询及大便正常，舌苔薄白腻，舌紫，脉细。

辨证：外伤损络，瘀滞胁肋。

治法：活血化瘀，疏肝通络。

主方：复元活血汤加味。

当归10g，赤芍6g，柴胡10g，花粉10g，炮甲15g，桃仁10g，红花3g，田七粉30g，西洋参片10g，丹参30g，白芥子20g，枳实10g，法半夏10g，炙甘草10g。10剂，水煎服。

二诊（2006-03-12）：诉胁痛已减，仍心慌，心悸，大便稍秘，舌苔薄白，脉细。拟复元活血汤加味再进10剂。

当归10g，炮甲15g，桃仁8g，红花3g，炙甘草10g，酒大黄2g，党参15g，丹参30g，炒枣仁30g，柏子仁10g，炙远志10g，田七粉30g，延胡索10g。10剂，水煎服。

三诊（2006-03-24）：诉胁痛已止，但胸闷，心慌，心悸，少寐，舌苔薄白，脉细。改拟十味温胆汤治之。

西洋参片10g，丹参30g，炒枣仁30g，炙远志10g，柏子仁10g，陈皮10g，法半夏6g，茯神15g，枳实10g，竹茹10g，炙甘草10g，田七片30g。15剂，水煎服。

按　《医宗金鉴·正骨心法要旨》云："伤损之证肿痛者，乃瘀血凝结作痛也。"本案患者右胁肋部受伤，而后局部疼痛，显属瘀滞。然患者伴有心慌、心悸、舌苔白腻等症，且其年事已高，当属心气虚而夹痰浊之证。故始以复元活血汤活血化瘀，止其胁痛，急则治其标也；后以十味温胆汤养心气，化痰浊，缓则治其本也。

【案四】

◇病例卡片◇

李某，女，60岁，湖南长沙市退休工人。门诊病例。

初诊（2007-03-11）：诉反复右胁胀痛10余年，加重7天，伴口苦，时有呕逆，大便秘结。诊见舌红，苔薄黄，脉弦略数。

辨证：胆火气滞。

治法：泻热清胆，理气止痛。

主方：大柴胡汤合金铃子散加减。

柴胡10g，黄芩10g，法半夏10g，白芍10g，生大黄5g，枳实15g，延胡索10g，川楝子10g，鸡内金20g，广木香6g。10剂，水煎服。

二诊（2007-03-25）：诉服上方5剂后胁痛即止，然昨日又再发右胁胀痛，兼胃中灼热胀满，心烦欲呕，大便秘结。诊见舌红，苔薄黄，脉弦数。证仍属胆热犯胃，继用上方加栀子厚朴汤以清热消胀除烦。

柴胡10g，黄芩10g，法半夏10g，白芍10g，生大黄3g，枳实15g，延胡索15g，川楝子10g，鸡内金15g，广木香6g，栀子10g，厚朴20g。10剂，水煎服。

三诊（2007-04-15）：诉胁痛已止，胃胀、心烦及便秘均大减。诊见舌红，苔薄黄，脉弦。继用上方10剂以善后收功。

> **按** 此案之要点在于，辨清胁痛、呕逆、便秘乃少阳、阳明合病之大柴胡汤证，胃胀、心烦乃栀子厚朴汤证，则方证对应，病无不去。

鼓 胀 案

【案一】

◇病例卡片◇

张某，女，18岁，湖南浏阳市农民。门诊病例。

初诊（2002-06-12）：诉腹胀而痛2月余，伴尿少，足肿，闭经。在湖南某医院住院50天，诊断为布加氏综合征，予以护肝等治疗，并抽腹水6次，但病情未见明显好转，遂来求治。诊见腹大如鼓，腹壁青筋暴露，按之绷紧，硬如板状，舌苔白滑，脉沉缓。

辨证：水瘀停聚。

治法：行气利水，破血祛瘀。

主方：胃苓汤合禹功散加味。

苍术8g，炒白术10g，猪苓20g，茯苓30g，泽泻20g，厚朴20g，小茴香10g，陈皮10g，炒丑牛6g，三棱10g，莪术10g，炮甲10g，桂枝2g，大腹皮10g，车前子20g，滑石30g，炒鳖甲20g，甘草6g。15剂，水煎服。

二诊（2002-06-28）：诉服上方后腹胀及足肿显减，小便增多。诊见舌苔白滑，脉沉缓。原方加水蛭粉6g，再进10剂。

三诊（2002-07-13）：诉服药后腹胀、足肿已消，但食纳较差。诊见舌苔薄白腻，脉缓。此乃脾虚湿盛，纳运失职，改胃苓汤加三仙以善后。

苍术8g，炒白术10g，猪苓20g，茯苓30g，泽泻20g，厚朴20g，陈皮10g，桂枝2g，泽兰10g，水蛭粉（纱布包，同煎）5g，山楂10g，鸡内金10g，炒莱菔子10g，甘草6g。10剂，水煎服。

> **按** 西医所说的布加氏综合征乃下腔静脉阻塞而出现的以腹胀大、水肿为主要临床表现的症候群。脉道瘀阻，则气滞、水停，且三者互为因果，加重病情。治宜行气利水缓其急，破血祛瘀治其本。故选胃苓汤祛湿和胃、行气利水；禹功散加强行气逐水之功；再加三棱、莪术、炮甲破血祛瘀而通经，则瘀血可化，气滞得消而水湿尽去。

【案二】

◇病例卡片◇
  李某，男，45岁，长沙县人。门诊病例。

初诊（2005-01-05）：患者因腹胀水肿，在某医院住院2个月，诊断为肝硬化。由于病情反复颇大，遂来就诊。诊见腹膨大，按之尚柔软，未扪及肿块。叩诊腹部呈移动性浊音，按之如囊裹水，状如蛙腹。双下肢浮肿较甚，按之不起。目睛微黄，小便量少而黄，口苦，面色淡黄而晦，舌红，苔薄黄腻，脉弦细数。

辨证：湿热蕴结肿胀。

治法：清湿热，利水，消肿除胀。

主方：茵陈四苓散合五皮饮加赤小豆、厚朴、丹皮、栀子、熊胆粉。

茵陈30g，栀子10g，丹皮10g，赤小豆30g，茯苓30g，猪苓15g，泽泻15g，炒白术10g，茯苓皮20g，大腹皮10g，桑白皮15g，姜皮6g，陈皮10g，厚朴15g。10剂，水煎服。另：熊胆粉6g，装胶囊10个，每日吞服1个。

二诊（2005-01-16）：患者腹部胀大较前好转，叩之仍有腹水，双下肢浮肿明显减轻，目黄已减，舌红，苔薄黄腻，脉弦细数。仍以清热利湿，行气利水为法。改用中满分消丸加味治之。

党参10g，鸡骨草15g，炒白术10g，茯苓30g，猪苓15g，泽泻15g，陈皮10g，甘草6g，厚朴15g，枳实10g，黄连3g，黄芩6g，片姜黄10g，知母10g，砂仁10g，茯苓皮30g，大腹皮10g，五加皮10g，干姜2g。5剂，水煎服。另：熊胆粉6g，装胶囊10个，每日吞服1个。

三诊（2005-01-22）：腹胀进一步减轻，下肢浮肿基本好转，二便正常，舌红，苔薄黄腻，脉弦细数。仍以清热除湿，行气利水为法。原方再进15剂。

> **按** 《医学入门》云："故浊气在下，化为血瘀，郁久为热，热化成湿，湿热相搏，遂成鼓胀。"此证鼓胀而见下肢肿，小便黄，舌红，苔黄腻，脉象弦数，显为湿热蕴结所致。故以清热利水为法，佐以行气化湿之药。气行则水随之化，使肿胀获愈。

疝气案

◇病例卡片◇

　　周某，男，30岁，长沙市人。门诊病例。

　　初诊（2004-06-20）：诉1周来左睾部肿痛，行步则痛甚。曾用抗生素等注射和口服，未见减轻，反而有所加重，遂前来就诊。诊见左睾明显肿大，但皮色不红，伴疼痛，口不苦，舌苔薄白，脉弦。

　　辨证：寒凝肝脉，气机郁滞。

　　治法：行气疏肝，散寒止痛。

　　主方：天台乌药散加减。

　　乌药15g，木香6g，小茴香10g，川楝子10g，青皮15g，槟榔15g，橘核20g，荔核15g，天葵子20g。10剂，水煎服。

　　二诊（2004-07-07）：诉左睾疼已止，行步时亦无疼痛，诊见左睾肿大已明显减轻，无疼痛，舌苔薄黄，脉弦。拟原方合金铃子散治之。

　　乌药15g，木香6g，小茴香10g，川楝子10g，青皮15g，槟榔15g，延胡索20g，橘核20g，荔核15g，山楂20g，车前子20g，天葵子20g，王不留行20g。10剂，水煎服。

三诊（2004-07-20）：左睾肿大已全消退，无任何不适，舌苔薄白，脉细。病已痊愈，拟原方再进7剂，以巩固疗效，防止复发。

按 《儒门事亲》云："诸疝皆归肝经。"《灵枢·经脉》云："肝足厥阴之脉……环阴器，抵小腹。"故肝经病变可引起睾丸偏坠肿胀。《景岳全书》云："治疝必先治气。"所以，本案用天台乌药散行气疏肝，散寒止痛，肝经寒气得以疏散，疝气自愈。

少腹痛 案

【案一】

◇病例卡片◇

赵某，女，28岁，长沙市人。门诊病例。

初诊（2005-01-20）：左侧小腹痛，心中烦，月经后时漏下，兼黄带，舌苔薄黄，脉弦细。

辨证：肝郁脾虚，湿热瘀滞。

治法：疏肝理脾，清利湿热。

主方：丹栀逍遥散、金铃子散合易黄汤加味。

当归10g，白芍15g，炒白术10g，茯苓15g，柴胡10g，丹皮10g，栀子10g，甘草6g，黄柏10g，芡实30g，怀山药30g，白果10g，车前子10g，延胡索15g，川楝子10g。7剂，水煎服。

二诊（2005-01-28）：诸症显减，时黄带，偶有腰痛，舌苔薄黄，脉弦细。拟易黄汤、金铃子散加味再进10剂。

黄柏10g，芡实30g，淮山30g，白果10g，车前子10g，延胡索15g，川楝子10g，杜仲30g。10剂，水煎服。

服后诸症悉除。

> **按** 患者少腹疼痛而心中烦，气郁化火使然。气滞肝脾失调以致漏下，更兼湿热黄带。故以丹栀逍遥散养血疏肝理脾，金铃子散疏肝理气止痛，合易黄汤清热祛湿止带。诸方因证而合用，故取效甚佳。

【案二】

◇病例卡片◇

李某，男，23岁，长沙市人。门诊病例。

初诊（2006-12-03）：诉少腹痛，并连及腹股沟部疼痛，小便黄而热，病已10日不愈。诊见舌苔薄黄腻，脉弦。

辨证：肝郁热滞。

治法：疏肝清热，理气止痛。

主方：金铃子散合八正散加味。

萹蓄10g，瞿麦10g，延胡索15g，川楝子10g，滑石15g，车前子10g，木通6g，栀子10g，生大黄3g，甘草6g。10剂，水煎服。

二诊（2006-12-19）：诉小便黄热已明显改善，但左侧少腹尚时有胀痛，舌苔薄黄腻，脉弦。再拟金铃子散合八正散。

萹蓄10g，瞿麦10g，延胡索15g，川楝子10g，滑石15g，车前子10g，木通10g，栀子10g，甘草6g。10剂，水煎服。

服完即愈。

> **按** 《内经》云："诸……水液浑浊，皆属于热。"此证少腹胀痛，小便黄，苔黄腻，脉弦，显系肝郁热扰而致。金铃子散合八正散，清源而洁流，效如桴鼓。

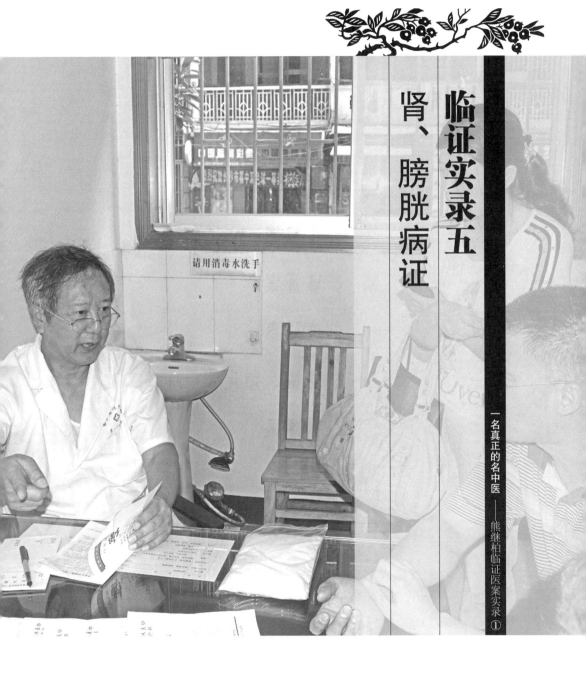

临证实录五

肾、膀胱病证

一名真正的名中医——熊继柏临证医案实录①

一名真正的名中医
——熊继柏临证医案实录 1

◎ 水肿案

◎ 淋证案

◎ 癃闭案

◎ 遗精、阳痿案

◎ 不育案

水肿案

【案一】

◇病例卡片◇

蔡某，女，35岁，长沙市人。门诊病例。

初诊（2004-07-06）：诉1周前突发面足浮肿。现症：面足浮肿，口渴，尿黄，一身酸痛，舌苔薄黄腻，脉滑数。

辨证：湿热水肿。

治法：疏风利湿逐水。

主方：疏凿饮子。

槟榔10g，茯苓皮25g，大腹皮10g，椒目10g，赤小豆20g，秦艽10g，羌活10g，泽泻15g，川木通6g，生姜皮6g，汉己10g。15剂，水煎服。

二诊（2004-07-23）：面足浮肿已显减，尿黄已除，舌苔薄黄，脉滑略数。拟原方加减再进15剂。

槟榔10g，茯苓皮15g，大腹皮10g，椒目10g，赤小豆15g，秦艽10g，羌活10g，泽泻15g，川木通6g，生姜皮6g，汉己10g。15剂，水煎服。

按 《丹溪心法·水肿》将水肿分为阴水和阳水两大类，指出："若遍身肿，烦渴，小便赤涩，大便闭，此属阳水。"《素问》中指出，治水肿有三条基本法则，即"开鬼门"、"洁净府"、"去菀陈莝"。本案患者一派阳水之候，故依《内经》"去菀陈莝"之法，方用疏凿饮子，其效如神。

【案二】

◇病例卡片◇

邓某，男，41岁，湖南长沙人。门诊病例。

初诊（2004-12-18）：患者1个月前，出现发热，恶风，身重，自认为是感冒，未予以重视。进而出现水肿，水肿先起于双眼睑，渐至下肢，遍及全身浮肿，伴有咳喘，曾到某西医院就诊，诊断为肾炎，并住院治疗1月余（具体用药不详），浮肿未见明显好转，且近1周咳喘加重。就诊时，一身浮肿，以下肢为甚，按之没指，久久皮肤凹陷不能起，小便短少，咳喘较甚，身体困重，胸闷，食少，便溏，乏力，痰多而黏。舌苔黄腻，脉数。尿蛋白（+++）。

辨证：湿热壅盛，痰热咳喘。

治法：清热利湿，化痰平喘。

主方：四苓散合五皮饮合小陷胸汤加味。

茯苓30g，桑白皮30g，泽泻10g，猪苓15g，炒白术10g，杏仁10g，椒目10g，大腹皮10g，陈皮10g，姜皮6g，法半夏10g，黄连4g，炒瓜蒌10g。10剂，水煎服。

二诊（2004-12-30）：患者自述，上方服至第3剂，水肿明显改善，咳喘亦较前好转，但至第4剂，汗出较多，动则益甚，神疲乏力。上药已服完，诊见舌苔黄腻，脉细数。予玉屏风散合小陷胸汤，加龙骨、牡蛎，再合四皮饮。

黄芪30g，炒白术10g，防风5g，煅牡蛎20g，煅龙骨20g，茯苓皮20g，大腹皮10g，陈皮10g，黄连2g，炒瓜壳10g，法半夏10g，桑白皮15g。10剂，水煎服。

三诊（2005-01-10）：患者水肿及咳喘悉愈，近验尿蛋白（-），但仍自汗，疲乏，五心烦热，舌苔薄黄腻，脉细数。乃告知病人，此是由于利水耗伤津气，而出现的气阴两虚之自汗，并无大碍，遂处予玉屏风散合知柏地黄汤，加龙骨、牡蛎、五加皮、大腹皮。

黄芪30g，炒白术10g，防风6g，煅牡蛎20g，煅龙骨20g，茯苓皮10g，五加皮10g，熟地10g，怀山药30g，泽泻10g，丹皮10g，山茱萸10g，黄柏5g，知母10g，大腹皮10g。15剂，水煎服。

善后收功。

按 本证之水肿，初由风邪外袭，风水相搏，渐致水湿泛滥，但患者兼有咳嗽气促，并见痰多，苔黄，脉数，显系痰热为患。故以四苓散合五皮饮合小陷胸汤，一以消水湿，二以平咳喘。至于后期之自汗，乃气阴两虚。所以，用玉屏风散益气固表，知柏地黄汤滋阴清热，同时加入五加皮、大腹皮利水消余肿，共收扶正不留邪、祛邪不伤正之功。

淋证案

【案一】

◇病例卡片◇

刘某，女，30岁，长沙市人。门诊病例。

初诊（2004-02-25）：诉膀胱部胀甚并兼疼痛，尿黄而热，尿频，舌苔薄白，脉弦。

辨证：膀胱蓄水。

治法：利水通淋止痛。

主方：四苓散合金铃子散。

炒白术10g，茯苓20g，猪苓15g，泽泻10g，滑石20g，川楝子10g，延胡索10g，橘核15g，黄芩10g。7剂，水煎服。

二诊（2004-03-04）：诉尿黄热、频数显减，少腹膀胱部尚有微胀，舌苔仍薄白，脉弦。拟五苓散加味。

茯苓20g，猪苓10g，泽泻10g，官桂3g，炒白术10g，小茴6g，广木香6g，川楝子10g，延胡索10g。10剂，水煎服。

以收全功。

> **按** 此证少腹膀胱部胀甚，且小便黄热而频，苔薄黄，显系水湿与热邪蓄于膀胱。以金铃子散泻热止痛，五苓散化气利水以通淋，两方相合，正本而清源，收效甚捷。

【案二】

◇病例卡片◇

王某，男，74岁，湖南长沙市离休干部。门诊病例。

初诊（2005-06-12）：诉有慢性肾盂肾炎病史45年，尿频、尿急、尿涩及腰痛反复发作，且尿有热感，兼五心烦热，近十年出现阴茎疼痛。诊见舌红紫，苔薄黄腻，脉细数。

辨证：阴虚兼瘀。

治法：滋阴清热，化瘀通淋。

主方：知柏济生汤加味。

生地10g，丹皮10g，怀山药15g，茯苓10g，泽泻10g，山茱萸10g，知母10g，黄柏10g，车前子10g，川牛膝10g，琥珀（纱布包，同煎）8g。10剂，水煎服。

二诊（2005-07-03）：诉服上方后尿频、尿急、尿涩及阴茎疼痛、五心烦热显减。诊见舌红，苔薄黄腻，脉细略数。原方再进10剂。

1个月后患者前来告知，诸症完全控制，疗效明显。嘱以上方再进10剂。

按　《证治汇补·淋病》曰："淋有虚实，不可不辨。"患者年老病久，当属虚证，且伴腰痛、尿热、五心烦热、脉细数等症，故为肾阴虚内热；苔黄腻者，为膀胱湿热未清；出现阴茎疼痛者，乃因久病成瘀，尿道瘀阻，不通则痛。故以知柏地黄汤加牛膝、车前子、琥珀滋阴清热兼祛瘀止痛。知柏济生汤乃济生肾气丸变化而来，济生肾气丸原治肾阳虚之水肿、小便不利，吾反其道而行之，易桂附为知柏，治肾阴虚之水肿、小便不利，屡获奇效。

癃闭案

曹某，男，70岁，长沙市人。门诊病例。

初诊（2004-08-25）：诉3个月前出现小便不通畅，后发展为小便点滴难出，遂去某大医院就诊并住院，医院以导尿管为其排尿，方可小便。现症：患者身上仍插着导尿管，已经2个月未取，其尿量颇少，尿色黄，伴大便秘结，舌苔薄黄腻，脉细数。

辨证：湿热蕴结膀胱。

治法：清热利湿，通利小便。

主方：加味通关丸合河间倒换散。

黄柏15g，知母15g，肉桂粉（纱布包）3g，滑石30g，车前子30g，酒大黄6g，荆芥10g，川木通6g，冬葵子20g。10剂，水煎服。另：麝香4g，早、晚各冲服0.2g。

二诊（2004-09-05）：诉小便量已增多，并可自行解出，昨日已去导尿管，大便亦通，舌苔薄黄，脉细略数。拟原方加减再进10剂，以彻底治愈。

黄柏10g，知母10g，肉桂粉（纱布包）3g，滑石20g，车前子20g，酒大黄3g，荆芥10g，川木通6g，生甘草10g。10剂，水煎服。

按　《素问·标本病传论》云："膀胱病，小便闭。"癃闭是由于肾和膀胱气化失司而导致排尿困难，甚则小便闭塞不通为主症的一种病证。关于癃闭的病因，《诸病源候论》指出："小便不通，由膀胱与肾俱有热故也。"本案患者伴有尿色黄、舌苔薄黄腻、脉细数等一派膀胱湿热之象，说明此案是膀胱湿热阻滞导致的癃闭。故取治湿热癃闭的验方加味通关丸；并用刘河间治癃闭的倒换散，取"外窍开，水源凿"之意。如此两方合用，湿热除，腑气通，小便亦自通。

遗精、阳痿 案

【案一】

◇病例卡片◇

刘某，男，27岁，株洲人。门诊病例。

初诊（2004-08-07）： 诉近半年来滑精，觉全身疲乏无力。询其滑精半年不愈，疲乏，性功能下降，腰痛，舌苔薄白，尺脉滑大。

辨证： 肾气亏虚，精关不固。

治法： 补益肾精，固涩止遗。

主方： 秘精汤。

芡实30g，金樱子20g，煅龙骨30g，煅牡蛎30g，白莲子15g，五味子6g，知母10g，麦冬15g，怀山药30g，菟丝子20g，炒麦芽40g。15剂，水煎服。

二诊（2004-08-23）： 诉滑精已大减，精神转佳，腰痛亦缓，但性功能仍差，舌苔薄黄，脉细。拟原方加味再进15剂。

芡实20g，金樱子15g，煅龙骨30g，煅牡蛎30g，白莲子10g，五味子6g，知母10g，麦冬15g，怀山药20g，菟丝子20g，炒麦芽40g，仙茅15g，小海龙10g。15剂，水煎服。

> **按** 《素问·六节藏象论》云："肾者主蜇，封藏之本，精之处也。"《景岳全书·遗精》曰："因梦而出精者，谓之梦遗；不因梦而精自出者，谓之滑精……滑精者无非肾气不守而然。"又指出："治遗精之法……滑泄者，当固涩。"本案以秘精汤补肾涩精止遗，疗效甚佳。

【案二】

◇病例卡片◇

蒙某，男，39岁，长沙市人。门诊病例。

初诊（2004-12-03）：诉近1年来性功能下降，曾服用大量温肾壮阳药，亦曾外用促进性功能的药物，疗效均不显。经朋友介绍，前来就诊。诊见心烦，易怒，舌苔薄黄，脉弦细。

辨证：肝郁不舒。

治法：疏肝解郁。

主方：逍遥散。

当归10g，白芍10g，柴胡10g，茯苓15g，炒白术10g，甘草6g，炒麦芽20g，小海龙10g。15剂，水煎服。

二诊（2005-01-12）：诉性功能略有改善，心烦亦减，舌苔薄黄，脉弦细。拟原方加味再进15剂。

当归10g，白芍10g，柴胡10g，茯苓15g，炒白术10g，甘草6g，小海龙15g，仙茅20g，淫羊藿10g，巴戟天20g，蛇床子10g。15剂，水煎服。

三诊（2005-02-01）：诉性功能大有改善，余症皆不显，舌苔薄黄，脉弦细。拟原方丸料1剂，巩固疗效。

当归40g，白芍40g，柴胡40g，茯苓40g，炒白术40g，甘草20g，小海马80g，仙茅50g，淫羊藿50g，巴戟天50g，蛇床子50g。合碾细末蜜丸，如黄豆大，早、晚各服30粒。

> **按** 《素问·阴阳应象大论》云："肝生筋。"《杂病源流犀烛·前阴后阴源流》云："又有失志之人，抑郁伤肝，肝木不能疏达，亦致阴痿不起。"此阴痿即阳痿。阴器为宗筋之汇，若情志不遂，忧思郁怒，肝失疏泄调达，可致阳痿。本案心烦、易怒等皆属肝郁不舒之候，取逍遥散，使肝气调达，阳痿自愈。

【案三】

◇病例卡片◇

刘某，男，45岁，长沙市人。门诊病例。

初诊（2005-04-22）：诉阳痿，有遗精、滑精史。现症：疲乏，尿黄，舌苔薄黄腻，脉细。

辨证：精气虚衰。

治法：补精血，益肾气。

主方：四斤丸合参芪二仙丹。

菟丝子20g，肉苁蓉20g，熟地10g，杜仲10g，怀牛膝15g，炒鹿筋15g，西洋参片10g，黄芪20g，仙茅20g，淫羊藿15g，巴戟天20g，黄柏6g，小海龙15g。15剂，水煎服。

病愈。

> **按** 《景岳全书·阳痿》云："火衰者十居七八，火盛者仅有之耳。"此阳痿见疲乏，尿黄，舌苔薄黄腻，脉细，显为精亏气弱而兼相火内炽，故以四斤丸合参芪二仙丹少佐黄柏，标本兼顾也。

【案四】

◇病例卡片◇

　　王某，男，20岁。长沙市人。门诊病例。

　　初诊（2005-11-20）：诉阴茎短小，遇天冷则阴茎收缩，伴轻度阳痿。查阴茎较痿弱。现症：尿中有白浊，尿色黄，舌苔薄黄，脉细数。

　　辨证：下元虚寒，兼湿热下注。

　　治法：清利湿热，兼以温补下元。

　　主方：萆薢饮加黄柏、仙茅、炒鹿筋。

　　萆薢15g，石菖蒲10g，乌药10g，益智仁15g，黄柏6g，薏苡仁20g，仙茅15g，炒鹿筋15g，甘草10g。15剂，水煎服。

　　二诊（2005-12-17）：诉阴缩明显减轻，白浊略减，仍见阳痿，舌苔薄黄，脉细。拟原方再加小海龙合二仙丹。

　　萆薢15g，石菖蒲15g，黄柏6g，滑石15g，石韦10g，仙茅15g，淫羊藿10g，巴戟天15g，小海龙10g。15剂，水煎服。

　　三诊（2006-01-03）：诉尿中白浊全止，尿色转清，但仍有轻度阳痿，阴茎短小未见增长，舌苔薄白，脉细。改拟斑龙丸加减。

　　炒鹿筋15g，熟地10g，菟丝子15g，补骨脂15g，仙茅10g，淫羊藿10g，小海龙10g，鹿角胶15g，磨粉冲服。15剂，水煎服。

　　四诊（2006-01-20）：诉阳痿明显好转，遇天冷时亦无明显阴缩，尿色正常，自觉阴茎短小略有改观，舌脉如前。仍进上方，嘱再服30剂，以收全功。

　　按 肾为元阴元阳之本。阴茎萎缩，且天冷则阴缩，又兼阳痿，下元虚寒也；然尿色黄，舌苔薄黄，脉细数，下焦湿热也。药用杨氏萆薢分清饮，旨在清利湿热；后用加减斑龙丸，旨在温补下元。《内经》

云："谨察间甚，以意调之，间者并行，甚者独行。"此案便是运用的实例。

【案五】

◇病例卡片◇

徐某，男，39岁，长沙市人。门诊病例。

初诊（2006-04-21）：诉1年前因突受恐吓而阳痿。现症：疲乏，腰酸，尿黄，舌淡红，苔薄，脉细略数。

辨证：肝肾精气亏虚。

治法：补阴血，益精气。

主方：加味当归芍药散合二仙丹。

当归15g，白芍15g，蜈蚣（去头足）1只，甘草10g，仙茅20g，淫羊藿10g，巴戟天20g，黄柏6g，韭子15g，小海马10g，小海龙10g。20剂，水煎服。

二诊（2006-06-21）：诉阳痿显减，但射精无力，精神疲乏，舌淡红，苔薄，脉细。原方加减，以收全功。

当归15g，白芍15g，蜈蚣（去头足）1只，甘草10g，仙茅20g，仙灵脾10g，黄芪15g，巴戟天20g，韭子15g，小海马10g，小海龙10g。15剂，水煎服。

按 《灵枢·本神》云："恐惧而不解则伤精。"《景岳全书·阳痿》中谓："凡惊恐不释者，亦致阳痿。经曰恐伤肾，即此谓也。"此案阳痿由受恐吓而起，且症见神疲，舌淡，脉细，显为肾精虚损。又肝之经脉绕阴器，肝主筋，故治取加味当归芍药散养血补肝，二仙丹补肾填精，针对病因病证选方遣药，故药到病除。

不育案

◇病例卡片◇

　　王某，男，32岁，湖南益阳人。门诊病例。

　　初诊（2006-06-09）：诉婚后10年未育，腰酸，疲乏。经医院检查：精子成活率为10%。舌苔薄白，脉细。
　　辨证：肾阳虚弱。
　　治法：温肾壮阳，益精助育。
　　主方：赞育丹。
　　熟地15g，怀山药15g，山茱萸15g，枸杞子15g，当归10g，杜仲15g，巴戟天20g，仙茅15g，补骨脂15g，菟丝子15g，制黑附片6g，小海龙10g，西洋参片10g，黄芪20g。20剂，水煎服。

　　二诊（2006-06-30）：诉腰酸显减，精神转佳，舌苔薄白，脉细。拟原方再进20剂。

　　三诊（2006-07-22）：诉精神佳，腰酸除。查：精子成活率为60%。舌苔薄黄，脉细滑。拟原方再进20剂。
　　熟地15g，怀山药15g，山茱萸15g，枸杞子15g，当归10g，杜仲15g，巴戟天20g，仙茅15g，补骨脂15g，韭子10g，菟丝子15g，制黑附片6g，小海马10g。20剂，水煎服。

按 《素问·上古天真论》云："丈夫二八，肾气盛，天癸至，精气溢泄，阴阳和，故能有子。"《脉经》又云："男子脉微而涩为无子，精气清冷也。"本案患者不育，西医诊断为精子成活率低下，当属肾阳虚弱，精冷而薄，使女方无法受孕。取赞育丹温肾壮阳，益精助育，精子活动率增强，方能有子。

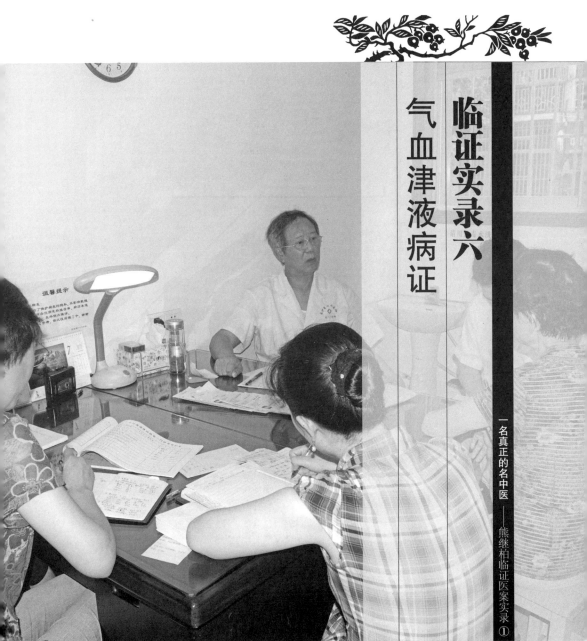

临证实录六
气血津液病证

一名真正的名中医——熊继柏临证医案实录①

一名真正的名中医
——熊继柏临证医案实录1

◎ 血证案

◎ 汗证案

◎ 消渴案

◎ 低热案

◎ 虚劳案

◎ 内燥案

◎ 脱发案

血证案

【案一】

◇病例卡片◇

　　刘某，女，57岁，长沙市人。门诊病例。

　　初诊（2005-12-11）：诉尿血6年不愈。尿常规示：隐血(+++)，白细胞(++)。膀胱镜检示：膀胱炎。现症：尿血，腰痛，小腹疼痛，伴便秘，咽红，舌苔薄黄腻，脉细数。

　　辨证：下焦湿热，损伤血络。

　　治法：清热泻火，凉血止血。

　　主方：小蓟饮子。

　　小蓟20g，藕节15g，蒲黄炭15g，川木通6g，滑石10g，生地30g，栀子炭15g，竹叶10g，生甘草10g，白茅根30g，玄参30g，生大黄8g。10剂，水煎服。

　　二诊（2005-12-28）：诉服1剂后血尿更重，口苦，尿黄，因而停药未服。考虑因火毒太重所致，嘱其加服下药：黄柏10g，黄芩15g，车前子15g。配入上次药中煎服。

　　三诊（2006-01-18）：诉尿血显减，便秘、腰痛稍缓，伴口疮，舌苔薄黄，脉数。拟小蓟饮子加味再进10剂。

小蓟20g，藕节15g，蒲黄炭15g，川木通6g，滑石10g，生地30g，栀子炭15g，竹叶10g，生甘草10g，白茅根30g，生大黄3g，黄芩15g，川牛膝10g。10剂，水煎服。

四诊（2006-01-30）：诉尿血大减。尿常规示：隐血阴性，亦无白细胞，余症不显。舌苔薄黄，脉细。拟原方再进15剂。

小蓟20g，藕节15g，蒲黄炭15g，川木通6g，滑石10g，生地30g，栀子炭15g，竹叶10g，生甘草10g，白茅根30g，黄芩10g。15剂，水煎服。

> **按** 《太平圣惠方·治尿血诸方》云："夫尿血者，是膀胱有客热，血渗于脬故也。血得热而妄行，故因热流散，渗于脬内而尿血也。"指出尿血病因乃膀胱有热也。取《济生方》之小蓟饮子，一清热泻火，二凉血止血。膀胱火热得以祛除，则尿血自止。

【案二】

◇病例卡片◇

李某，男，45岁，长沙市人。门诊病例。

初诊（2006-04-05）：患溶血性贫血已数月，经西药治疗未效。现时有尿血，伴齿衄，颜面苍黄不华，神疲乏力，头晕目眩，腰膝酸软，夜寐不谧，纳少，舌淡红，苔薄白，脉细弱。

辨证：脾肾两亏。

治法：健脾补肾，益气养血。

主方：黑归脾汤合二至丸。

女贞15g，旱莲草20g，西参片10g，丹参15g，当归首10g，炙黄芪20g，熟地15g，桂圆肉10g，炒白术10g，茯神10g，广木香5g，炙甘草10g，炒枣仁20g，炙远志10g，何首乌片15g。10剂，水煎服。

二诊（2006-04-20）：服上药10剂后，患者精神明显好转，面色淡黄，尿血已止，小便黄，仍寐欠安，纳少，舌淡红，苔薄白，脉细。效不更方，续以前方加减治之。

西参片10g，丹参15g，当归首10g，炙黄芪20g，熟地15g，桂圆肉10g，炒白术10g，茯神10g，广木香5g，炙甘草10g，炒枣仁20g，炙远志10g，何首乌片15g。10剂，水煎服。

三诊（2006-05-09）：现病情稳定，能参加体力劳动，续服上药，调至8月底而愈。

> **按** 本例患者为脾肾亏虚，统摄失职，故见尿血，齿衄；营卫生化乏源，故颜面苍黄不华，神疲乏力。治疗一予归脾汤，健脾养血，取脾"主裹血"，脾胃为"后天之本"之义；合以二至丸、熟地等，益肾阴而填髓补精，"精血同源"，而使精化为血。

汗证 案

【案一】

◇病例卡片◇
　　王某，男，25岁，湖南益阳市某中学教师。门诊病例。

　　初诊（2005-09-04）：诉手足心汗多已10余年，手汗尤甚，遇精神紧张则手掌中汗出多如水洗，患者深为苦恼，兼见夜寐欠安。诊见舌淡红，苔薄白，脉细。

　　辨证：心阳虚。

　　治法：养心通阳敛汗。

　　主方：桂枝龙牡汤加减。

　　黄芪30g，桂枝3g，白芍10g，炙甘草10g，煅龙骨40g，煅牡蛎40g，炒龟板30g，炒枣仁30g，浮小麦30g。10剂，水煎服。

　　二诊（2005-09-15）：诉服上方后，手足心汗出悉减，舌淡红，苔薄白，脉细。继服原方20剂而愈。

　　按 手足心为手厥阴、手少阴、足少阴经所过之处，与心、肾相关。患者以手足心汗多，尤以手心汗多，且夜寐不安，每遇精神紧张则汗出加重为主症，为心气不足所致。《难经》云："损其心者，调其营卫。"方用《金匮要略》桂枝加龙骨牡蛎汤。桂枝汤调阴阳和营卫，龙骨牡蛎敛汗潜阳，更加黄芪补气，炒龟板滋阴潜阳，浮小麦养心止汗，枣仁养心安神而敛汗，使心阳和而汗止神安。

【案二】

◇病例卡片◇

柳某，女，63岁，株洲市人。门诊病例。

初诊（2005-10-06）：诉自汗，恶风，疲乏，食少，腹泻时作，病已1年不愈。诊见舌苔薄白，脉细。

辨证： 气虚不固。

治法： 补脾肺之气，固表止汗。

主方： 玉屏风散合六君子汤。

党参15g，黄芪30g，炒白术10g，茯苓15g，陈皮10g，法半夏10g，防风5g，炙甘草8g。15剂，水煎服。

二诊（2005-10-21）：诉诸症悉减。近日头晕，颈胀，纳少，口中微苦，舌苔薄黄，脉细。X线检查：颈根变窄、脑萎。拟玉屏风散合香砂六君子加天麻、葛根，以收全功。

西参片10g，黄芪20g，炒白术10g，黄芩10g，陈皮10g，法半夏10g，茯苓15g，广木香6g，砂仁10g，防风5g，野天麻20g，葛根20g，甘草6g。15剂，水煎服。

> **按** 此证汗出而恶风，食少，疲乏，大便溏泻时作，苔薄白，脉细，显为肺脾气虚自汗。以六君子汤合玉屏风散大补脾肺之气，实为培土生金之法。

【案三】

◇病例卡片◇

冷某，男，15岁，长沙市人。门诊病例。

初诊（2006-10-06）：诉3个月前因患克隆氏肠瘤而行手术切除。近段时间以来，严重自汗，常感腹胀，食少，便溏，大便无规律，每天1～3次，体疲乏力。诊见腹软，未扪及肿块，有压痛。患者自汗而不盗汗，遇热则自汗益甚。伴手足心热，口干口苦，喜冷饮，舌红，苔黄，脉细数。

辨证： 虚热自汗。

治法： 滋阴清热止汗。

主方： 当归六黄汤合龙牡散。

黄芪30g，煅龙骨30g，煅牡蛎30g，生地10g，熟地10g，当归6g，黄连4g，黄柏6g，黄芩6g，厚朴10g，砂仁10g，广木香6g。10剂，水煎服。

二诊（2006-10-18）： 自汗减轻，但胃中又胀，餐后尤显，大便时干时稀，每日1次。诊见舌红，苔薄黄，脉细而数。仍用上方加减再进10剂。

黄芪20g，生地10g，熟地10g，当归10g，黄连3g，黄芩6g，黄柏6g，煅龙骨20g，煅牡蛎20g，厚朴10g，陈皮10g，砂仁10g，广木香6g，神曲10g，山楂10g，鸡内金15g。10剂，水煎服。

病愈。

> **按** 自汗体倦，食少便溏，本是气虚，然患者手足心热，口干口苦，舌红苔黄，脉细数，显为阴虚热扰之候，故不用健脾益气之方，而用当归六黄汤泻火益气滋阴；加厚朴、广木香、砂仁行气醒脾；加龙骨、牡蛎收敛止汗，则诸症皆除。

【案四】

◇病例卡片◇

周某，男，34岁，长沙市人。门诊病例。

初诊（2006-10-10）： 诉自汗，脱发，伴疲乏1年。患者1年前开始出现间断自汗，劳累后加重，每天头发脱落数十余根，头部油脂较多，伴疲乏无力，舌红，苔薄白，脉细。

辨证：气虚自汗兼油风。

治法：益气止汗，养血生发。

主方：神应丹、苓泽饮合参芪龙牡散。

西参片10g，黄芪20g，煅龙骨20g，煅牡蛎20g，茯苓30g，泽泻15g，当归10g，白芍10g，川芎6g，熟地10g，野天麻15g，菟丝子20g，羌活10g，木瓜10g，甘草6g。15剂，水煎服。

二诊（2006-10-30）：诉疲乏，双下肢乏力，自汗已缓，头发仍在脱落，兼腰酸、腰痛，舌红少苔，脉细。改拟人参固本丸合黄芪龙牡散加味。

西参片15g，生地15g，熟地15g，麦冬30g，天冬15g，黄芪30g，煅龙骨30g，煅牡蛎30g，茯苓15g。15剂，水煎服。

三诊（2006-11-20）：自汗已止，脱发已止，精神转佳，诸症逐减，舌苔薄白，脉细。再拟上方10剂善后。

> **按** 气虚自汗，黄芪龙牡散可益气敛汗。脱发兼头部渗油脂，属油风，用神应丹合苓泽饮亦符方证。然服药后见舌红苔少，当是气阴两虚，故改原方易撤而用人参固本丸。可见，临证之际当随机应变，不可拘泥。

【案五】

◇病例卡片◇

赵某，女，50岁，长沙市人。门诊病例。

初诊（2007-02-04）：诉恶寒，畏冷，自汗，十余年不愈。曾在省内外多家大医院治疗，疗效均不佳。病人十分痛苦，尤其是冬天，更是难熬。经某医院医生介绍，前来就诊。诊询患者恶寒，畏冷，以背部尤甚。胸闷不舒，阵阵自汗，口淡不渴，神疲，舌苔白滑，脉细。

辨证：阳虚寒饮。

治法：温阳化饮，益气止汗。

主方：苓桂术甘汤合黄芪龙牡散。

茯苓30g，桂枝8g，炒白术10g，白芍10g，炙甘草10g，大枣6g，煅龙骨20g，煅牡蛎20g，黄芪20g。7剂，水煎服。

二诊（2007-02-12）：诉恶寒稍减，畏冷亦减，自汗大减，精神转佳，舌苔薄白，脉细。原方再进10剂。

茯苓30g，桂枝5g，炒白术10g，白芍10g，炙甘草10g，大枣6g，煅龙骨20g，煅牡蛎20g。10剂，水煎服。

三诊（2007-02-24）：诉精神佳，恶寒、畏冷感已不明显，自汗止，舌苔薄白，脉细。原方再进15剂，以善后收功。

按 本案患者恶寒，畏冷，自汗，其病已十余年不愈，而见舌苔白滑，胸闷，口淡不渴，且背冷尤显，是为阳虚饮停之证。《金匮要略》云："病痰饮者，当以温药和之。"又云："心下有留饮，其人背寒冷。"故以苓桂术甘汤温阳化饮，合黄芪龙牡散益气止汗，如此兼治，使多年沉疴获愈。

【案六】

◇病例卡片◇

　　邓某，男，45岁。长沙市人。门诊病例。

初诊（2006-04-28）：诉患无汗症1年。不论天热或在剧烈活动、劳累之时，一身总不出汗，而面部有潮热感，全身酸胀，心中闷热，甚则胀痛，口苦，舌苔薄黄，脉细缓。

辨证：湿热遏表。

治法：清热利湿疏表。

主方: 香薷散合鸡苏散。

香薷10g，扁豆10g，厚朴10g，滑石30g，甘草6g，薄荷10g，荆芥10g。10剂，水煎服。

服完遂愈。

按 《内经》云："阳加于阴谓之汗。"此案患者面发潮热，心中闷热，一身酸胀，口苦苔黄，脉兼缓象，显为湿热郁遏卫阳。鸡苏散专于清热利湿，更以香薷饮加荆芥之辛温通阳开腠，方证相符，故获佳效。

【案七】

◇病例卡片◇
曾某，女，52岁，湘潭某大学职工。门诊病例。

初诊（2004-05-23）：诉1月份曾患感冒，而后出现恶寒，全身无汗，剧烈运动后亦无汗。诊见全身起栗，皮肤凉，不喜冷饮，舌苔薄白，脉滑。

辨证：风寒束表。

治法：疏风散寒，发汗解表。

主方：麻桂各半汤。

麻黄4g，桂枝3g，杏仁10g，炙甘草10g，白芍10g，生姜3片，大枣10g，滑石30g。7剂，水煎服。

二诊（2004-05-30）：诉服药后头部已开始出汗，恶寒亦减，皮肤仍起栗，伴疲乏，身痒，舌苔薄白，脉细。药已取效，拟麻黄汤去桂枝合鸡苏散加味再进10剂。

麻黄5g，杏仁10g，甘草10g，滑石30g，薄荷10g，蝉蜕15g，防风10g，刺蒺藜15g。10剂，水煎服。

三诊（2004-06-09）：诉头部、手部已出汗，皮肤起栗与身痒皆显减，精神转佳，但近日少寐，舌苔薄白，脉细。拟原方加枣仁再进15剂。

麻黄5g，杏仁10g，甘草10g，滑石30g，薄荷10g，蝉蜕10g，防风10g，炒枣仁20g。15剂，水煎服。

1个月后电话询问，得知该患者病已痊愈。时值夏令时节，嘱其避免进入空调房，以防复感。

> **按** 《素问·阴阳应象大论》云："在体为皮毛，在脏为肺。"该患者因寒冬时节感受风寒之邪，外邪未尽，羁留肺气，而使皮肤腠理闭塞，导致全身无汗，且皮肤起栗。本案以麻桂各半汤疏风散寒，发汗解表，其效应验。又因当时属夏令时节，故合用鸡苏散疏风解暑以加强发汗之功。此案的治愈，充分显示了中医灵活辨治的优势。

消渴案

【案一】

◇病例卡片◇

　　陈某，女，66岁，长沙市人。门诊病例。

　　初诊（2004-07-06）：诉患糖尿病十余年不愈，曾服二甲双胍、消渴丸等药，血糖均未得到有效控制。诊见气短，自汗，口渴，乏力，小便多，伴腰酸痛，颈胀，双下肢麻木，面色淡黄，舌苔薄白，脉细略数。

　　辨证：气阴亏虚。

　　治法：益气滋阴。

　　主方：生脉散、地黄汤合玉屏风散。

　　西洋参片10g，麦冬40g，五味子6g，熟地15g，怀山药30g，山茱萸10g，丹皮10g，茯苓10g，泽泻10g，黄芪20g，炒白术10g，防风6g，葛根30g，花粉20g。10剂，水煎服。

　　二诊（2004-07-18）：诉疲乏、自汗已减，口渴亦减，小便次数减少，颈胀已愈，面色淡黄，舌淡，脉细。拟生脉散、地黄汤再进10剂。

　　西洋参片10g，麦冬30g，五味子6g，熟地15g，怀山药30g，山茱萸10g，丹皮10g，茯苓10g，泽泻10g，黄芪20g。10剂，水煎服。

　　三诊（2004-07-30）：诉疲乏、口渴均大减，小便次数已减少，面色转佳，舌红，苔薄黄，脉细。拟原方再进15剂。

四诊（2004-08-18）：诉疲乏、口渴、尿频均显减，舌红，苔薄黄，脉细。拟生脉散、地黄汤制成丸剂，以巩固疗效。

西洋参片60g，麦冬60g，五味子30g，熟地60g，怀山药60g，山茱萸60g，丹皮50g，茯苓50g，泽泻40g，黄芪60g。1剂，水泛为丸，如绿豆大，每次服3～4g，每日吞服2～3次。

> **按** 消渴的基本病机是阴虚为本，燥热为标，故清热润燥、养阴生津为本病的治疗大法。本案患者表现一派气虚之候，故以益气养阴为治。《医学心悟·三消》云："三消之症，皆燥热结聚也……治下消者，宜滋其肾，兼补其肺，地黄汤、生脉散并主之。"本案即是实例。

【案二】

◇病例卡片◇
　　周某，男，39岁，常德市人。门诊病例。

初诊（2004-11-17）：患者宿患消渴，近半年来出现尿频、尿急，每次尿量多，色黄，口干欲饮，腰膝酸软，五心烦热，身体消瘦，舌苔薄黄，脉细数。

辨证： 肾阴亏虚。

治法： 滋阴补肾，固涩止淋。

主方： 左归饮合桑螵蛸散加减。

熟地12g，怀山药20g，山茱萸20g，杜仲15g，当归10g，枸杞子15g，炒龟板30g，菟丝子30g，覆盆子30g，桑螵蛸30g，益智仁20g，黄柏5g，金樱子20g。10剂，水煎服。

二诊（2004-12-01）：诸症悉减，尿频、尿急明显减轻，舌苔薄黄，脉细。药已对证，守前方再进30剂，以巩固疗效。

熟地15g，怀山药30g，炒龟板30g，山茱萸20g，枸杞子20g，桑螵蛸30g，益智仁20g，菟丝子30g，覆盆子20g，金樱子20g，五味子6g。30剂，水煎服。

> **按** 消渴病属阴虚燥热，其病变脏腑主要在肺、胃、肾，此消渴患者尿频、尿急征象明显，兼症及脉象均显示肾阴亏虚，故以左归饮滋补肾阴治本，加减桑螵蛸散固涩止淋治标，因证选方，故获良效。

【案三】

◇病例卡片◇

李某，男，55岁，长沙市某单位汽车司机。门诊病例。

初诊（2007-07-10）：诉近半年来身体逐渐明显消瘦，精神疲乏，遂去省级医院检查，发现血糖过高，确诊为糖尿病。诊见形瘦，疲乏，气短，口渴多饮，小便略多而黄，手足心热，舌红，苔薄少而黄，脉细数。

辨证：阴虚肺热。

治法：益气滋阴清热。

主方：二冬汤。

西洋参片10g，麦冬30g，天冬15g，花粉15g，黄芩10g，知母10g，五味子5g，甘草6g。10剂，水煎服。

二诊（2007-07-20）：服药后精神转佳，口渴减轻，但手足心热较显，舌红苔少而黄，脉细数。拟原方加地骨皮10g，再进15剂。

三诊（2007-08-15）：诉服药后诸症渐平，取效明显，于是自将原方多服10剂。察其舌红，苔薄黄，脉细略数，再以原方治之。

西洋参片10g，麦冬30g，天冬15g，花粉15g，知母10g，黄芩6g，生地10g，地骨皮10g，甘草6g。30剂，水煎服。

四诊（2007-09-20）：诉诸症已愈，并去医院检查2次，血糖、尿糖均趋正常，不仅精神转佳，且形体消瘦已明显改善，舌脉亦已正常。嘱服消渴丸善后。

按 中医辨治消渴，当分上、中、下三消，上消病在肺，中消病在胃，下消病在肾。此案患者以烦渴多饮、疲乏气短为主要表现，故以上消论治。

低热案

◇病例卡片◇

聂某，女，16岁，湖南长沙市某中学学生。门诊病例。

初诊（2005-07-13）：诉从2005年6月4日感冒后开始发热，至今月余不愈，每日午后发热，入夜不减，天明方退，每日最高达38.5℃左右，兼咳嗽，微烦。诊见舌苔薄黄，脉细数。

辨证：阴虚发热。

治法：滋阴清热。

主方：清骨散加减。

银柴胡10g，胡黄连5g，秦艽10g，炒鳖甲30g，地骨皮10g，青蒿10g，知母10g，杏仁10g，川贝8g，甘草6g。5剂，水煎服。

再诊告曰，服上方至第4剂，低热痊愈。

> **按** 此患者之发热出现在感冒之后，乃余热未尽，热伤营阴。其午后发热，夜热早凉，热势不高，亦符合阴虚发热之特点，故以清骨散滋阴清热而获速效。

虚劳案

【案一】

◇病例卡片◇

李某，女，16岁，长沙市某中学学生。门诊病例。

初诊（2004-07-21）：诉2个月前患感冒，愈后近几日出现低热，全身无力，口渴等症。诊见疲乏，低热，口渴，呕逆，手足心烦热，舌苔薄黄，脉细。

辨证：暑病余热未清，气津两伤。

治法：清热生津，益气和胃。

主方：竹叶石膏汤加味。

西洋参片10g，竹叶10g，生石膏20g，麦冬20g，法半夏8g，甘草6g，知母15g，地骨皮15g。5剂，水煎服。

二诊（2004-07-27）：诉低热已显减，口不渴，精神转佳，呕逆愈，手足心烦热亦减，舌苔薄黄，脉细。拟原方再进5剂。

西洋参片10g，竹叶10g，生石膏20g，麦冬20g，甘草6g，知母15g，地骨皮20g。5剂，水煎服。

> **按** 《伤寒论》云："伤寒解后，虚羸少气，气逆欲呕，竹叶石膏汤主之。"此案系暑热之季感冒后，余热未清，显属竹叶石膏汤证。可见，应用古人之方，只要证候与之相符，神效。

【案二】

初诊（2004-09-29）：诉常觉疲倦，稍事劳累则更甚。诊见精神疲乏，小便黄而频，经医院查白细胞指数降低，血小板低下，牙龈出血，舌苔薄黄，脉细。

辨证：气虚。

治法：补中益气。

主方：补中益气汤合二至丸。

西洋参片10g，黄芪30g，炒白术10g，陈皮10g，升麻3g，柴胡10g，当归身10g，炙甘草10g，女贞子15g，旱莲草15g，藕节15g。10剂，水煎服。

二诊（2004-10-17）：诉疲乏稍减，牙龈出血止，舌苔薄黄，脉细。拟上方再进10剂治之。

三诊（2004-11-03）：诉精神转佳，小便黄亦减，查白细胞与血小板指数均有升高，舌苔薄黄，脉细。拟补中益气汤加味再进15剂。

西洋参片10g，黄芪30g，炒白术10g，陈皮10g，升麻4g，柴胡10g，当归10g，炙甘草10g，黄柏5g。15剂，水煎服。

按 《素问·至真要大论》云："损者益之"，"劳者温之"。本案属典型的气虚证，故以李东垣之补中益气汤补气升提。由于患者兼见齿衄，舌苔薄黄，又为阴虚热扰之象，故再合二至丸治之。

【案三】

◇病例卡片◇

许某，男，16岁，怀化人。门诊病例。

初诊（2005-12-18）：患再生障碍性贫血2年余，且血小板减少。诊见面色淡白无华，头晕，心悸，疲乏无力，口干，口腔里起黑疱，刷牙时齿龈极易出血，舌淡，苔薄白，脉细数。

辨证：气阴两亏，重症血虚。

治法：益气养阴补血。

主方：黑归脾汤合二至丸加减。

西洋参片10g，黄芪30g，炒白术10g，生地20g，当归身10g，炙甘草10g，炒枣仁20g，炙远志10g，茯神15g，广木香5g，桂圆肉10g，女贞子10g，旱莲草15g，丹参15g，白茅根20g，侧柏炭15g。30剂，水煎服。

二诊（2006-01-17）：服上药30剂后，患者精神有所好转，齿衄已止，面色淡黄，仍乏力，食少，舌淡红，苔薄白，脉细。效不更方，续以前方加减治之。

西洋参片10g，生地15g，熟地10g，黄芪20g，炒白术10g，当归首10g，炙甘草8g，炒枣仁15g，茯神10g，炙远志10g，广木香5g，桂圆肉10g，丹参15g，阿胶珠15g，女贞子15g，旱莲草15g。20剂，水煎服。

三诊（2006-02-08）：精神、面色均已转佳，齿衄全止，食纳已增，舌红，苔薄白，脉细。嘱以原方再进20剂，以收全功。

按 《内经》云："中焦受气取汁，变化而赤是谓血。"又有肝肾同源，精血同源，此案治疗恒以黑归脾汤培补中焦，以补后天之本，二至丸益肝肾精血即是此意。

内燥 案

【案一】

◇病例卡片◇

　　孔某，女，46岁，长沙市人。门诊病例。

　　初诊（2004-08-22）：诉常觉眼睛干涩，口中唾液分泌量少，咽部也觉干燥，阴道分泌物少，阴部干涩，同房时阴部涩痛，大便干结。病及数月，多方求治。西医诊断为干燥综合症，用药后无明显改善。诊见唇干，口中少津，舌淡红，舌面粗糙，苔薄黄，脉细数。

　　辨证：阴虚内燥。

　　治法：滋阴清热。

　　主方：增液汤合大补阴丸加火麻仁。

　　玄参20g，生地20g，麦冬30g，熟地20g，炒龟板30g，知母15g，黄柏10g，火麻仁15g。15剂，水煎服。

　　二诊（2004-10-06）：诉眼睛、口咽及阴部干涩症状已明显减轻。诊见舌红，苔薄黄，脉细。此时虚火已消，着力增液养阴。拟增液汤合二甲复脉汤。

　　玄参20g，生地20g，麦冬30g，熟地20g，白芍10g，黑芝麻15g，炒龟板30g，炒鳖甲20g，枸杞子30g，炙甘草10g，阿胶（烊化）15g。15剂，水煎服。

三诊（2004-10-20）：诉诸症明显减轻，希望能根治。诊见舌红，苔薄白，脉细。遂予上方再进15剂，病愈。

> **按** 中医认为，阴虚津亏则生内燥。此证患者口、咽、眼及阴部干涩，乃阴虚津少不能濡润机体所致。大便干结乃"无水则舟不行"，脉象细数为阴虚内热之象。故初用增液汤合大补阴丸，滋阴津，泻虚火；待其虚火消除之后，改用二甲复脉汤滋补真阴，真阴复则津液生而燥乃愈。

【案二】

◇病例卡片◇

符某，女，51岁，长沙市人。门诊病例。

初诊（2004-09-03）：诉两年前开始觉眼中干涩，近半年来愈发严重，并偶尔有面部痉挛。诊见目中干涩，微痒，左面部时作痉挛，夜卧时小腿部亦感痉挛，大便稍秘，舌红少苔，脉细数。

辨证：肝经阴血亏虚。

治法：补肝血，滋肝阴。

主方：补肝汤加味。

生地20g，白芍15g，当归10g，川芎8g，炒枣仁15g，麦冬20g，木瓜15g，甘草6g，钩藤20g，僵蚕20g，全蝎6g，刺蒺藜20g，丹皮10g。10剂，水煎服。另：羚羊角片30g，碾末装胶囊30个，每日吞服3个。

二诊（2004-09-14）：诉目中干涩显减，面挛亦减，但近日腹胀，舌苔薄黄，脉细。拟原方加厚朴、广木香、砂仁再进10剂。

生地20g，白芍20g，当归10g，川芎8g，炒枣仁15g，麦冬20g，木瓜15g，甘草6g，钩藤20g，僵蚕20g，全蝎6g，厚朴15g，广木香6g，砂仁10g。10剂，水煎服。另：羚羊角片30g，碾末装胶囊吞服。

三诊（2004-09-25）：诉诸症皆大减，目中偶感干涩，面挛及小腿痉挛已愈，腹胀亦除，大便正常，舌苔薄黄，脉细。拟原方去厚朴、广木香、砂仁再进10剂。

> **按** 《素问·阴阳应象大论》云："在藏为肝……肝生筋……肝主目。"本案患者表现出目中干涩、大便秘、舌红少苔、脉细数等一派阴虚之象，并兼面挛、小腿痉挛，显为肝之阴血亏虚而目失养、筋失柔，故以补肝汤治之，方药对证，其病自除。

【案三】

◇病例卡片◇

　王某，女，66岁，益阳市人。门诊病例。

初诊（2004-09-08）：诉近两个月来觉口干，阴部干燥，身上皮肤亦干燥，伴手足心热，舌红苔少而薄黄，脉细数。

辨证：阴虚燥热。

治法：养阴润燥。

主方：增液汤合二甲复脉汤。

玄参20g，生地15g，麦冬30g，炙甘草10g，熟地20g，黑芝麻15g，白芍10g，阿胶（烊化冲服）15g，炒龟板30g，炒鳖甲20g。10剂，水煎服。

二诊（2004-09-22）：诸症稍缓，仍舌红，苔薄少，脉细。原方再进15剂。

三诊（2004-10-10）：诉孔窍干涩已显减，皮肤干燥亦减，舌苔薄黄，脉细。原方加味再进10剂。

玄参15g，生地15g，麦冬20g，炙甘草10g，熟地15g，黑芝麻15g，白芍10g，阿胶（烊化冲服）15g，炒龟板20g，炒鳖甲15g，枸杞子15g。10剂，水煎服。

四诊（2004-10-26）：诉口干、阴干、皮肤干燥均大减，舌苔薄黄，脉细。原方再进15剂，善后收功。

> **按** 刘河间在论《内经》病机十九条时加入论燥一条："诸涩枯涸，干劲皴揭，皆属于燥。"《素问·阴阳应象大论》云："燥胜则干。"而以"燥者濡之"之法治疗，用增液汤养阴润燥，并合二甲复脉汤育阴潜阳，则干燥得滋润而愈。

【案四】

◇病例卡片◇

刘某，男，63岁，长沙市人。门诊病例。

初诊（2005-12-06）：诉夜卧口干，但不欲饮水，半年不愈。询其伴有手足心热、腰膝酸软等症，并见面部明显紫暗，舌红，苔薄黄，舌底紫筋明显，脉沉细而数。

辨证：肾阴虚夹血瘀。

治法：滋补肾阴，兼以祛瘀。

主方：知柏地黄丸加味。

熟地15g，怀山药15g，山茱萸15g，丹皮10g，茯苓10g，泽泻6g，知母10g，黄柏10g，玄参20g，麦冬30g，桃仁10g，西红花2g。10剂，水煎服。

二诊（2005-12-18）：诉夜卧口干显减，面色紫暗亦减，舌红，苔薄黄，舌底紫筋不甚明显，脉细。拟原方再进15剂。

熟地15g，怀山药15g，山茱萸15g，丹皮10g，茯苓10g，泽泻6g，知母10g，黄柏10g，玄参15g，麦冬20g，桃仁10g，红花3g。15剂，水煎服。

> **按** 《内经》云："年四十而阴气自半，起居衰矣。"又云："嗌干、口中热如胶，取足少阴。"本案患者咽干夜甚，并具有阴虚的证候，故首辨为肾阴虚。然患者口干而不欲饮水，面色紫暗，当属血瘀，

《金匮要略》曾指出"但欲漱水不欲嚥"为瘀血证的特点之一。故本案之治，取知柏地黄汤加玄参、麦冬、桃仁、红花，滋肾养阴，兼祛瘀血，症自平矣。

熟地 15克　　淮山药 15克　　山萸萸 15克

丹皮 10克　　茯苓 10克　　泽泻 6克

知母 10克　　黄柏 10克　　玄参 15克

麦冬 10克　　桃仁 10克　　红花 3克

15剂　水煎服

赵德柏

脱发 案

◇病例卡片◇

　　周某，男，22岁，长沙市人。门诊病例。

　　初诊（2006-12-01）：患者3个月前开始出现头部脱发，以两侧头部及前额部明显，头发日见稀少，诉头部渗油脂，伴有严重失眠，食纳较差，舌红，苔黄腻，脉滑。

　　辨证：痰热内蕴。

　　治法：清热化痰，镇静安神。

　　主方：枣仁汤合黄连温胆汤。

　　炒枣仁30g，知母10g，川芎10g，茯神15g，甘草6g，黄连3g，陈皮10g，法半夏10g，枳实10g，竹茹10g，煅龙齿30g，炒龟板30g，珍珠母30g。10剂，水煎服。

　　二诊（2006-12-12）：诉失眠有明显好转，但脱发严重，并明显出现头部渗油，舌红，苔薄黄腻，脉滑。改用神应丹合苓泽饮，以治脱发。

　　茯苓30g，泽泻15g，当归10g，白芍10g，川芎6g，熟地10g，野天麻15g，菟丝子20g，羌活10g，木瓜10g，甘草6g。15剂，水煎服。

　　三诊（2006-12-30）：诉脱发基本控制，近日又复失眠，难以入睡，易惊，口苦，舌红，苔薄黄腻，脉滑。复拟枣仁汤、温胆汤合枕中丹。

　　炒枣仁30g，知母10g，川芎10g，甘草6g，炒龟板20g，石菖蒲10g，炙远志10g，柏子仁15g，黄连4g，珍珠母20g，陈皮10g，法半夏10g，茯神15g，枳实10g，竹茹10g，煅龙齿30g。10剂，水煎服。

四诊（2007-01-10）：睡眠有明显改善，要求继续服药。舌红，苔薄，脉滑。按上方加减治之。

炒枣仁30g，知母10g，川芎10g，甘草6g，炒龟板20g，石菖蒲10g，炙远志10g，柏子仁15g，黄连4g，茯神20g，陈皮10g，法半夏10g，竹茹10g，煅龙齿30g。10剂，水煎服。

五诊（2007-01-20）：患者已无不适，为根治脱发，再拟神应丹合苓泽饮。

茯苓30g，泽泻15g，当归10g，白芍10g，川芎6g，熟地10g，野天麻15g，菟丝子20g，羌活10g，木瓜10g，甘草6g。15剂，水煎服。

> **按** 年轻患者出现脱发，头部渗油，病名曰油风，多为湿夹风邪伤血所致。而此案不仅脱发，更兼严重失眠。其证颇杂，治疗上根据具体情况灵活运用。先用黄连温胆汤清痰热，用枣仁汤养肝安神，再用神应丹合苓泽饮治疗脱发，辨证选方有序，针对性强，故诸症皆愈。

临证实录七

经络、肢体病证

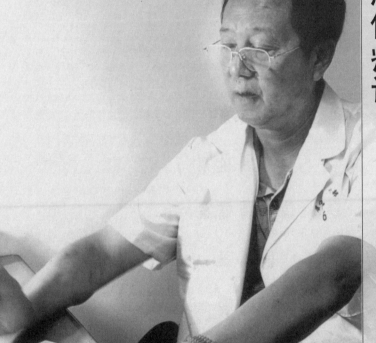

一名真正的名中医——熊继柏临证医案实录①

头痛案

【案一】

◇病例卡片◇

聂某，女，36岁，长沙人，农民。门诊病例。

初诊（2004-07-18）：诉反复右侧头面部疼痛2年，加重3天。患者近2年来常发生右侧头面部疼痛，痛如锥刺，昼轻夜重，时作时止，平日心烦易怒，无头部外伤史。西医诊断为"三叉神经痛"。此次又因情志刺激（大怒）后发病，伴口干口苦，大便秘结。诊见舌红，苔薄黄，脉细弦。

辨证：肝阳上亢。

治疗：镇肝息风，潜阳止痛。

主方：镇肝息风汤加减。

代赭石15g，炒龟板20g，玄参10g，天冬10g，川牛膝15g，白芍30g，生龙骨20g，生牡蛎20g，钩藤20g，酒大黄3g，甘草10g。10剂，水煎服。

另：羚羊角片20g，研末装胶囊40个，每天早、晚各服2个。

二诊（2004-07-29）：服上方后诸症悉减，舌红，苔薄黄，脉细弦。考虑患者病已2年，久病入络，拟上方加入僵蚕20g、全蝎6g，以息风通络。再进15剂而病愈，半年后随访，未再发作。

按 此案之头痛以情志刺激发病，以心烦易怒、口苦苔黄为特点，为肝胆火旺，肝阳上亢之象；其口干便秘，脉弦而细，是肝肾阴虚之征，故选镇肝息风汤为主方。

【案二】

◇病例卡片◇

李某，女，21岁，湖南某高校学生。门诊病例。

初诊（2004-09-03）：右侧偏头痛3年有余，发作时兼目赤如火，灼而痛甚，痛不能食，伴胸闷而不舒，大便坚结，舌苔薄黄腻，脉弦滑。

辨证：风火夹痰。

治法：清热泻火，息风祛痰。

主方：散偏汤合天麻止痉散加黄芩、大黄。

黄芩10g，酒大黄5g，川芎20g，白芷20g，白芍10g，香附10g，柴胡10g，白芥子10g，法半夏10g，野天麻10g，僵蚕20g，甘草6g，全蝎6g。7剂，水煎服。

二诊（2004-09-11）：诉服上药后，头痛显减，大便始通，胸闷得舒，舌淡红，苔黄，脉弦。续进上方，巩固疗效。

黄芩10g，酒大黄3g，川芎20g，白芷20g，白芍10g，香附10g，柴胡10g，白芥子10g，法半夏10g，野天麻10g，僵蚕20g，甘草6g，全蝎6g。10剂，水煎服。

> **按** 偏头痛一证，多为肝风夹痰上扰清阳为患，而此证有明显火逆证候，故以清热息风祛痰为治。王叔和的《脉经》云："厥阴与少阳气逆，则头目痛。"此其证也。

【案三】

◇病例卡片◇

陈某，女，64岁，湖南长沙人。门诊病例。

初诊（2005-04-06）：诉时发巅顶痛，兼头晕，夜寐欠安。诊见舌苔薄白，脉细弦。

辨证：厥阴头痛。

治法：散寒祛风，通络止痛。

主方：吴茱萸汤合天麻止痉散加味。

党参15g，吴茱萸5g，生姜3片，大枣10g，藁本15g，野天麻20g，僵蚕20g，全蝎6g，炙甘草10g，川芎10g，炒枣仁30g，炙远志10g。7剂，水煎服。

二诊（2005-04-13）：诉巅顶痛及头晕均减，夜寐转佳，但觉后头连颈项部有晕痛感。诊见舌苔薄白，脉细弦。原方加味。

党参15g，吴茱萸5g，法半夏10g，藁本15g，野天麻20g，僵蚕20g，全蝎6g，炙甘草10g，川芎10g，羌活10g，防风10g，蔓荆子10g，葛根20g。10剂，水煎服。

追访病愈。

> **按** 巅顶属足厥阴经，苔薄白，脉细弦为寒象，又因"高巅之上，唯风可到"，故散寒之时宜兼祛风。吴茱萸汤是张仲景治厥阴头痛之方，天麻止痉散（野天麻、僵蚕、全蝎）祛风通络，方证吻合，药达病所，故取速效。

【案四】

◇病例卡片◇

连某，女，44岁，江苏人。门诊病例。

初诊（2005-06-08）：诉头部额前眉棱骨痛，伴头晕，呕逆反复发作，半年不愈，近半个月明显加重。诊见舌苔薄黄，脉弦。

辨证：风热头痛。

治法：祛风止痛。

主方：选奇汤加味。

羌活10g，防风10g，黄芩15g，川芎20g，白芷20g，野天麻20g，法半夏10g，葛根30g，甘草6g。10剂，水煎服。

二诊（2005-06-17）：诉头痛头晕显减，但目中较胀，舌苔薄黄，脉弦。拟选奇汤加葛根、菊花。

野天麻20g，法半夏10g，羌活10g，防风10g，川芎20g，白芷20g，黄芩10g，葛根20g，菊花10g，甘草6g。20剂，水煎服。

服完即愈。随访至今未复发。

> **按** 头痛当分经论治。前额眉棱骨乃阳明经所行，故以选奇汤加葛根主治；其头额痛又兼头晕而脉弦，可知土虚木乘而肝风夹痰上扰，故于选奇汤中加半夏、天麻。李东垣谓："足太阴痰厥头痛，非半夏不能疗；眼黑头眩，风虚内作，非天麻不能除。"即此义也。

【案五】

◇病例卡片◇
吴某，女，50岁，长沙市人。门诊病例。

初诊（2005-10-28）：诉巅顶冷而痛，十余年不愈，并感疲乏。现症：精神疲乏，巅顶冷痛，遇劳则甚，但兼大便秘，时感齿痛，舌苔薄黄，脉细。

辨证：气虚兼厥阴头痛。

治法：益气升清，温肝和胃。

主方：顺气和中汤合吴茱萸汤。

西洋参片10g，黄芪30g，炒白术10g，陈皮10g，升麻3g，柴胡10g，当归10g，炙甘草10g，白芍10g，川芎10g，细辛3g，蔓荆子10g，吴茱萸5g，藁本15g，酒大黄3g。7剂，水煎服。

二诊（2005-11-04）：精神转佳，巅顶冷痛已缓，便秘亦减，齿痛已止，但少寐，舌苔薄黄，脉细。拟原方去大黄，加枣仁，再进7剂。

三诊（2005-11-16）：近几日天气变冷，巅顶部觉明显冷感，但不痛，寐转佳，夜尿频，兼阵阵自汗，舌苔薄白，脉细。改拟吴茱萸汤合桑螵蛸散、当归补血汤。

西洋参片10g，吴茱萸5g，大枣6g，生姜2片，桑螵蛸20g，益智仁15g，乌药10g，怀山药15g，黄芪20g，当归10g，藁本15g。10剂，水煎服。

四诊（2005-12-21）：诉巅顶冷痛已止，夜尿频已缓，自汗亦愈，但易感疲乏，舌苔薄白，脉细。改拟顺气和中汤加味再进15剂。

西洋参片10g，黄芪30g，炒白术10g，陈皮10g，升麻3g，柴胡10g，当归10g，炙甘草10g，白芍10g，川芎10g，细辛3g，蔓荆子10g，藁本15g。15剂，水煎服。

> **按**　本案患者十余年头痛具有两个特点：一是伴有明显的精神疲乏，二是在巅顶部冷痛。虽有便秘及偶尔齿痛等症，其中夹有一点胃火，但仍属气虚头痛和厥阴肝寒头痛。《伤寒论》云："干呕，吐涎沫，头痛者，吴茱萸汤主之。"故以吴茱萸汤合顺气和中汤，并暂佐少许大黄以治之，方证合拍，十余年头痛获愈。

【案六】

◇病例卡片◇

张某，男，38岁。长沙市人。门诊病例。

初诊（2005-11-10）：诉头痛半年，止而复作，巅顶及两侧痛甚，大便干结，2～3天1行。诊见舌红，苔薄黄，脉弦数。

辨证：风热头痛。

治法：疏风清热。

主方：清上蠲痛汤。

羌活10g，防风10g，荆芥10g，薄荷10g，藁本10g，菊花10g，黄芩10g，酒大黄5g，野天麻20g，僵蚕15g，川芎20g，白芷20g，甘草6g。10剂，水煎服。

二诊（2005-11-24）：自诉头痛已止，便秘亦见改善。诊见舌红赤，苔少，脉细数。原方（清上蠲痛汤）加减。

川芎20g，白芷20g，麦冬15g，酒大黄5g，黄芩10g，僵蚕15g，野天麻20g，羌活10g，荆芥10g，防风10g，薄荷10g，菊花10g，甘草6g，藁本10g，全蝎4g。10剂，水煎服。

> **按** 头痛为临床常见病，可分为外感头痛和内伤头痛，外感头痛因风寒、风热邪气上扰而发为头痛。临床治疗头痛，除根据辨证论治原则外，还可根据头痛部位，参照循经路线选择引经药，此法取效更佳。如太阳头痛选用羌活、蔓荆子、防风；阳明头痛选用葛根、白芷；少阳头痛选用柴胡、黄芩、川芎。

【案七】

◇病例卡片◇

李某，男，36岁，长沙市人。门诊病例。

初诊（2006-06-18）：诉半个月前淋过一次大雨，后感疲倦，易瞌睡，尤其感到头重头蒙，头部似被湿毛巾裹住一般。并兼颈背胀痛，转侧不利，舌苔薄白腻，脉细。

辨证： 气虚兼湿蒙清阳。

治法： 益气，除湿止痛。

主方： 羌活胜湿汤加味。

羌活12g，防风10g，川芎10g，独活10g，藁本10g，蔓荆子10g，炙甘草10g，白参片10g，黄芪30g，葛根30g。10剂，水煎服。

二诊（2006-06-29）：诉头重感明显减轻，颈背胀痛大减，转侧已自如。询其精神转佳，颈背胀痛不明显，舌苔薄白腻，脉细。拟原方再进10剂。

羌活10g，防风10g，川芎10g，独活10g，藁本10g，蔓荆子10g，炙甘草10g，白参片10g，黄芪20g，葛根20g。10剂，水煎服。

按 《素问·至真要大论》云："诸痉项强，皆属于湿。"本案患者头重头蒙而颈项强痛，又见精神疲乏，且因淋雨后发病，属典型的湿伤清阳而兼气虚之证。以羌活胜湿汤加参芪、葛根治疗，除湿止痛，兼以补气。湿邪除，清气升，病自愈。

【案八】

◇病例卡片◇
李某，男，30岁，长沙市人。门诊病例。

初诊（2006-07-21）：诉7年前开始出现右头角痛，之后每年不定时发作，每次发病约20天左右，疼痛时右侧眼泪、鼻涕并作，剧痛难忍，运动后稍缓解。曾多处求诊，疗效皆不佳。现症：右头角痛，疼痛难忍，以热毛巾敷后稍缓解，疼痛处皮肤色显青紫，舌苔薄黄，脉弦。

辨证：瘀血阻络。

治法：活血通窍。

主方：通窍活血汤合止痉散。

川芎20g，赤芍10g，桃仁10g，红花4g，僵蚕20g，全蝎6g，蜈蚣（去头足）1只，葱须10根，生姜2片，大枣6g，甘草6g。10剂，水煎服。另：麝香2g，每日冲服0.2g。

二诊（2006-08-02）：诉右头角痛大减，舌苔薄黄，脉弦。拟原方加味再进15剂。

川芎20g，赤芍10g，桃仁10g，红花4g，僵蚕20g，全蝎6g，蜈蚣（去头足）1只，葱须10根，生姜2片，大枣6g，甘草6g，黄芩10g，菊花10g。15剂，水煎服。另：麝香3g，每日冲服0.2g。

三诊（2007-07-03）：诉头痛近1年来未见大发作，只是偶尔觉轻微头痛，舌苔薄黄，脉弦。拟通窍活血汤合止痉散丸料1剂，以彻底根治。

川芎60g，赤芍60g，桃仁30g，西红花10g，僵蚕50g，全蝎30g，蜈蚣（去头足）5只，甘草20g。合碾细末蜜丸，如黄豆大，每日服60粒，早、晚分服。另：麝香冲服，每2日冲服1次，每次冲服0.2g。

> **按** 头痛的病因甚为复杂，风、火、痰、虚、瘀为其致病的主要因素。本案患者头痛，7年不愈，"久病则入络"，且痛处固定不移，发作时剧痛难忍，痛处皮肤色紫，属典型的瘀血头痛。用王清任之通窍活血汤治之，祛瘀活络，则疼痛亦止。

【案九】

◇病例卡片◇

黄某，女，28岁，长沙市人。门诊病例。

初诊（2007-03-02）：因夫妻关系不合，打架致头部外伤，头痛1年余。现症：后头部疼痛固定，明显恶风，大便秘结，数日一行，舌红，苔薄黄，脉弦，略数。

辨证：瘀热头痛。

治法：活血化瘀，清热止痛。

主方：通窍活血汤、泻青丸加减。

龙胆草6g，黄芩10g，酒大黄4g，川芎20g，白芷20g，赤芍10g，桃仁10g，红花4g，羌活10g，防风10g，甘草6g，白葱须1勺。10剂，水煎服。另：麝香2g，每天1支（0.2g），冲服。

二诊（2007-03-16）：诉服上方3剂后，疼痛顿失，以前头痛恶风，或遇风则发，现在竟无恶风感（自己不敢相信有如此好的疗效，还特意到湘江边吹风看是否痊愈），舌红，苔薄黄，脉弦细。再拟通窍活血汤加减。

酒大黄3g，川芎15g，白芷20g，赤芍10g，桃仁10g，红花3g，甘草6g，防风10g，栀子10g，羌活10g，野天麻20g，僵蚕15g。10剂，水煎服。另：麝香2g，每天1支（0.2g），冲服。

按 外伤头痛，多为瘀血作祟，患者头痛有定处，瘀血内阻无疑。患者除头痛之外，还有口干口苦、大便秘结、脉弦数等肝经郁火之象。夫妻不和，肝气郁结化火亦是情理之中。故投通窍活血汤化瘀止痛，泻青丸清泻肝经之郁火，两方合用，颇中病机，故服3剂即头痛顿失。至于患者何故头痛出现恶风之症，而且恶风十分明显，并非外感风寒之恶风，亦非阳虚之体生外寒，而是肝气郁结化火，阳气内郁不得外达，故肝气得疏，郁火得以发散，恶风之症必将自除。

痹证案

【案一】

◇病例卡片◇
　　周某，女，56岁，长沙市人。门诊病例。

　　初诊（2004-09-08）：右膝部肿痛5个月，行走时及天气变化时明显加重，食纳正常，二便正常，舌红，苔黄腻，脉弦滑。
　　辨证：湿热痹痛。
　　治法：清利湿热，通络止痛。
　　主方：加味二妙散。
　　当归10g，苍术10g，黄柏10g，独活10g，防风10g，川牛膝20g，薏苡仁20g，木瓜20g，萆薢10g，汉己10g，秦艽10g，全蝎6g，甘草6g，红花4g。10剂，水煎服。

　　二诊（2004-09-22）：患者诉症状明显减轻，右膝部肿痛显减，舌苔薄黄，脉滑。按原方加减。
　　苍术10g，黄柏10g，当归10g，汉己10g，木瓜15g，秦艽10g，薏苡仁20g，甘草10g，炮甲15g，续断30g。10剂，水煎服。

　　三诊（2004-10-02）：患者复诊时，右膝肿痛症状基本消除，但行走过久则间断出现膝部肿痛。仍按原方，佐加补肝肾及壮筋骨之药物，以消除病根。

茯苓20g，苍术10g，黄柏10g，怀牛膝20g，当归10g，汉已10g，木瓜15g，补骨脂20g，秦艽10g，薏苡仁20g，甘草10g，炮甲15g，续断30g。10剂，水煎服。

按 治疗痹证首先要区分证型，才能针对病因治疗。患者以下肢肿痛为主，且舌苔黄腻，病因上要考虑到以湿热之邪为主，"伤于湿者，下先受之"。所以，治疗上以加味二妙散祛湿热，并加用祛风、止痛、通络之品，效果显著。

【案二】

◇病例卡片◇

刘某，女，34岁，长沙市人。门诊病例。

初诊（2004-10-24）：诉尾骶骨疼痛，腰部不能转侧屈伸，行动不便。诊见舌紫，苔薄黄腻，脉弦。

辨证：湿热瘀滞。

治法：清热利湿，逐瘀止痛。

主方：身痛逐瘀汤。

苍术10g，黄柏10g，川牛膝15g，秦艽10g，桃仁10g，红花4g，煅没药10g，炮山甲15g，地龙10g，归尾10g，五灵脂10g，甘草6g。15剂，水煎服。

二诊（2004-11-07）：诉尾骶骨下疼痛显减，舌苔薄黄，脉弦细。拟原方再进10剂，水煎服。

三诊（2004-11-17）：诉骶痛已止。近日咽干咽痒而有火灼感，时伴咳嗽，舌苔薄黄，脉滑。拟玄贝甘桔汤合翘荷汤。

玄参20g，麦冬20g，桔梗10g，川贝10g，杏仁10g，射干10g，山栀子10g，芦根15g，连翘15g，薄荷10g。7剂，水煎服。

按 腰骶部疼痛，不能屈伸转侧，舌苔黄腻，显为湿热瘀滞之证，治取王清任的身痛逐瘀汤，一以治疗血痹阻络脉，二以祛除湿热。至于三诊咽痒咳嗽，以玄贝甘桔合翘荷汤清咽止咳以除新感，实乃随机应变，圆机活法也。

【案三】

◇病例卡片◇

廖某，男，70岁，长沙市人。门诊病例。

初诊（2005-03-23）：诉痛风10年不愈。左足踝部肿痛，已1个月不愈。诊见舌苔薄黄腻，脉滑数。

辨证：湿热痹。

治法：清热除湿止痹。

主方：加味二妙散。

苍术10g，黄柏10g，薏苡仁20g，炮甲15g，红花3g，萆薢10g，汉防己6g，秦艽10g，川牛膝20g，当归10g，海桐皮10g，龙胆草6g，赤小豆20g，甘草6g。10剂，水煎服。

二诊（2005-04-13）：诉近来左膝疼痛，舌苔薄黄，脉滑数。拟原方加桑寄生、独活、防风。

苍术10g，黄柏10g，川牛膝20g，萆薢10g，秦艽10g，薏苡仁20g，汉防己10g，当归尾10g，海桐皮10g，炮甲10g，红花3g，桑寄生10g，独活10g，防风10g，龙胆草4g。15剂，水煎服。

三诊（2005-04-27）：诉左膝痛已止，舌苔薄黄，脉细。B超检查发现右肾结石。拟加味二妙散合三金散，以收全功。

苍术8g，黄柏10g，川牛膝20g，萆薢10g，秦艽10g，炮甲15g，桃仁6g，红花4g，薏苡仁20g，当归10g，赤小豆20g，金钱草20g，海金砂20g，鸡内金20g。10剂，水煎服。

> **按** 西医所称"痛风"，属中医"湿热痹"的范畴。本证患者足膝部呈游走性红肿热痛，舌苔黄腻，脉滑数，显为风湿热邪合而为痹。《丹溪心法》中载："二妙散……治筋骨疼痛因湿热者。"用《医宗金鉴》加味二妙散，方证甚合。然"病久入络"，故方中加入桃、红、甲之类，活血通经，必收良效。

【案四】

◇病例卡片◇

刘某，男，23岁，长沙市人。门诊病例。

初诊（2005-04-03）：患强直性脊柱炎1年余。原背脊部疼痛，但近日出现右腿外侧疼痛，兼右侧腰臀部疼痛，舌苔黄腻，脉弦。

辨证：湿热瘀滞。

治法：清热利湿，通瘀活络。

主方：身痛逐瘀汤。

苍术10g，黄柏10g，川牛膝10g，炮甲10g，延胡索10g，红花4g，炒香附10g，煅没药10g，独活10g，秦艽10g，地龙10g，当归尾10g，桃仁10g，甘草10g。10剂，水煎服。

二诊（2005-04-13）：诉腿痛已减，舌苔薄黄，脉弦。再拟逐瘀汤加减。

苍术10g，黄柏10g，川牛膝10g，独活10g，秦艽10g，炮甲10g，红花4g，煅乳香10g，煅没药10g，木瓜10g，地龙10g，当归10g，桃仁10g，蜈蚣（去头足）1只，甘草10g。10剂，水煎服。

三诊（2005-06-05）：诉腿痛及腰臀部疼痛大减，但近日项强不舒，舌苔薄黄，脉弦。拟姜黄散合四虫饮加味治之。

葛根40g，片姜黄10g，威灵仙15g，羌活15g，防风10g，红花4g，全蝎

6g，地龙10g，僵蚕15g，蜈蚣（去头足）1只，桃仁10g，甘草6g。7剂，水煎服。

四诊（2005-06-12）：诉项强已止，右腿痛亦止。但近日腰脊柱疼痛复作，且转侧不利，舌红，苔薄白，脉细。改四斤丸加葛根、炮甲。

炒鹿筋10g，炮甲10g，葛根30g，肉苁蓉20g，熟地15g，杜仲20g，续断20g，菟丝子20g，木瓜10g，怀牛膝15g。10剂，水煎服。

五诊（2005-06-24)：诉腰脊疼痛略减，仍转侧不利，舌苔薄白，脉细。再拟四斤丸合葛根姜黄散加味治之。

葛根30g，片姜黄15g，威灵仙15g，羌活10g，桃仁10g，炮甲10g，炒鹿筋10g，川牛膝15g，木瓜15g，续断30g，杜仲20g，菟丝子15g，肉苁蓉15g。10剂，水煎服。

六诊（2005-07-05）：诉诸症悉平，腰脊背部疼痛已控制，转侧活动明显改善，舌脉如前。拟上方再进20剂，以收全功。

葛根30g，片姜黄15g，威灵仙15g，羌活10g，桃仁10g，炮甲10g，炒鹿筋10g，川牛膝15g，木瓜15g，续断30g，杜仲20g，菟丝子15g，肉苁蓉15g。20剂，水煎服。

按 右腿痹痛，舌苔黄腻，脉弦，显为湿热瘀滞。用王氏身痛逐瘀汤清热利湿，行瘀活络，俟其通则不痛。然四诊见其腰脊疼痛，转侧不利，舌苔薄白，脉细，知其湿热虽解，而筋骨之痹未除，故改拟四斤丸加味，强筋壮骨，活络通痹。

【案五】

◇病例卡片◇

朱某，女，50岁，长沙市退休干部。门诊病例。

初诊（2005-04-29）：诉患红斑狼疮十余年，近日以四肢关节疼痛、麻木为患。四肢大小关节皆胀痛，僵硬，并兼气短，疲乏。患此病以来，一直服用激素泼尼松，病情时好时坏。诊见四肢关节红肿，肿处按之痛甚，关节僵硬，活动受限，手指、足趾已肿大变形，舌红，苔薄黄，脉弦数。

辨证：湿热瘀阻。

治法：清利湿热，舒筋通络。

主方：黄芪虫藤饮合宣痹汤。

黄芪30g，忍冬藤15g，鸡血藤20g，海风藤10g，山栀子6g，汉防己10g，炮甲10g，地龙10g，蜈蚣（去头足）1只，杏仁10g，滑石15g，片姜黄10g，连翘15g，薏苡仁15g，法半夏10g，蚕沙10g，赤小豆20g，海桐皮15g，红花3g。15剂，水煎服。嘱其所服泼尼松，暂不能停用，但不要加量。

二诊（2005-05-18）：诉服前方后疼痛减轻，疼痛时发时止，红肿有所好转。诊见舌红，苔薄黄，脉弦数。拟上方再进15剂。

三诊（2005-07-06）：诉服药后，四肢关节肿痛已明显减轻，肿处按之已软，僵硬感也较前好转。舌红，苔薄黄，脉弦细数。拟原方加煅没药、煅乳香，再服15剂。

半年后因感冒前来就诊，诉原关节肿痛疾患已明显控制。

按 西医所诊"红斑狼疮"，属中医"痹证"的范畴。其症皮肤发斑，关节疼痛、僵硬、肿胀，长期不愈，实为顽疾。本证具有舌红苔黄、脉弦数及关节肿大变形等特征，属湿热瘀阻之证，故用虫藤饮舒筋通络，祛其瘀阻。《温病条辨》云："湿聚热蒸，蕴于经络，寒战热炽，骨骱烦疼……宣痹汤主之。"故用宣痹汤清利湿热，以治痹痛。湿热除，筋脉通，则疼痛止。

【案六】

◇病例卡片◇

周某，女，54岁，长沙市人。门诊病例。

初诊（2005-05-13）：双膝间断疼痛5年，以酸痛为主，双腿明显无力，每逢阴雨天或冬天时加重，舌苔薄白，脉细。

辨证：肝肾亏虚。

治法：补益肝肾，强壮筋骨。

主方：四斤丸加味。

炒鹿筋15g，肉苁蓉15g，熟地15g，木瓜15g，杜仲20g，川牛膝20g，续断30g，菟丝子20g，甘草6g，小海龙10g。10剂，水煎服，每日1剂。

二诊（2005-05-23）：诉双膝部疼痛较前减轻，舌苔薄白，脉细。按原方加味再进10剂。

熟地15g，炒鹿筋15g，小海龙10g，肉苁蓉15g，菟丝子20g，锁阳20g，续断30g，川牛膝20g，杜仲20g，木瓜15g，桑寄生10g。10剂，水煎服，每日1剂。

三诊（2005-06-04）：诉双膝酸痛显减，但若行走过久，则双膝部酸痛，休息后可以缓解。拟原方再服10剂，以善其后。

按 《内经》云："膝者，筋之府。"双膝酸痛无力，苔白而脉细，当属肝肾虚衰，以四斤丸补益肝肾，强筋壮骨，其病获愈。

【案七】

◇病例卡片◇

李某，女，39岁，长沙市人。门诊病例。

初诊（2005-05-27）：诉颈背胀痛连及腰痛1年余。颈背转侧不利，兼腰背部畏冷，伴头晕便秘。诊见舌苔薄白，脉弦。

辨证： 风湿痹痛。

治法： 祛风除湿，行气活血。

主方： 羌活胜湿汤合葛根姜黄散加味。

葛根30g，片姜黄15g，威灵仙15g，羌活10g，防风10g，独活10g，川芎10g，藁本10g，蔓荆子10g，桃仁10g，野天麻15g，炮甲10g，火麻仁30g，甘草6g。10剂，水煎服。

二诊（2005-06-05）：诉颈背胀痛略减，仍腰痛，头晕便秘，舌苔薄白，脉弦。再以羌活胜湿合葛根姜黄散加全瓜蒌。

葛根40g，羌活15g，防风10g，独活10g，川芎10g，秦艽10g，片姜黄15g，桃仁10g，炮甲10g，炒全瓜蒌15g，甘草6g。10剂，水煎服。

三诊（2005-06-17）：诉腰背痛已愈。现仅颈项痛连及后头部疼，仍感头晕，便秘，舌苔薄黄，脉弦。拟枕痛方加味。

葛根30g，野天麻30g，僵蚕20g，全蝎6g，羌活10g，防风10g，法半夏10g，制天南星片6g，黄芩10g，炒白术10g，细辛3g，川芎10g，酒大黄5g，甘草10g。10剂，水煎服。

四诊（2005-06-29）：诉后头痛已止，但肩背时有疼感，口苦，舌苔薄黄，脉弦。拟羌活胜湿汤加味再进10剂，以收全功。

葛根30g，片姜黄15g，羌活15g，防风10g，独活6g，川芎10g，威灵仙15g，白芥子20g，黄芩10g，法半夏10g，野天麻20g，甘草6g。10剂，水煎服。

按 《内经》云："风寒湿三气杂至，合而为痹。"此证患者颈背头腰胀痛，系风寒湿邪客于太阳经脉，故治以羌活胜湿汤。李东垣称此方为通气防风汤，用治太阳经风湿肩背痛。又姜黄散乃吾之验方，方中姜黄长于行肢臂而活血止痛；威灵仙入肩项而祛风通络止痛。三诊之后头痛又治以枕痛方，该方即防风姜活汤。此皆既辨病性又辨病位而论治也。

【案八】

◇病例卡片◇

李某，女，40岁，长沙市某公司职员。门诊病例。

初诊（2005-06-01）：诉夜卧时出现双下肢酸胀，双足疼痛，病已1年余，多方求治不效。现症：夜卧时双下肢酸胀伴双足疼痛，甚则挛急不舒，大便秘结，食纳尚可，舌淡红，苔薄白，脉细。

辨证： 肝虚筋痹。

治法： 养肝通络止痛。

主方： 补肝汤加减。

当归10g，白芍20g，川芎8g，熟地15g，炒枣仁30g，木瓜30g，麦冬10g，鹿筋10g。10剂，水煎服。

二诊（2005-06-15）：服药后，前症显减，大便通畅，双足疼痛已不明显，夜寐时尚有双下肢酸胀，舌淡红，苔薄腻，脉细。原方既效，然舌苔稍腻，为湿滞之象，继以原方加味进服10剂。

当归10g，白芍20g，川芎8g，熟地15g，炒枣仁30g，木瓜30g，麦冬10g，薏苡仁20g，地龙10g，伸筋草15g。10剂，水煎服。

按 《内经》云："食气入胃，散精于肝，淫气于筋。"肝主筋，肝血不足，则筋膜失养，此患者舌淡脉细，而见双下肢酸胀，双足疼痛，甚则挛急不舒，为肝虚而筋失养之候，故予补肝汤养肝柔筋而取效。

【案九】

◇病例卡片◇

刘某，女，45岁，长沙市人。门诊病例。

初诊（2005-11-20）：诉右髋、腿关节疼痛2月余。痛如针刺，夜甚昼轻。诊见右腿屈伸不利、麻木，舌苔薄黄腻，脉细。X线示右髋关节骨质增生。

辨证：湿热瘀滞。

治法：清热利湿，逐瘀止痹。

主方：身痛逐瘀汤。

苍术10g，黄柏8g，川膝20g，木瓜15g，地龙10g，秦艽10g，炮甲10g，桃仁10g，红花3g，当归10g，蜈蚣（去头足）1只，煅乳香（包）10g，煅没药（包）10g，五灵脂10g，甘草6g。10剂，水煎服。

二诊（2005-12-03）：诉腿疼大减，仍右膝关节疼，昼轻夜甚，足麻，舌苔薄黄，脉细。前方再进10剂，水煎服。

三诊（2005-12-16）：诉腿、膝疼痛大减，足麻亦缓，舌苔薄黄腻，脉细。仍进原方加减，以收全功。

苍术6g，黄柏6g，黄芪15g，地龙10g，香附10g，桃仁6g，炮甲15g，炒鹿筋10g，延胡索15g，独活10g，当归10g，煅没药10g，全蝎6g，川膝15g，秦艽10g，川芎8g，五灵脂10g，红花10g，蜈蚣（去头足）1只。10剂，水煎服。

按 痹痛昼轻夜甚，痛如针刺，显为瘀血阻滞；苔黄腻，脉细，此必兼夹湿热，治以身痛逐瘀汤，"伏其所主而先其所因"也。

【案十】

◇病例卡片◇

李某，女，48岁，邵阳市人。门诊病例。

初诊（2006-12-31）：诉5年前出现左臀部及大腿根部疼痛，但症状不严重，每年只发作几次。近2个月来左大腿痛剧，影响行动，平卧则舒，局部有热感，且麻木酸胀，并兼右侧肩颈部胀痛，寐欠安，纳可，二便调，舌暗红，苔黄，脉弦。

辨证：湿热夹瘀。

治法：活血通络，清利湿热。

主方：葛根姜黄散、身痛逐瘀汤合虫藤饮加减。

苍术6g，黄柏6g，川膝15g，黄芪20g，鸡血藤15g，海风藤10g，络石藤10g，全蝎6g，蜈蚣（去头足）1只，葛根20g，姜黄10g，威灵仙15g，当归10g，桃仁10g，红花3g，煅乳香10g，煅没药10g，秦艽10g，木瓜15g，地龙10g，炮甲15g，甘草8g。15剂，水煎服。

二诊（2007-01-15）：左下肢痛势已减，唯尚感酸楚，按之更甚，不利于行走，仍伴有右侧肩背胀痛，舌淡暗红，苔薄黄，脉弦。原方加减。

苍术6g，黄柏4g，川膝15g，黄芪20g，鸡血藤15g，海风藤10g，络石藤10g，全蝎6g，蜈蚣（去头足）1只，葛根20g，姜黄10g，威灵仙15g，当归10g，桃仁10g，红花3g，煅乳香10g，煅没药10g，秦艽10g，木瓜15g，地龙10g，炮甲15g，甘草8g。30剂，水煎服。

药后，其疼痛及诸症悉愈。

按 患者痹证日久，久病从瘀，复有局部热感，舌暗红，苔黄，脉弦，脉症合参知为湿热、瘀血相互夹杂而成。治疗予身痛逐瘀汤，既可清利湿热，又能活血祛瘀通络；多加虫类药全蝎、蜈蚣、地龙、炮甲等搜剔经络，如此化湿、化瘀、搜剔三者兼顾，故而获效。

【案十一】

◇病例卡片◇

黄某，女，28岁，湖南长沙人。门诊病例。

初诊（2007-04-20）：全身酸楚疼痛4年余。4年前新产后劳累过度，逐渐出现全身肌肉酸楚疼痛，两周前人流后上述症状表现尤为明显，活动后加重，腰膝酸软，月经延后且量少，疲乏易困，食少纳差，大便稍干，舌淡红，苔薄黄腻，脉细。

辨证：脾肾气虚夹湿热身痛。

治法：补脾益肾，清化湿热。

主方：调中益气汤合四斤丸加味。

黄芪20g，西洋参10g，苍术8g，陈皮10g，茯苓15g，升麻6g，柴胡6g，当归10g，黄柏10g，肉苁蓉20g，菟丝子15g，木瓜15g，熟地10g，杜仲15g，川续断15g，广木香6g，炙甘草10g，怀牛膝15g，炒鹿筋10g。10剂，水煎服。

二诊（2007-04-30）：服上方后精神明显转佳，全身酸痛、疲乏肢倦大减，大便通畅，仍纳差，舌脉同前。守方再进10剂。

黄芪20g，西洋参10g，苍术8g，陈皮10g，茯苓15g，升麻6g，柴胡6g，当归10g，黄柏10g，肉苁蓉20g，菟丝子15g，木瓜15g，熟地10g，杜仲15g，川续断15g，广木香6g，炙甘草10g，怀牛膝15g，炒鹿筋10g，砂仁6g，炒麦芽15g。10剂，水煎服。

服上方10剂后随访，诸症皆消失。患者持原方又服15剂，病愈。

按 此病起于产后体虚，精血未复，又加劳累过度，脾胃受戕，形成脾肾两虚之局面，两周前又受人流之苦，使虚者益虚，故诸症蜂拥而至。选调中益气汤益气健脾，以补后天之虚；四斤丸益肾填精，以助先天之亏，方证相合，故投之即效。二诊后胃口欠佳，乃脾胃虚弱，故加砂仁、麦芽健胃消食，以助药运。

或问曰：既是中气下陷，何故不用补中益气汤，而选调中益气汤？该方出自《兰室秘藏·劳倦所伤论》，其云："（该方治）因饥饱劳役，损伤脾胃，元气不足……其证四肢满闷，肢节疼痛，难以屈伸，身体沉重……四肢倦怠……大小便清利而数……或大便涩滞……"《医宗金鉴·杂病心法要诀》有歌总结："调中弦洪缓沉涩，湿热体倦骨酸疼，气少心烦忽肥瘦，口沫食出耳鸣聋，胸膈不快食无味，二便失调飧血脓。"该方除有益气补中之功外，还有清热化湿之功，尤适合于脾胃气陷夹有湿热郁滞之体。故本证用此方，更为合拍。

痿证案

【案一】

◇病例卡片◇

张某，男，41岁，长沙市居民。门诊病例。

初诊（2004-07-16）：诉2个月前曾患感冒，愈后双下肢逐渐痿弱无力，且进行性发展。多处求医，曾在长沙某大医院住院治疗1个多月，诊断为脊髓炎，但疗效不显。因该患者正处于中年气盛之时，其家人心急如焚，甚是担忧，来诊时其父向我们哭诉病情。现症：患者坐于轮椅中，双下肢痿弱，不能行走，大便秘结，小便不知，上半身多汗，下半身无汗，舌苔薄黄，脉细略数。

辨证：肝肾阴虚，髓枯筋痿。

治法：补益肝肾，滋阴清热。

主方：虎潜丸加味。

生地20g，知母10g，黄柏6g，炒龟板25g，白芍15g，锁阳30g，陈皮10g，干姜2g，川牛膝20g，当归10g，肉苁蓉30g，小海龙10g。15剂，水煎服。另：豹骨80g，碾细末装胶囊90个，每日吞服6个。

二诊（2004-08-01）：此次就诊未坐于轮椅中，下肢已能站立，併扶杖而行，大便稍秘，小便已有感觉，家人甚是欣慰。诊见舌苔薄黄，脉细。拟前方再进15剂。另：豹骨100g，碾细末装胶囊吞服。

三诊（2004-08-20）：此次不需扶杖而自行走入诊室，双下肢已有力，但下肢有拘紧感，脐带一周亦感拘紧，舌苔薄黄，脉细。拟前方加味再进15剂。

熟地15g，知母10g，黄柏10g，炒龟板20g，白芍20g，锁阳20g，陈皮10g，干姜2g，川牛膝20g，当归10g，肉苁蓉30g，小海龙10g，木瓜20g，炒鹿筋15g。15剂，水煎服。另：豹骨100g，碾细末装胶囊吞服。

> **按** 《素问·痿论》云："肾主身之骨髓。"又云："肾气热，则腰脊不举，骨枯而髓减，发为骨痿。"《内经》中将痿证分为脉痿、筋痿、肉痿、骨痿。依本案的证候分析，显属骨痿之肝肾阴虚型。朱丹溪治痿"泻南方，补北方"，即以补肾清热为主要的治疗手段，此证应验，疗效甚佳。

【案二】

◇病例卡片◇
　　周某，女，83岁，株洲市人。门诊病例。

初诊（2005-06-29）：下肢痿软无力，腰、腿痛，双手痉挛3年。患者3年前出现双下肢痿软无力，并逐渐加重，伴有腰、腿酸痛，双手痉挛，生活不能自理，自觉口干，喜饮热水，舌苔薄白，脉细。

辨证：肝肾亏虚。

治法：滋补肝肾，强筋健骨。

主方：补肝汤合四斤丸。

熟地10g，当归10g，白芍10g，川芎8g，炒枣仁20g，木瓜20g，麦冬15g，甘草6g，鹿筋15g，川牛膝20g，杜仲20g，续断20g，菟丝子20g。10剂，水煎服。

二诊（2005-07-10）：下肢痿软已见减轻，腰腿酸痛显减，双手筋挛亦减，舌脉如前。拟原方再进30剂。

三诊（2005-08-10）：双腿已明显有力，近感自汗气短，口干多饮，腰胀，小便黄，舌苔转薄黄，脉细。改拟生脉散、黄芪龙牡散合知柏地黄丸。

西洋参片10g，麦冬30g，五味子6g，黄芪30g，煅龙骨30g，煅牡蛎30g，黄柏6g，知母6g，熟地10g，怀山药15g，泽泻10g，茯苓10g，丹皮10g，山茱萸10g，川牛膝15g。10剂，水煎服。

> **按** 患者83岁高龄，肝肾精血已衰，四肢筋骨失养，则表现为下肢痿软无力，双手痉挛，不能握物；腰、腿失养，故有酸痛。用补肝汤者，补肝血以养筋也。用四斤丸者，益肾精以强筋骨也。

【案三】

◇病例卡片◇
    郭某，男，25岁，湖南长沙市人。门诊病例。

初诊（2005-09-25）：患者出生时患脑瘫，经治疗后生活能自理。此次于2005年4月19日发病，出现四肢无力，足不能行，手不能用，双手指麻木颤抖，伴口唇、咽喉痉挛不止，舌謇语涩。诊见舌红，苔黄，脉细。

辨证：肝肾两亏，筋骨失养。

治法：补肝肾，强筋骨。

主方：加味金刚丸。

肉苁蓉30g，炒鹿筋15g，巴戟天20g，菟丝子20g，杜仲20g，川牛膝20g，木瓜15g，野天麻15g，僵蚕20g，全蝎8g，蜈蚣（去头足）1只。10剂，水煎服。

二诊（2005-10-17）：诉服药后病情好转，症状减轻，手能握勺，腿能抬脚，咽喉痉挛显减。诊见舌苔薄黄，脉细。继用上方加味。

肉苁蓉30g，炒鹿筋15g，巴戟天20g，菟丝子20g，杜仲20g，川牛膝

20g，木瓜15g，野天麻15g，僵蚕20g，全蝎8g，蜈蚣（去头足）1只，小海龙10g，草薢10g，续断20g，锁阳20g。10剂，水煎服。

三诊（2005-10-30）： 诉下肢较前有力，唇喉痉挛亦减。诊见舌苔薄黄，脉细。原方再进15剂，水煎服。

四诊（2005-12-18）： 诉病情进一步好转，手抖手麻已止，并能握笔写字，足已能行数步，但行步不正，口唇、咽喉痉挛已基本控制，言语较前清晰，但四肢欠温，询其口不渴。诊见舌苔薄白，脉细。改加味金刚丸合芪附汤。

黄芪20g，黑附片10g，肉苁蓉20g，炒鹿筋15g，巴戟天20g，菟丝子20g，杜仲20g，川牛膝20g，木瓜15g，野天麻15g，僵蚕15g，全蝎8g，蜈蚣（去头足）1只，小海龙10g，草薢10g，续断20g，锁阳20g，乌贼骨15g。15剂，水煎服。

五诊（2006-01-08）： 诸症显减，手足活动明显增强，语音亦渐清晰，舌脉如前。嘱以上方再进20剂。

> **按** 患者以四肢无力、手足不用为特点，乃肝肾两亏，筋骨失养之筋痿、骨痿，并兼有麻木、颤抖、痉挛之内风等证。故赵锡武先生的加味金刚丸为治疗此证之要方，方中肉苁蓉、巴戟天、菟丝子、杜仲、川牛膝、木瓜补肝肾、强筋骨，天麻、僵蚕、全蝎、蜈蚣祛风通络，故能治此顽疾而获效。

【案四】

◇病例卡片◇

张某，男，14岁，湖南石门县人。门诊病例。

初诊（2006-02-24）： 诉患痿证4月余。现症：双腿痿软无力，可以站立，但不能行走。查双腿肌肉尚未见萎缩，双腿感觉尚为正常。双足底微有烦热感，舌红，苔薄黄，脉细。

辨证：肝肾阴亏。

治法：滋补肝肾。

主方：虎潜丸。

知母6g，黄柏6g，熟地15g，炒龟板20g，白芍10g，锁阳20g，陈皮10g，干姜3g，川牛膝20g，当归10g，小海龙10g，木瓜10g。10剂，水煎服。另：豹骨粉50g，装胶囊60个，每日吞服6个。

二诊（2006-03-26）：诉双腿痿弱减轻，已能拐拐行步，舌红，苔薄少，脉细。拟前方加减再进30剂。

知母10g，黄柏8g，熟地15g，炒龟板20g，白芍10g，锁阳20g，陈皮10g，干姜2g，川牛膝15g，当归10g，小海龙10g，木瓜15g，续断20g，炒鹿筋10g。30剂，水煎服。另：豹骨粉150g，装胶囊180个，每日吞服6个。

三诊（2006-04-29）：痿证已痊愈。患儿行步已趋正常，舌脉如前。拟虎潜丸做成丸料1剂，嘱服2个月，以巩固之。

> **按** 肾主骨，肝主筋。此案为小儿双腿痿软，舌红，苔黄，脉细，显为肝肾阴虚所致，故以虎潜丸治之而获愈。

【案五】

◇病例卡片◇

李某，男，22岁，学生，青海人。门诊病例。

初诊（2006-03-12）：诉四肢出现不明原因的痿弱乏力1年余，初起时以下肢为甚，继而波及上肢，多方医治未效。现症：患者四肢痿弱，大腿、上肢肌肉明显消瘦，乏力，无四肢疼痛，亦无偏侧肢体感觉障碍，自觉五心烦热，夜寐不安，纳差，便溏，舌红，苔薄黄，脉细数。

辨证：肝脾肾亏虚。

治法：益气健脾，补益肝肾。

主方：异功散合虎潜丸加减。

西洋参15g，茯苓10g，炒白术10g，炒龟板20g，熟地15g，黄柏8g，知母10g，当归10g，白芍10g，锁阳10g，陈皮10g，牛膝20g，怀山药15g，甘草6g。15剂，水煎服。另：豹骨50g，研末冲服。

二诊（2006-03-26）：诉感觉精神较前好，夜寐稍安，然四肢痿弱如前，纳差，便溏，舌红，苔薄黄，脉细数。效不更方，原方再进30剂。

三诊（2006-04-30）：诉双上肢肌肉萎缩未见发展，双下肢行走较前有力，精神亦转佳，余症明显减轻。舌红，苔薄黄，脉细数。予五痿汤合大补阴丸加减。

西洋参15g，茯苓10g，炒白术10g，当归10g，薏苡仁15g，炒龟板20g，熟地15g，黄柏8g，知母10g，怀牛膝20g，怀山药15g，甘草6g，麦冬15g。15剂，水煎服。

四诊（2006-05-26）：四肢痿弱症状逐渐减轻，双上肢已活动自如，但下肢痿弱尚较显，面色转润，夜寐安，食纳，二便调，舌红，苔薄白，脉细。予四君子汤合虎潜丸加减。

西洋参15g，茯苓10g，炒白术10g，炒龟板20g，熟地15g，黄柏8g，知母10g，白芍10g，怀牛膝20g，怀山药15g，甘草6g。15剂，水煎服。另：豹骨50g，研末冲服。

五诊（2006-07-05）：患者喜形于色，双上肢活动正常，下肢已能远行，然仍肌肉瘦削，余症若失。舌红，苔薄白，脉细。原方再进30剂，巩固善后。

西洋参15g，炒白术10g，熟地15g，黄柏8g，知母10g，炒龟板20g，茯苓10g，怀牛膝20g，麦冬15g，当归10g，甘草6g。30剂，水煎服。另：豹骨60g，研末冲服。

> **按** 《内经》云："治痿独取阳明"，"肝主筋"，为"罢极之本"，"肾主骨"，为"作强之官"。本案患者治疗延续5个月之久，所用方药有四君子汤、异功散、虎潜丸、五痿汤及大补阴丸等，但始终不忘从脾（胃）、肝、肾论治，实为慢性痿证以虚为主的主要治疗法则。

【案六】

◇病例卡片◇

丁某，男，66岁，长沙市退休干部。门诊病例。

初诊（2007-02-15）：诉双腿痿弱不能行走已1年余，但双腿尚能站立，有时在家里扶杖可以行走3～5步，并诉1年前曾被摩托车撞伤过腿部。现症：双小腿皮肤色黑，状如墨水所染，自觉双腿有烦热酸胀感，双足踝及足背明显肿胀，舌紫，苔黄腻，脉细。

辨证：湿热夹瘀。

治法：清湿热，祛瘀血。

主方：加味二妙散合下瘀血汤加减。

苍术10g，黄柏10g，川牛膝20g，当归尾10g，萆薢10g，秦艽10g，汉防己6g，炒龟板20g，桃仁10g，水蛭粉（纱布包，同煎）6g，制土鳖虫6g，甘草6g。10剂，水煎服。

二诊（2007-03-18）：诉服上方后，双腿酸重烦热感有所减轻，但双足仍痿软不能行，双足踝仍肿，舌质仍紫，舌苔黄腻，脉细。拟原方再进10剂。

三诊（2007-03-30）：诉近日双腿肿胀已减。查双腿皮肤黑色明显转淡，舌苔已转薄黄腻，脉细。考虑其人年过六旬，服用活血祛瘀之药过久，必然有损正气，因而调整原方，加入参、芪。

党参20g，黄芪20g，桃仁10g，水蛭粉（纱布包，同煎）6g，制土憋虫5g，当归10g，苍术8g，黄柏8g，川牛膝15g，草薢10g。15剂，水煎服。

四诊（2007-05-04）：诉服上方15剂后，双腿酸重明显减退，双足可以迈步，双腿皮肤黑色显退。由于取效明显，遂自将原方再服15剂，现已能扶杖在家里及庭院行走。舌转淡紫，苔转薄黄，脉细。嘱原方再进30剂。

2个月之后，患者携其孙来治感冒咳疾，特告谢曰，其双腿痿弱已愈。

按 《素问·生气通天论》云："湿热不攘，大筋软短，小筋弛长，软短为拘，弛长为痿。"本案患者双腿痿废而肿胀，舌苔黄腻，显属湿热无疑。然其双腿皮肤色黑，又有外伤病史，且舌质紫暗，更属瘀血证候。朱丹溪曾谓"死血妨碍不得下降"而致痿，李中梓亦云"死血致痿"，本案之治，诚其验矣。

【案七】

◇病例卡片◇

周某，男，64岁，长沙市人。门诊病例。

初诊（2006-11-10）：中风后出现双下肢乏力，行立均困难，足部肿胀，行走时困难，耳鸣。宿患心脏病，长期使用心脏起搏器。舌薄白滑，脉细。

辨证：肝肾亏虚兼水湿困阻。

治法：温阳利水，补肾强筋。

主方：防己黄芪汤合四斤丸加味。

黄芪20g，防己8g，炒白术10g，茯苓皮15g，甘草6g，杜仲15g，川牛膝20g，熟地10g，葛根30g，石菖蒲10g，五味子10g，炒鹿筋15g，小海龙10g，肉苁蓉15g，木瓜15g。10剂，水煎服。

二诊（2006-11-22）： 患者诉近日停用心脏起搏器时（三度传导阻滞），四肢无力扑地，双膝仍酸胀无力，舌苔薄白，脉缓。嘱其不可随意停用起搏器，以免发生意外。并处上方加减再进10剂。

黄芪25g，汉己10g，炒白术10g，炒鹿筋15g，肉苁蓉15g，熟地10g，川牛膝15g，木瓜15g，杜仲15g，菟丝子15g，续断15g。10剂，水煎服。

三诊（2006-12-05）： 患者双下肢无力及肿胀较前好转，耳鸣消失。既已显效，按原方再进10剂。

四诊（2006-12-17）： 就诊时，诉病情基本消减，但觉双下肢行走尚乏力，嘱以上方再进15剂，以善后之。

按 痿证属水湿阻者，在《中医内科学》中并未提及。而此证患者足痿，伴见下肢浮肿，舌苔白滑，其水湿困阻已显，故以防己黄芪汤治之，可谓临证一得。

振颤证 案

【案一】

◇病例卡片◇

李某，男，12岁，长沙市人。门诊病例。

初诊（2005-02-27）：诉眼口面部掣动2年。诊见其双眼睑频频掣动，面肌抽动，头亦不时摇动，便秘，舌红，苔黄腻，脉弦。

辨证：阴虚阳亢，风火上扰。

治法：平肝息风，清热降火。

主方：镇肝息风汤合天麻止痉散加大黄、牛黄。

代赭石10g，白芍20g，僵蚕20g，龟板20g，生龙骨20g，生牡蛎20g，玄参15g，天冬15g，全蝎3g，野天麻15g，酒大黄4g，甘草6g。7剂，水煎服。另：犀牛黄3g，分7天冲服，每日冲服1次。

二诊（2005-03-06）：诉双眼掣动好转，舌红，苔薄黄，脉细弦。再拟镇肝息风汤加止痉散。

代赭石10g，生牡蛎20g，生龙骨20g，白芍20g，玄参10g，天冬10g，川牛膝10g，炒龟板20g，全蝎3g，僵蚕20g，蜈蚣（去头足）半只，甘草5g。15剂，水煎服。另：犀牛黄5g，装胶囊15个，每日吞服1个。

三诊（2005-03-20）：诉眼、面部掣动已显减，舌红苔黄，脉弦。前方再进15剂，以收全功。

代赭石10g，龟板15g，生龙骨10g，生牡蛎15g，白芍20g，天冬10g，天麻15g，玄参10g，僵蚕15g，全蝎3g，蜈蚣（去头足）半只，酒大黄2g，钩藤10g，甘草6g。15剂，水煎服。另：犀牛黄5g，装胶囊15个，每日吞服1个。

> **按**　《内经》云："风胜则动。"又云："诸风掉眩，皆属于肝。"此证面目掣动，头部摇动，又见便秘，苔黄，显为风阳上扰。以镇肝息风汤潜阳息风；加天麻止痉散搜风止痉；加大黄、牛黄泻火以止痉，诸症自除。

【案二】

◇病例卡片◇
朱某，男，12岁，湖南长沙市某小学学生。门诊病例。

初诊（2005-05-15）：诉近1个月来不由自主头摇，挤眉眨眼，整日不停。自诉面部有虫行感，西医诊断为"抽动症"。诊见舌红，苔薄黄，脉弦。

辨证：肝阳化风。

治法：镇肝潜阳，息风定颤。

主方：镇肝息风汤合天麻四虫饮加减。

代赭石10g，炒龟板20g，生龙骨20g，生牡蛎20g，白芍20g，玄参15g，天冬15g，川牛膝10g，野天麻20g，僵蚕20g，全蝎5g，蜈蚣（去头足）1只，钩藤20g，蝉蜕10g，甘草6g。10剂，水煎服。

二诊（2005-05-29）：诉服上方后头及眼部掣动减轻。诊见舌红，苔薄黄，脉弦。继用上方加刺蒺藜以平肝息风。

代赭石10g，炒龟板20g，生龙骨20g，生牡蛎20g，白芍20g，玄参15g，天冬15g，川牛膝10g，野天麻20g，僵蚕20g，全蝎5g，蜈蚣（去头足）1只，钩藤20g，蝉蜕10g，刺蒺藜10g，甘草6g。10剂，水煎服。

三诊（2005-06-12）：诉头及眼部掣动已止，欲巩固治疗。诊见舌红，苔薄黄，脉弦。继服上方10剂收功。

> **按** 头摇眼掣，非风即火，尤多内风。此证患者头眼掣动，苔薄黄，脉弦，乃肝阳上亢之象，肝阳化风而发为振颤。故投镇肝息风汤以滋阴潜阳，合天麻四虫饮加强息风定颤之功效。

【案三】

◇病例卡片◇

甘某，女，65岁，湖南长沙市私营业主。门诊病例。

初诊（2005-10-30）：诉头摇动，手足振颤7年不愈，伴眩晕，口干，少寐。诊见舌淡红，苔薄黄，脉细。

辨证：阴血不足。

治法：养血祛风定振。

主方：定振丸加炒枣仁。

黄芪30g，炒白术10g，防风10g，当归10g，白芍20g，熟地10g，生地10g，川芎6g，野天麻20g，僵蚕30g，全蝎8g，荆芥10g，威灵仙10g，炒枣仁30g，炙甘草8g。20剂，水煎服。

二诊（2005-11-20）：诉服上方后诸症悉减。诊见舌淡红，苔薄黄，脉细。继服上方20剂，水煎服。

三诊（2005-12-11）：诉头摇动、手足振颤大减，眩晕、口干、少寐已愈，但又见上肢厥冷，颈胀，肩背痛。诊见舌淡红，苔薄白，脉细。予定振丸合姜黄散、桂枝葛根汤。

黄芪30g，炒白术10g，防风10g，当归10g，白芍20g，熟地10g，川芎10g，野天麻10g，僵蚕15g，全蝎8g，地龙10g，威灵仙10g，葛根30g，片姜黄15g，桂枝5g，羌活10g，甘草6g。15剂，水煎服。

四诊（2006-02-25）：诉肢厥、颈胀、肩背痛已愈，仅于劳累后出现轻微头摇及手足振颤。诊见舌淡红，苔薄白，脉细。仍予定振丸治疗。

> **按** 《医碥》曰："老人战振，定振丸。"此证患者年老久病，且具眩晕、口干、少寐、脉细等特点，乃阴血不足之象。阴血不足则筋脉失养，虚风内动而发为振颤。取定振丸养血祛风定振，方证相符，故取显效。

【案四】

◇病例卡片◇

周某，男，56岁，湖南长沙市退休工人。门诊病例。

初诊（2006-01-15）：诉1周来时而头摇，不能自主，伴眩晕，口干，口苦，喉中多痰。诊见舌红，苔薄黄腻，脉细。

辨证：痰热风颤。

治法：清热化痰，息风定颤。

主方：黄芩导痰汤合天麻四虫饮。

黄芩10g，陈皮10g，法半夏15g，茯苓10g，枳实10g，胆南星6g，野天麻20g，僵蚕20g，全蝎8g，地龙10g，蜈蚣（去头足）1只，甘草6g。7剂，水煎服。

二诊（2006-01-22）：诉服上方后头摇、眩晕、口干、口苦等症减轻。诊见舌红，苔薄黄腻，脉细。继用上方加钩藤15g以镇肝息风。

黄芩10g，陈皮10g，法半夏15g，茯苓10g，枳实10g，胆南星6g，野天麻20g，僵蚕20g，全蝎8g，地龙10g，蜈蚣（去头足）1只，钩藤15g，甘草6g。10剂，水煎服。

三诊（2006-02-25）：诉头摇已止，但时有眩晕，口苦。诊见舌苔薄黄，脉细。治以黄芩温胆汤清痰热余邪，加天麻、钩藤、僵蚕以息风定眩。

黄芩10g，陈皮10g，法半夏15g，茯苓10g，枳实10g，竹茹10g，野天麻30g，僵蚕30g，钩藤20g，甘草6g。10剂，水煎服。

> **按** 此证患者之头摇伴有眩晕、口苦、苔黄腻等特点，乃痰热之象。痰热阻络，加之热盛动风，使筋膜失于约束而发为振颤。故投清热化痰之黄芩导痰汤以涤其痰热，息风通络之天麻四虫饮以定其风颤。

【案五】

◇病例卡片◇
桂某，男，12岁，长沙市人。门诊病例。

初诊（2006-03-12）：其家长诉此患儿头摇摆，眼睑抽动，半年不愈。诊时见患儿头摇动，眼睑瞤动，约每3~5分钟发作1次，伴咽干，性情急躁，躁动不安，舌苔薄黄，脉弦。

辨证：阴虚阳亢，肝风内动。

治法：镇肝息风，滋阴潜阳。

主方：镇肝息风汤。

代赭石10g，炒龟板15g，生龙骨20g，生牡蛎20g，玄参2g，白芍20g，天冬15g，炒麦芽15g，川牛膝10g，甘草6g，僵蚕20g，全蝎5g，野天麻15g。10剂，水煎服。

二诊（2006-03-26）：其家长诉患儿头摇摆、眼睑抽动已显减，舌红，苔薄黄，脉弦。拟上方再进10剂。

三诊（2006-04-10）：诉头摇及眼睑抽动均止，但宿有鼻塞多涕之症，且遇冷风益甚，舌苔转薄白，脉弦细。改拟苍耳子散合天麻四虫饮治之。

苍耳子15g，辛夷10g，白芷10g，薄荷10g，天麻15g，僵蚕20g，全蝎5g，地龙10g，蜈蚣（去头足）半只，甘草6g。10剂，水煎服。

按　《素问·至真要大论》云："诸风掉眩，皆属于肝。"本案患儿肝阴虚而致阳亢风动，上冲于头，故头摇动，取张锡纯之镇肝息风汤滋阴潜阳息风，则风自止，症自愈。

腰腿痛案

【案一】

◇病例卡片◇

刘某，男，50岁，湖南岳阳人。门诊病例。

初诊（2004-09-09）：诉20余年前腰部受外伤，嗣后经常感到腰痛，近1个月来加重。诊时腰痛厉害，活动不利，尤其是晨起时为甚，伴少腹胀，舌紫红，苔薄黄腻，脉弦。

辨证：气滞血瘀。

治法：活血祛瘀，行气止痛。

主方：复元通气散。

小茴香6g，炒丑牛6g，广木香6g，陈皮10g，橘核15g，炮甲15g，桃仁10g，延胡索15g，川牛膝20g，制土鳖虫6g。10剂，水煎服。

二诊（2004-09-20）：诉腰痛稍事缓解，晨起时仍腰痛甚，舌苔薄黄腻，脉弦。拟原方合四妙散治之。

小茴香6g，炒丑牛6g，广木香6g，陈皮10g，橘核15g，炮甲15g，桃仁10g，延胡索15g，川牛膝20g，制土鳖虫6g，苍术6g，黄柏6g，秦艽10g，田七片15g。10剂，水煎服。

三诊（2004-10-06）：诉腰痛已大减，活动自如，少腹胀已除，现仅晨起时稍感疼痛，舌苔薄黄，脉细。拟复元通气散合四妙散击鼓再进。

小茴香6g，炒丑牛6g，广木香6g，陈皮10g，橘核10g，炮甲10g，桃仁10g，延胡索10g，川牛膝15g，苍术4g，黄柏4g，秦艽10g，田七片15g。10剂，水煎服。

> **按**　《丹溪心法·腰痛》云："腰痛主湿热、肾虚、瘀血、挫闪，有痰积。"本案患者腰痛由20余年前腰部外伤所起，又见瘀滞证候，属典型的气滞血瘀型，《医宗金鉴》谓："气滞闪挫通气散。"因辨证准确，治法方药对证，故多年沉疴霍然而愈。

【案二】

◇病例卡片◇

刘某，男，40岁，长沙市人。门诊病例。

初诊（2004-09-30）：诉双侧腰肾部胀痛。诊见目赤，小便黄，舌苔薄黄，脉细数略弦。

辨证：肝肾阴虚火旺兼气滞。

治法：滋肝肾，清相火。

主方：知柏济生丸合金铃子散。

熟地15g，怀山药15g，丹皮10g，山茱萸10g，茯苓15g，泽泻10g，黄柏10g，知母10g，川膝20g，车前子15g，延胡索20g，川楝子10g。7剂，水煎服。

二诊（2004-10-17）：诉腰痛已止。但近日胃中胀痛，舌苔薄白，脉弦。拟金铃子散合疏肝汤。

柴胡10g，枳实15g，白芍15g，陈皮10g，川芎10g，厚朴15g，延胡索15g，川楝子10g，广木香6g，甘草6g。10剂，水煎服。

服完即愈。

按 "腰者肾之府"，"肝开窍于目"，腰痛而兼见目赤、脉数，显系相火上炎。用知柏地黄丸加牛膝、车前子，吾称之为知柏济生丸，乃济生肾气丸之变方也。

【案三】

◇病例卡片◇

石某，男，40岁，长沙市人。门诊病例。

初诊（2005-07-06）：诉右侧腰腿疼痛。诊见腰痛，右臀连及右腿外侧部疼痛，病已2年不愈。CT示腰椎间盘突出伴坐骨神经痛。舌苔薄黄腻，脉弦数。

辨证：湿热瘀阻经络。

治法：清利湿热，活血化瘀。

主方：身痛逐瘀汤。

苍术8g，黄柏8g，独活10g，秦艽10g，川牛膝20g，地龙15g，当归10g，川芎8g，五灵脂10g，桃仁10g，红花3g，煅没药10g，炮甲10g，制土鳖虫6g，延胡索15g，甘草6g。7剂，水煎服。

二诊（2005-07-14）：诉右侧腰腿疼痛稍事缓解，舌苔薄黄，脉弦略数。拟原方再进7剂。

三诊（2005-07-21）：诉仅感腰腿隐痛，舌苔薄黄，脉细弦。拟原方加味再进7剂。

苍术8g，黄柏8g，独活10g，秦艽10g，川牛膝20g，地龙15g，当归10g，川芎8g，五灵脂10g，桃仁10g，红花3g，煅没药10g，炮甲10g，蜈蚣（去头足）1只，甘草6g。7剂，水煎服。

四诊（2005-07-29）：诉腰腿疼痛已愈，前日腰椎X线片示腰椎无异常。拟原方再进10剂，巩固疗效，防其复发。

> **按** 坐骨神经痛属中医之"筋痹"。本案患者并见舌苔薄黄腻，脉弦数，显为湿热闭阻，久之则成瘀。取王清任之身痛逐瘀汤既清热利湿，又活血通络，故其症获愈。

【案四】

◇病例卡片◇

张某，男，55岁，湖南宁乡人。门诊病例。

初诊（2005-10-28）：诉腰冷而酸痛，双腿乏力，10年不愈。曾往省内外多家医院诊治，均未见明显疗效。诊见其精神疲乏，双腿乏力，腰冷而酸痛，并兼轻度阳痿，口中不渴，舌苔薄白，脉细。

辨证：肾阳不足，命门火衰。

治法：温补肾阳，益精填髓。

主方：右归丸。

熟地10g，怀山药10g，山茱萸15g，枸杞子10g，当归10g，杜仲20g，菟丝子20g，炒鹿筋15g，黑附片10g，桂枝3g，白参片10g，黄芪20g，小海龙10g，淫羊藿10g。10剂，水煎服。

二诊（2005-11-06）：诉双腿较前有力，腰冷而酸痛亦减，精神转佳，舌苔薄白，脉细。拟原方再进10剂。

三诊（2005-11-18）：诉近几天天气转冷，全身畏冷，双腿乏力，舌苔薄白，脉细。拟原方加味再进10剂。

熟地10g，怀山药10g，山茱萸15g，枸杞子10g，当归10g，杜仲20g，菟丝子20g，炒鹿筋15g，黑附片10g，桂枝3g，白参片10g，黄芪20g，小海龙10g，淫羊藿10g，肉苁蓉30g，续断20g，锁阳15g。10剂，水煎服。

四诊（2005-11-27）：诉精神佳，双腿有力，腰部冷痛显减，但感小腿微胀，舌苔薄白，脉细。拟原方加味再进15剂。

熟地10g，怀山药10g，山茱萸15g，枸杞子10g，当归10g，杜仲20g，菟丝子20g，炒鹿筋15g，黑附片10g，桂枝3g，西洋参片10g，黄芪20g，小海龙10g，淫羊藿10g，肉苁蓉20g，续断20g，锁阳15g，木瓜15g。15剂，水煎服。

> **按** 《素问·脉要精微论》云："腰者，肾之府，转摇不能，肾将惫矣。"本案患者具一派肾阳虚衰之候，取《景岳全书》之右归丸，温补肾阳，方证相符，终使10年痼疾获愈。

【案五】

◇病例卡片◇

冯某，男，58岁，长沙市某机关干部。门诊病例。

初诊（2006-01-20）：诉患右侧输尿管移行细胞瘤，手术切除右肾及右侧输尿管。术后常感腰痛，时作时止，行立时加剧，胀痛不适。兼疲乏无力，不欲食，大便溏，日下4～5次，小便黄。诊见其精神不佳，腰痛按之则减，舌淡红，苔薄黄腻，脉细滑而数。

辨证：阴虚内热腰痛兼脾虚食少便溏。

治法：健脾益气兼养阴清热。

主方：参苓白术散加黄柏、知母、石斛。

西洋参片10g，茯苓20g，炒白术10g，扁豆15g，怀山药30g，砂仁10g，炒薏苡仁20g，白莲子10g，石斛10g，知母10g，黄柏6g，甘草6g。10剂，水煎服。

二诊（2006-02-19）：诉服上药后食欲增加，大便正常，仍感腰痛，近日睡眠不佳，心烦，小便黄。诊见其手足心热，舌淡红，苔薄黄，脉细数。改拟知柏地黄丸加西洋参、杜仲、枣仁、白花蛇舌草。

知母15g，黄柏10g，熟地黄15g，怀山药10g，山茱萸15g，茯苓10g，丹皮10g，泽泻10g，西洋参片10g，杜仲15g，枣仁15g，白花蛇舌草20g，甘草5g。10剂，水煎服。

三诊（2006-03-08）： 诉服药后，腰痛明显减轻。诊见其舌淡红，苔薄黄，脉细。拟上方加怀牛膝再进10剂。

四诊（2006-03-24）： 诉腰痛遇劳后仍作，自觉气短，乏力，夜寐较前安稳，尿中多泡沫，尿黄。诊见其舌淡红，苔薄黄，脉细。拟上方去白花蛇舌草、枣仁，加麦冬、五味子。

知母15g，黄柏10g，熟地黄15g，怀山药10g，山茱萸15g，茯苓10g，丹皮10g，泽泻10g，西洋参片10g，杜仲15g，麦冬10g，五味子10g，怀牛膝10g，甘草5g。15剂，水煎服。

五诊（2006-04-23）： 诉精神转佳，症状缓解，较前稳定。诊见其舌淡红，苔薄黄，脉细。拟前方再进15剂。

六诊（2006-05-12）： 诉症状较前好转，小便正常。诊见舌淡紫，苔薄黄，脉细滑。拟前方去麦冬、五味子，加桃仁10g。服用10剂。

七诊（2006-05-31）： 诉病症较为稳定，遇劳时腰痛隐隐，乏力，气短，夜寐较安，食纳可，大便正常，小便黄。诊见其精神一般，手足心热，舌淡黄，苔薄黄，脉细。拟前方去桃仁，加五味子，再进10剂。腰痛止，诸症平。

> **按** 《素问》云："腰者，肾之府，转摇不能，肾将惫矣。"腰痛之疾多与肾相关。此患者右肾切除，肾精受损，肾阴亏虚，故常感腰痛，疲乏无力。手足心热，夜寐不安，心烦，脉细数，皆为阴虚内热之象。而患者又兼脾虚，脾不健运，而食少便溏。故先补脾气以固其气虚，后滋肾阴以治其腰痛。此乃"标急则治标，本急则治本"也。

麻木案

【案一】

◇病例卡片◇

张某，女，64岁。长沙市人。门诊病例。

初诊（2005-12-07）：诉腰以下至两足麻而冷，两年不愈，遇天气寒冷时益甚。有高血压史，兼见头晕，颈胀。诊见舌苔薄黄腻，脉弦细。

辨证：湿阻络瘀。

治法：利湿逐瘀通络。

主方：虫藤饮合四妙散加葛根、天麻。

僵蚕20g，全蝎8g，地龙10g，鸡血藤15g，海风藤10g，钩藤20g，苍术6g，黄柏6g，川牛膝20g，葛根30g，天麻10g，木瓜15g，薏苡仁15g。7剂，水煎服。

二诊（2005-12-14）：诉上症已减，舌苔薄黄，脉细。改右归丸去桂、附，加天麻、葛根、钩藤、牛膝、木瓜，以收全功。

熟地20g，怀山药10g，山茱萸15g，枸杞子10g，当归10g，杜仲20g，炒鹿筋10g，菟丝子15g，野天麻20g，葛根30g，钩藤20g，木瓜15g，川牛膝20g。10剂，水煎服。

> **按** 腰以下麻而冷，多为寒湿伤阳，凝涩血行之证。《内经》云："清湿则伤下。"而此案患者舌苔薄黄而腻，当属湿热阻滞。又兼头晕颈胀，宿有肝阳化风之证。故其治疗当清利湿热，逐瘀通络，俟湿热清除之后，再拟补肾之方，加入息风、强筋之品，则收全功。

【案二】

◇病例卡片◇

张某，女，43岁。长沙市人。门诊病例。

初诊（2005-12-11）：诉右手、右腿麻木，伴右肢畏冷而酸胀，病已两月不愈。诊见舌苔薄白，脉细。

辨证：寒伤脉络。

治法：散寒温阳，益气通络。

主方：小续命汤合黄芪三虫饮。

炙麻黄4g，桂枝5g，制附子5g，酒白芍10g，川芎10g，党参15g，黄芩6g，杏仁10g，汉防己10g，防风10g，黄芪20g，僵蚕20g，全蝎8g，地龙10g，炙甘草10g。7剂，水煎服。

二诊（2005-12-25）：诉右侧手足麻木减轻，但仍酸痛，舌苔薄白，脉细。前方再进10剂。

炙麻黄4g，桂枝5g，制附子5g，酒白芍10g，川芎10g，党参15g，黄芩6g，杏仁10g，汉防己10g，防风10g，黄芪20g，僵蚕20g，全蝎8g，地龙10g，炙甘草10g。10剂，水煎服。

三诊（2006-01-04）：诉右肢麻木酸痛大减，舌苔薄白，脉细。原方加味再进10剂，以收全功。

炙麻黄4g，桂枝5g，制附子5g，酒白芍10g，川芎10g，党参15g，黄芩6g，杏仁10g，汉防己10g，当归10g，防风10g，黄芪20g，僵蚕20g，全蝎8g，地龙10g，炙甘草10g。10剂，水煎服。

按 《内经》云："皮肤不营，故为不仁……其寒者，阳气少，阴气多。"右侧肢体麻木畏冷，舌苔薄白，脉细，显为寒邪伤阳，阻滞脉络。小续命汤疏风散寒以温阳，合黄芪三虫饮补气行气以通络，故诸症渐除，麻木获愈。

【案三】

◇病例卡片◇

梁某,男,20岁。长沙市人。门诊病例。

初诊(2006-04-02):诉阵发性四肢麻木,发则四肢不能动,全身大汗,兼头晕。平时易自汗,口渴,疲乏,病已3年不愈,每于春、夏季节发作较甚。诊见舌红,苔薄黄,脉弦细数。

辨证:气阴两虚,风热伤络。

治法:补气养阴,清热息风通络。

主方:当归六黄汤合虫藤饮。

黄芪30g,黄芩8g,黄连3g,黄柏6g,生地10g,熟地10g,当归10g,僵蚕20g,全蝎8g,地龙10g,鸡血藤10g,海风藤10g,钩藤10g,天麻20g。10剂,水煎服。

二诊(2006-04-12):诉麻木、自汗显减,但食少,疲乏,舌红,苔薄黄腻,脉细数。改升阳益胃汤加减。

黄芪30g,西洋参片10g,炒白术10g,陈皮10g,法半夏10g,茯苓15g,炙甘草10g,白芍15g,防风6g,柴胡10g,黄连3g,僵蚕15g,黄芩6g,钩藤20g。10剂,水煎服。

三诊(2006-04-22):诉诸症悉减,但遇劳后尚有轻度肢麻、自汗,伴失眠,舌苔转薄白,脉仍细而略数。拟玉屏风散合酸枣仁汤,以收全功。

黄芪30g,白术10g,防风6g,酸枣仁15g,川芎8g,知母10g,甘草6g。10剂,水煎服。

> **按** 四肢麻木之证,有虚有实。《内经》云:"荣卫之行涩,经络时疏……皮肤不营,故为不仁。"又云:"营气虚则不仁。"四肢麻木伴见自汗,疲乏,口渴,舌红,苔黄,脉弦细数,显为气阴不足,风热伤络,故治以当归六黄汤合虫藤饮,终使3年顽疾获愈。

【案四】

◇病例卡片◇

陈某，女，54岁，湖南长沙市退休工人。门诊病例。

初诊（2006-05-07）：诉双手麻木、僵直，兼精神疲乏，肩颈胀痛，病已半年不愈。诊见舌淡紫，苔薄白，脉细。

辨证：气虚血瘀。

治法：补气活血，化瘀通络。

主方：补阳还五汤合虫藤饮、葛根姜黄散。

黄芪30，当归尾10g，赤芍10g，川芎10g，桃仁10g，红花3g，地龙10g，僵蚕10g，全蝎6g，鸡血藤15g，海风藤10g，葛根30g，片姜黄10g，威灵仙15g。10剂，水煎服。

二诊（2006-05-17）：诉服上方后肩颈胀痛消失，双手麻木、僵直，神疲减轻。继用补阳还五汤合虫藤饮。

黄芪30，当归尾10g，赤芍10g，川芎10g，桃仁8g，红花3g，地龙10g，乌蛇肉10g，全蝎6g，鸡血藤15g，海风藤10g，防风10g，桑枝10g。10剂，水煎服。

三诊（2006-05-31）：诉双手麻木基本消失，精神好转。诊见舌淡红，苔薄白，脉细。继服上方10剂，巩固治疗。

> **按** 患者乃因气虚，脉络瘀阻，筋脉肌肉失养而双手麻木，肩颈胀痛，故用补阳还五汤为主方补气活血化瘀，合虫藤饮祛风通络以治麻木，合葛根姜黄散（葛根、片姜黄、威灵仙）以治肩颈上肢之痹痛。三方共奏行气活血、祛风通络之功，因之麻木痊愈。

面瘫案

【案一】

◇病例卡片◇
朱某，女，71岁，长沙市人。门诊病例。

初诊（2004-11-17）：患者3个月前开始出现左侧面部口角㖞斜，并时流口水，由于口㖞较甚，进食亦觉困难，伴有头痛，头晕，少寐，舌苔薄白滑，脉弦。

辨证：面口㖞斜，风痰阻络。

治法：祛风化痰通络。

主方：羌防导痰汤合四虫饮。

野天麻20g，地龙10g，蝉蜕10g，僵蚕30g，全蝎8g，羌活10g，防风10g，陈皮10g，法半夏10g，茯苓15g，胆南星6g，枳实10g，甘草6g。10剂，水煎服。

二诊（2004-11-27）：患者前症已减，头痛、头晕明显减轻，舌苔薄白，脉弦。按前方加减再进10剂。

三诊（2004-12-10）：患者面口㖞斜明显好转，按前方再加钩藤15g、白附子5g、蜈蚣（去头足）1只。10剂，水煎服。

四诊（2004-12-30）：面口㖞斜基本消失，患者极表感谢！

按 面口㖞斜，多由脉络空虚，风痰乘虚入中所致。用羌防导痰汤祛风化痰，合四虫饮祛风通络，搜除内外风邪，使风痰不能阻滞脉络，其病乃愈。

【案二】

◇病例卡片◇

袁某，女，21岁，湖南衡阳市人。门诊病例。

初诊（2007-01-17）：面口㖞斜，面部麻木，迎风流泪2个月不愈。曾在当地医院服中药数剂，针灸治疗疗效不显，经介绍前来长沙就诊。现除面口㖞斜、迎风流泪外，复加感冒，咳嗽，舌苔黄腻，脉弦滑数。

辨证：风邪外袭，痰湿阻络。

治法：先解表祛风，宣肺止咳；后化痰祛风通络。

主方一：加味止嗽散。

荆芥10g，防风10g，薄荷10g，杏仁10g，桔梗10g，炙紫菀10g，白前10g，百部10g，陈皮10g，浙贝15g，法半夏10g，甘草6g。5剂，水煎服。

主方二：温胆汤合四虫饮。

野天麻20g，僵蚕30g，全蝎6g，地龙10g，蜈蚣（去头足）1只，陈皮10g，法半夏10g，竹茹10g，枳实10g，茯苓15g，甘草6g，防风10g，菊花10g。20剂，水煎服。

先服处方一，待外感咳嗽病愈后再服处方二。

二诊（2007-02-17）：患者诉服处方一后咳嗽即愈，续服处方二后面口㖞斜明显减轻，颜面已经无麻木感，但诉右眉棱骨、上下牙齿部位有明显压痛，口苦，大便秘结，月经色暗，多瘀块，舌苔黄腻，脉弦滑数。改天麻四虫饮合黄芩温胆汤。

野天麻30g，僵蚕30g，全蝎6g，地龙10g，蜈蚣（去头足）1只，黄芩10g，陈皮10g，法半夏10g，竹茹10g，枳实10g，茯苓10g，甘草6g，防风10g，酒大黄4g，红花3g。20剂，水煎服。

最近随访，服上方20剂后病愈，至今未发。

> **按** 面瘫之疾，多与风痰有关，牵正散本有效之剂，然此病人除面口喝斜之外，还有迎风流泪、恶风、咳嗽等症，表证尤为明显。《素问·至真要大论》云："从外之内者，治其外……从外之内而盛于内者，先治其外而后调其内。"既然是风邪外袭，必先解表祛风，故用加味止嗽散解表祛风，化痰止咳。待表证除，改投温胆汤清化痰热，通络祛风，果获佳效。二诊守方再进，然患者伴有口苦、便秘、月经色暗、多瘀块，考虑瘀热互结，加酒大黄、黄芩、红花、活血化瘀、通腑泻热，因证选方，因方遣药，井然有序。

脉痹 案

◇病例卡片◇
罗某，女，24岁，北京理工大学学生。门诊病例。

初诊（2007-03-18）：诉双足肿7年余，从未消退，遇热则甚，伴下肢拘急麻木，头晕，时有烦热。北京协和医院诊断为"多发性大动脉炎"，多方求治无效，特来长沙就医。诊见双足胫肿胀而硬，局部皮色略红紫，舌红，苔薄黄腻，脉沉细数。

辨证：湿热瘀阻脉络。

治疗：清热利湿，活血通络。

主方：宣痹汤合五皮饮加减。

滑石20g，连翘15g，赤小豆30g，法半夏10g，薏苡仁20g，蚕沙10g，汉防己10g，栀仁10g，片姜黄10g，海桐皮10g，陈皮10g，茯苓皮20g，五加皮10g，大腹皮10g，泽兰15g，炮甲15g。10剂，水煎服。

二诊（2007-03-28）：服上方后下肢浮肿、头晕略减，仍下肢拘急麻木，且大便溏泻，舌苔薄黄腻，脉沉细。先予健脾止泻兼利湿消肿，改香砂六君子汤合五皮饮10剂，水煎服。

三诊（2007-04-10）：诉便溏已愈，下肢仍肿，肿处发硬，遇热则甚，舌红，苔薄黄，脉细。改用四妙散合五皮饮加减以清热利湿，健脾消肿。

苍术10g，黄柏10g，川牛膝20g，秦艽10g，当归尾10g，泽兰15g，木瓜15g，赤小豆30g，陈皮10g，茯苓皮10g，五加皮10g，大腹皮10g，姜皮6g。10剂，水煎服。

四诊（2007-04-20）：诉服上方后下肢肿胀显减，舌苔薄黄腻，脉细。继用上方10剂。

五诊（2007-04-29）：诊见足胫肿已消，足胫部皮色略红紫，舌苔薄黄腻，脉细。上方再加赤芍、红花活血通络。10剂，水煎服。

六诊（2007-05-09）：足胫肿已消，略见皮色红紫，诉原下肢拘急麻木及头晕均未再发。舌苔薄黄腻，脉细。前方加炮甲以加强活血化瘀通络之效。患者足肿已消，喜出望外，遂带药回京。

> **按** 《素问·痹论》云："痹……在于脉，则血凝而不流。"脉痹为邪客血脉，气血痹阻不通所致。此证患者以足肿、遇热则甚、下肢拘急麻木、舌苔薄黄腻为主要特点，显为湿热痹阻。《类证治裁》云："脉痹……风湿郁热，经隧为壅。"又足胫皮色红紫，乃血瘀之象，故以清热利湿之四妙散或宣痹汤为主方，合五皮饮利湿消肿，配以活血化瘀通络之品，则湿热除，瘀血散，脉痹通。

苍术 10克　黄柏 10克　川牛膝 20克

秦艽 10克　胡瓜 10克　陴草 15克

木瓜 15克　赤小豆 30克　陈皮 10克

茯苓皮 10克　五加皮 10克　大腹皮 10克

姜皮 6克

15剂　水煎服

刘继柏

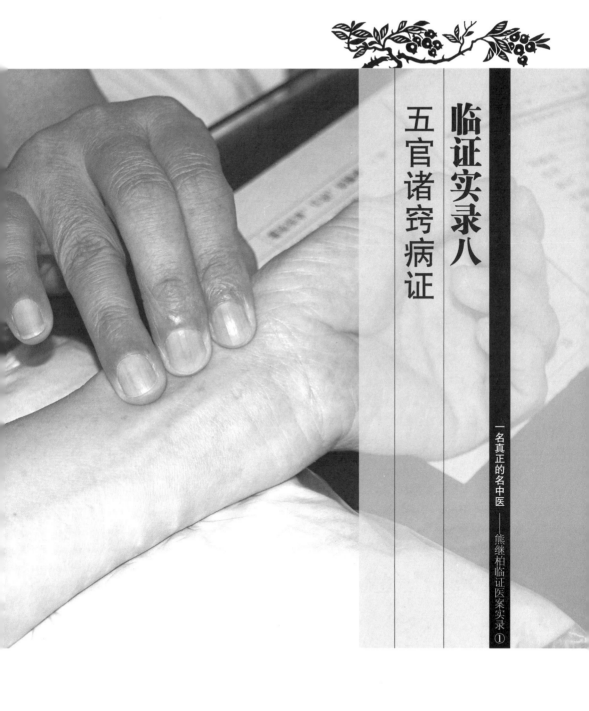

临证实录八

五官诸窍病证

一名真正的名中医——熊继柏临证医案实录①

◎耳疾（耳鸣耳聋）案

◎目疾案

◎口鼻咽喉疾病案

◎肛门前后二阴疾病案

耳疾（耳鸣耳聋）案

【案一】

◇病例卡片◇

　　陈某，女，55岁，湖南长沙市退休干部。门诊病例。

　　初诊（2004-11-03）：诉近1年来时发耳鸣，伴神疲，食少，时而便溏，喉中有痰。诊见舌淡，苔薄黄，脉细。

　　辨证：气虚耳鸣。

　　治法：益气升清。

　　主方：益气聪明汤加石菖蒲、苍耳子、法半夏。

　　西参片10g，黄芪25g，葛根50g，升麻4g，蔓荆子10g，白芍10g，黄柏6g，炙甘草10g，苍耳子20g，石菖蒲20g，法半夏15g。15剂，水煎服。

　　二诊（2004-11-26）：诉服药后耳鸣、疲乏大减，食纳增加。诊见舌苔薄白，脉细。上方再进15剂。

　　按 凡耳鸣耳聋，新病、少壮者多实证，久病、年老者多虚证。此案老人乃因中气不足，清气不升而发为耳鸣，故以益气聪明汤而取效。

【案二】

◇病例卡片◇
夏某，男，57岁，张家界人。门诊病例。

初诊（2006-04-15）：诉两个月前坐飞机时，突发耳闭耳鸣，旋即耳聋。两个月以来，诸症逐渐加重。过去数十余年来有一鼻塞多涕的痼疾，现鼻塞不通与耳闭同时加重，不仅呼吸不利，并觉头昏头胀，声音重浊，口苦，舌苔黄白相兼而腻，脉滑。

辨证：痰热蒙阻清窍。

治法：清热化痰开窍。

主方：苍耳子散合黄芩温胆汤加味。

苍耳子20g，辛夷20g，白芷10g，薄荷10g，黄芩10g，陈皮10g，法半夏15g，茯苓15g，枳实10g，竹茹10g，石菖蒲20g，浙贝30g，甘草6g。15剂，水煎服。

二诊（2006-05-04）：服药后鼻塞多涕明显减轻，耳鸣如故，但耳闭的感觉较前已减，舌脉如前。再拟原方加白芥子，继进15剂。

三诊（2006-05-20）：诉鼻塞显减，耳鸣耳闭均减，耳聋已明显改善，患者及家属均喜出望外，舌苔已转薄白腻，脉滑。取效既显，则效不更方，拟上方加减再进30剂。

苍耳子20g，辛夷20g，白芷10g，薄荷10g，石菖蒲20g，浙贝30g，陈皮10g，法半夏10g，茯苓20g，枳实10g，竹茹10g，白芥子15g，甘草6g。30剂，水煎服。

四诊（2006-06-24）：诉耳疾已痊愈，但觉疲乏，自汗，遇风冷则鼻寒，舌苔薄白，脉细而滑。仍步原法加以益气固表，用玉屏风散合苍耳子散加味治之。

黄芪30g，炒白术10g，防风6g，苍耳子20g，辛夷15g，白芷10g，薄荷

10g，石菖蒲20g，浙贝20g，甘草6g。15剂，水煎服。

> **按** 耳为肾之窍，但少阳经脉"循胁络于耳"，故耳又与胆及三焦关系密切。病在肾者，固多虚证；而病在少阳者，则每多实证。本案患者是突发性耳鸣耳聋，且素患鼻渊，舌苔黄腻而脉滑，显为痰热实证，故清其痰热可以获愈。

【案三】

◇病例卡片◇

　　陆某，男，6岁，常德市人。门诊病例。

　　初诊（2007-01-02）：诉两年前发现右耳听力下降，而后发展为耳聋，多处医治均无效。诊见右耳聋，时觉耳鸣，耳胀，口中多痰，舌苔薄黄腻，脉滑。

　　辨证：痰热气滞，闭阻清窍。

　　治法：清热化痰，理气通窍。

　　主方：温胆汤合王氏通气散。

　　陈皮10g，法半夏8g，茯苓10g，枳实8g，竹茹10g，甘草6g，柴胡20g，川芎10g，香附20g，浙贝20g，石菖蒲30g。10剂，水煎服。另：麝香2g，每日冲服0.2g。

　　二诊（2007-01-11）：诉耳鸣、耳胀显减，口中痰已减少，舌苔薄黄腻，脉滑。拟原方加味再进10剂。

　　陈皮10g，法半夏8g，茯苓10g，枳实8g，竹茹10g，甘草6g，柴胡20g，川芎10g，香附20g，石菖蒲30g，苍耳子10g，白芥子10g，浙贝20g。10剂，水煎服。另：麝香2g，每日冲服0.2g。

　　三诊（2007-01-21）：其家长诉其右耳聋明显减轻，听力已恢复近一半，舌苔薄黄，脉细滑。拟原方再进15剂。

四诊（2007-02-05）：其家长诉其听力已大增，耳鸣、耳胀皆已除，舌苔薄黄，脉细。拟原方加减再进15剂。

陈皮10g，法半夏8g，茯苓10g，枳实8g，竹茹6g，甘草6g，柴胡10g，川芎10g，香附15g，浙贝20g，石菖蒲20g。15剂，水煎服。另：麝香3g，每日冲服0.2g。

> **按** 耳聋一证，有虚实之辨。虚证多责之于肾虚；实证多属胆经病变，责之于痰浊与气滞。《灵枢·经脉》云："胆足少阳之脉……其支者，从耳后入耳中，出走耳前。"本案兼见耳鸣，口中多痰，舌苔薄黄腻，脉滑，属痰热闭阻。并兼耳胀，显属气滞，所以取温胆汤清热化痰，并选王清任之通气散以理气通窍，方证合拍，诸症自平。

目疾案

【案一】

◇病例卡片◇

项某，男，65岁，湖南长沙市退休干部。门诊病例。

初诊（2006-07-16）：诉白睛红赤，反复发作20余年不愈，伴目睛稍痛，流泪，且目眵多，时发口疮。诊见两目白睛鲜红，色似胭脂，舌红，苔薄黄，脉弦数。

辨证：白睛瘀血。

治法：清肺泻肝，凉血散瘀。

主方：退赤散加减。

生地15g，丹皮10g，当归尾10g，赤芍10g，黄芩10g，栀子10g，红花3g，桃仁6g，黄连3g，桑白皮15g，麦冬15g，藕节10g，酒大黄3g，甘草6g。10剂，水煎服。另：羚羊角片30g，另煎取汁兑服。

二诊（2006-07-30）：诉服上方后，白睛红赤及目痛、流泪等症均减。诊见舌红，苔薄黄，脉弦略数。原方再进10剂。

三诊（2006-08-16）：诉服药后目赤已愈，但大便秘结。诊见舌红，苔薄黄腻，脉滑数。患者原目赤、口疮等均为上、中二焦热盛之象，故改用凉膈散既泻火通便，又清上泻下，以巩固疗效。

黄芩10g，栀子10g，连翘15g，薄荷10g，淡竹叶10g，生大黄4g，炙甘草10g。10剂，水煎服。

> **按** 白睛瘀血乃《证治准绳·杂病》所称之"色似胭脂症"。因白睛属肺，故此症多因热客肺经，迫血妄行，溢于络外所致；又肝开窍于目，肝经风热，亦致目赤。治宜清肺泻肝，凉血散瘀，《审视瑶函》退赤散为治疗色似胭脂症的专方，再加栀子、黄连、羚羊角等清肝明目，红花、桃仁等活血散瘀，故多年顽疾随之而愈。

【案二】

◇病例卡片◇
　廖某，男，40岁，湖南浏阳市人。门诊病例。

初诊（2007-01-28）：诉近半年来觉目蒙，诊见双眼大眦白睛部有胬肉攀睛，伴眼胀，口苦，尿黄，舌苔薄黄，脉弦滑。

辨证：心肝之火炽盛。

治法：清肝热，泻心火。

主方：清心导赤散。

黄连3g，生地15g，川木通6g，竹叶8g，甘草6g，丹皮10g，栀子10g，当归尾10g，赤芍10g，刺蒺藜20g。15剂，水煎服。另：熊胆粉14g，装30个胶囊，每日吞服2个。

二诊（2007-02-15）：诉目蒙稍减，眼胀显减，舌苔薄黄，脉细滑。拟原方再进15剂。

三诊（2007-03-01）：诉目蒙显减，眼胀大减，查胬肉攀睛亦见减轻，舌苔薄黄，脉细滑。拟原方再进20剂。

黄连3g，生地15g，川木通6g，竹叶8g，甘草6g，丹皮10g，栀子10g，当归尾10g，赤芍10g。20剂，水煎服。另：熊胆粉20g，装40个胶囊，每日吞服2个。

按　《医宗金鉴·眼科心法要诀》云："胬肉攀睛之证，起于大眦，初则渐侵风轮，久则掩过瞳人，或痒或痛，渐渐积厚。"又云："内外二眦为血轮，主心病也。"本案患者一派火热之候，故可辨证为心火炽盛而致。取清心导赤散以清心火，又"肝开窍于目"，合用丹皮、栀子等清肝火。如此治疗，心、肝之火清除，则胬肉渐减也。

口鼻咽喉疾病 案

【案一】

◇病例卡片◇

　　刘某，男，20岁，湖南某大学学生。门诊病例。

初诊（2004-06-18）：诉近两周来常食辛辣之品，近日觉大便较秘结，稍有触碰鼻翼则觉疼痛，查看才知鼻内生两个米粒大小的疖子，自服牛黄解毒片和三黄片，疗效不佳，遂来门诊。现症：鼻外色红微肿，双鼻内均生一疖疹，疼痛，伴便秘，口苦，舌苔薄黄腻，脉数。

辨证：肺经壅热，上攻鼻窍。

治法：清肺热，解火毒。

主方：枇杷清肺饮。

炙枇杷叶10g，桑白皮15g，黄芩15g，栀子10g，天花粉15g，银花20g，连翘20g，蒲公英20g，生大黄5g，浙贝20g，甘草6g。7剂，水煎服，并嘱其少食辛辣之品。

二诊（2004-06-25）：鼻红肿显减，鼻内疖疹亦消减大半，且无疼痛，口中不苦，大便正常，舌苔转薄黄，脉细略数。拟原方再进7剂。

三诊（2004-07-02）：鼻疮已愈，无其他异常，嘱其半个月内少食辛辣之品，以防复发。

> **按** 《素问·阴阳应象大论》云："肺主鼻……在窍为鼻。"又云："热胜则肿。"鼻内生疮，一般当属肺经壅热为患。肺与大肠相表里，肺热移于大肠，故出现便秘等兼症，以枇杷清肺饮清肺热，稍佐大黄以泻大肠之火。肺热清，火毒解，鼻疮自愈。

【案二】

◇病例卡片◇

邵某，女，43岁，长沙市人。门诊病例。

初诊（2004-10-13）：诉两个月前口中生疮，前后阴部亦发疮疹，多处求医，经中药、西药治疗，效果皆不明显。诊见口中生疮，兼部分糜烂，诉阴部、肛门生疮，伴咽痛咽红、口干、肛痔、舌苔薄黄，脉数。

辨证：湿热狐惑。

治法：清热除湿。

主方：甘草泻心汤。

生甘草30g，黄连5g，黄芩10g，法半夏10g，大枣10g，干姜炭3g，玄参20g，玉竹15g，土茯苓30g。10剂，水煎服。另：熊胆粉6g，装胶囊10个，每日吞服1个。

二诊（2004-10-24）：诉口疮已减少，咽痛亦缓解，舌苔薄黄，脉数。拟原方再进10剂。

生甘草30g，黄连5g，黄芩15g，法半夏10g，大枣10g，干姜炭2g，玄参20g，土茯苓30g。10剂，水煎服。另：熊胆粉8g，装胶囊20个，每日吞服2个。并嘱咐其禁食一切热性食物。

三诊（2004-11-05）：诉口疮与阴疮皆大减，咽痛已不明显，肛痔亦消减，舌苔薄黄，脉细。拟原方再进15剂。

> **按** 《金匮要略》云："狐惑之为病，状如伤寒，默默欲眠，目不得闭，卧起不安，蚀于喉为惑，蚀于阴为狐，不欲饮食，恶闻食臭，其面目乍赤、乍黑、乍白……甘草泻心汤主之。"古方今用，只要方证合拍，其效神验。

【案三】

◇病例卡片◇

　　吴某，女，66岁，长沙市人。门诊病例。

　　初诊（2004-10-20）：诉长期口疮溃疡，反复发作，十余年不愈。多处求医，偶尔有点缓解，但不久又发作。近1年来，发作更为频繁，甚至进食时亦感疼痛。诊见口中多处溃疡且疼痛，舌疼，咽痛，齿龈亦红而干，舌红无苔，脉细数。

　　辨证：阴虚火旺。

　　治法：滋阴降火。

　　主方：甘露饮。

　　玄参30g，生地30g，麦冬20g，天冬10g，熟地10g，黄芩10g，炙枇杷叶10g，石斛10g，甘草10g，黄连2g，连翘10g，天花粉15g。10剂，水煎服。另：熊胆粉6g，装胶囊10个，每日吞服1个。

　　二诊（2004-11-03）：诉口疮显减，舌疼、咽痛亦减，诉前些年曾有咯血史，近日咳嗽，痰中带血，舌红无苔，脉数。拟原方加丹皮、栀子炭等。

　　玄参15g，生地15g，麦冬20g，天冬15g，黄连3g，炙枇杷叶10g，石斛10g，甘草6g，丹皮10g，栀子炭10g，沙参15g，杏仁10g，藕节15g，灯心草10g。10剂，水煎服。

　　三诊（2004-12-03）：诉口疮与咯血均止，但觉气短，舌红，舌上已见少许薄黄苔，脉细数。拟甘露饮合泻白散加参治之，一以滋阴，二以清余热。

玄参15g，生地15g，麦冬30g，天冬10g，熟地10g，黄芩6g，炙枇杷叶10g，石斛15g，甘草6g，桑白皮15g，地骨皮10g，西洋参片10g，栀子炭6g，丹皮10g。30剂，水煎服。

> **按**　《医宗金鉴·外科心法要诀》称口疮为"大人口破"。认为其病因有虚火、实火之分。本案属典型的虚火上炎而致的口疮，以甘露饮滋阴清热，则口疮愈。盖口疮属顽疾，此案患者阴虚日久，故必假以时日，长期治疗，方可防其复发。由于患者素体阴虚，又常发咯血，故又合泻白散清肺之虚热以治咯血，并嘱其久服之。

【案四】

◇病例卡片◇

李某，男，45岁，长沙人，农民。门诊病例。

初诊（2004-12-31）：诉咽干咽痛已4个月之久，服用润喉片、西瓜霜等已无寸效。现症：咽干咽痛，声音嘶哑，稍多言语则更甚，伴夜寐梦扰不宁，五心烦热，大便秘，舌红，苔薄黄，脉数。

辨证：阴虚火旺。

治法：滋阴清热。

主方：玄麦甘桔汤合知柏地黄汤加减。

玄参30g，麦冬30g，川贝母10g，桔梗10g，熟地10g，生地10g，怀山药10g，泽泻6g，丹皮10g，山茱萸10g，茯苓10g，黄柏10g，知母10g，土牛膝15g，生大黄3g，甘草6g。10剂，水煎服。另：熊胆粉10g，装胶囊20个，每日吞服2个。

二诊（2005-01-14）：咽干咽痛已减，夜寐、五心烦热诸症亦有所缓解，大便仍偏干，舌淡红，苔薄黄，脉细数。处以原方再进10剂。

三诊（2005-01-26）：咽干咽痛显减，夜寐安，大便得通，余症若失，舌淡红，苔薄黄，脉数。改用养阴清肺汤，以巩固善后。

玄参30g，麦冬30g，川贝母10g，天花粉15g，生地15g，白芍10g，丹皮10g，桔梗10g，玉竹15g，甘草10g，炒枣仁20g。10剂，水煎服。另：熊胆粉14g，装胶囊30个，每日吞服2个。

> **按** 足少阴肾经从肺上循咽，挟舌根，肾之阴精循经上行以养于咽。咽为肺所主。本案患者咽干咽痛，夜寐梦扰不宁，五心烦热，大便秘，舌红，脉细数，均为阴虚火旺之症。故先以知柏地黄汤滋肾阴，清虚热，合玄麦甘桔汤润肺利咽。病之后期，则用养阴清肺汤润肺阴，以巩固善后。

【案五】

◇病例卡片◇

梁某，女，44岁，长沙市人。门诊病例。

初诊（2005-03-25）：诉舌痛，咽干，半年不愈，遇食辛辣之品则其疼愈甚。诊见舌红有裂痕，脉细数。

辨证：心火亢盛，肺阴亏虚。

治法：清心火，滋肺阴。

主方：甘露饮合清心导赤散。

生地30g，玄参15g，麦冬30g，天冬20g，黄芩6g，黄连2g，石斛10g，炙枇杷叶10g，竹叶10g，木通6g，灯心草10g，甘草6g。10剂，水煎服。另：熊胆粉6g，装胶囊10个，每日吞服1个。

二诊（2005-04-06）：诉舌痛显减，仍舌红少苔而有裂痕，脉细数。拟前方去黄芩、炙枇杷叶，以收全功。

生地20g，玄参20g，麦冬20g，天冬10g，黄连2g，石斛10g，竹叶10g，木通6g，灯心草10g，甘草6g。15剂，水煎服。另：熊胆粉6g，装胶囊15个，每日吞服1个。

服完遂愈。

> **按**　《内经》云："心主舌"，"舌者，心之官也。"本证患者舌痛咽干，舌红有裂痕，脉细数，知为心火上炎而耗灼肺阴。清心导赤散清心泻火，甘露饮滋肺润燥，自可"赤散"而"甘露"降，诸症悉除。

【案六】

◇病例卡片◇

　　苏某，女，42岁，长沙市人。门诊病例。

初诊（2006-06-21）：诉舌底生厚白苔藓，且觉舌厚，病已1年不愈。现症：舌底生苔藓，厚而色白，并连及两口角，齿龈红肿，舌体疼痛，麻痒交作，舌体伸缩不利，并觉口噤难开。伴便秘，舌红，苔黄腻，脉数。

辨证：心脾湿热。

治法：清热解毒，利湿化浊。

主方：甘露消毒丹合苡酱散。

藿香10g，茵陈10g，滑石30g，川木通8g，石菖蒲10g，黄芩10g，连翘20g，浙贝30g，射干10g，薄荷5g，生薏苡仁30g，败酱草10g，土茯苓30g，人中黄10g，生大黄3g，黄连3g，天花粉20g。10剂，水煎服。另：熊胆粉8g，装胶囊20个，每日吞服2个。

二诊（2006-07-05）：诉舌底所生苔藓已渐渐变薄，舌痛亦缓，便秘已缓。现症：舌底尚有少许苔藓，齿龈红肿亦减，舌红，苔薄黄，脉细略数。拟原方加减再进15剂。

藿香10g，茵陈10g，滑石20g，川木通6g，石菖蒲10g，黄芩10g，连翘15g，浙贝20g，射干6g，薄荷5g，生薏苡仁20g，败酱草10g，土茯苓20g，人中黄6g，人工牛黄6g，黄连3g。15剂，水煎服。另：熊胆粉12g，装胶囊30个，每日吞服2个。

三诊（2006-07-26）：诊见舌底苔藓已不明显，舌痛舌麻均止，齿龈已无红肿，舌苔薄黄，脉细。拟原方加西牛黄，击鼓再进，以求痊愈。

藿香8g，茵陈10g，滑石20g，川木通6g，石菖蒲10g，黄芩10g，连翘15g，浙贝20g，射干6g，薄荷5g，生薏苡仁20g，败酱草10g，土茯苓20g，人中黄6g。15剂，水煎服。另：犀牛黄3g，每日冲服0.2g。

> **按** 《医宗金鉴·外科心法要诀》云："舌证发于心脾经，其证皆由积热成。"指出舌体的病变，大部分是由于心脾两经的积热而导致。由于此证系舌底苔藓，且舌苔黄腻，故借用"湿温时疫之主方"甘露消毒丹清热化浊，收到了出奇制胜的效果。

【案七】

◇病例卡片◇

　　姚某，女，26岁，长沙市望城县人。门诊病例。

初诊（2006-09-08）：诉嘴唇糜烂，渗水，而后结痂，微痛不痒，4年不愈。病理切片示炎症，无恶性病变。曾多处诊治，并服过激素，均无效。虽说疼痛不显，但进食、饮水有影响，且严重影响美观，病者甚感痛苦，常常不敢面对外人。诊见嘴唇糜烂，渗水，舌苔黄白相兼，脉细。

辨证：脾胃湿热蕴结。

治法：清胃热，化脾湿。

主方：清热泻脾饮。

生石膏20g，熟石膏15g，知母10g，黄连3g，栀子炭10g，土茯苓30g，连翘15g，天花粉15g，藿香6g，甘草10g。15剂，水煎服。另：熊胆粉8g，装胶囊15个，每日吞服1个。

二诊（2006-09-22）：嘴唇糜烂处已多处结痂，疼痛已止，舌苔薄黄，脉滑。拟原方加减再进15剂。

生地20g，生石膏30g，知母10g，黄芩10g，黄连4g，土茯苓30g，栀子炭10g，连翘20g，天花粉15g，金银花20g，甘草10g。15剂，水煎服。另：熊胆粉10g，装胶囊20个，每日吞服2个。

三诊（2006-10-09）：嘴唇糜烂已愈80%，且结痂处已生出新的皮肤，微痒，舌苔薄黄，脉细。拟原方加减再进15剂。

生地15g，生石膏20g，知母10g，黄芩10g，黄连4g，土茯苓20g，栀子炭10g，连翘20g，天花粉10g，金银花10g，防风10g，刺蒺藜10g，甘草10g。15剂，水煎服。另：熊胆粉10g，装胶囊20个，每日吞服2个。

> **按** 口唇生疮糜乱，《医宗金鉴·外科心法要诀》称为"唇风"，其云："此证多生下唇，由阳明胃经风火凝结而成。初起发痒，色红作肿，日久破裂流水，疼如火燎，又似无皮。"指出此证的病因为阳明胃经的风火。《素问·六节藏象论》云："脾胃者……其华在唇四白。"故此病为脾胃湿热蕴结于口唇而成，选用清热泻脾饮，一清胃热，二除脾湿，则病愈。

肛门前后二阴疾病 案

【案一】

初诊（2005-06-15）：诉2年前体检发现左肾有小结石，遂服大量排石药，结石得出，然半年前开始出现小便频数，甚则遗尿。经中西药、针灸治疗，均未效。现症：尿频，以夜间为甚，夜尿7~8次，时而遗尿，腰部酸疼，夜寐不安，神疲乏力，舌苔薄白，脉沉细。

辨证：肾虚不固。

治法：补肾固涩。

主方：黄芪龙牡散、缩泉散合水陆二仙丹加减。

黄芪30g，煅龙骨30g，煅牡蛎30g，怀山药30g，山茱萸20g，桑螵蛸30g，益智仁20g，菟丝子20g，覆盆子20g，补骨脂15g，金樱子15g，芡实30g，五味子6g，炒龟板30g。10剂，水煎服。

二诊（2005-06-29）：腰酸疼略减，仍尿频，夜尿4~5次，小便色黄，服药期间共遗尿3次，舌苔转薄黄，脉细。上方去煅龙牡、五味子，加黄柏、杜仲。

黄芪30g，怀山药20g，金樱子15g，芡实20g，菟丝子30g，黄柏6g，覆盆子20g，桑螵蛸30g，益智仁20g，补骨脂15g，炒龟板30g，杜仲20g，山茱萸15g。10剂，水煎服。

三诊（2005-07-20）：病情显著好转，服上方后遗尿未发，腰酸疼亦消，唯夜尿1~2次，舌苔薄白，脉细。予上方加减治之。

黄芪30g，芡实20g，怀山药20g，乌药10g，山茱萸15g，菟丝子20g，覆盆子20g，五味子6g，桑螵蛸20g，益智仁20g，炒龟板15g，川牛膝15g，杜仲20g，补骨脂15g。10剂，水煎服。

按 患者年事已高，肾气亏虚，复以大量排石药石攻下，更伤其肾气，失固藏之功，故尿频，尿自遗。治疗以缩泉散合水陆二仙丹，补肾固涩，再加黄芪龙牡散益气固涩，使肾气得固而遗尿自愈。

【案二】

◇病例卡片◇

罗某，男，28岁，长沙市人。门诊病例。

初诊（2005-11-06）：诉近1周来小便频数，且见小便如米泔色，伴口苦，舌苔薄黄，脉滑略数。

辨证：湿热蕴结下焦。

治法：清热祛湿化浊。

主方：程氏萆薢分清饮加减。

萆薢10g，石菖蒲15g，乌药10g，益智仁15g，黄柏10g，滑石10g，甘草6g，黄芩10g，车前子15g。10剂，水煎服。

二诊（2005-11-18）：诉小便已无米泔色，且频数亦减，口中不苦，舌苔薄黄，脉滑。拟原方再进15剂。

萆薢10g，石菖蒲10g，乌药10g，益智仁15g，黄柏10g，滑石10g，甘草6g，黄芩10g，车前子10g。15剂，水煎服。

> **按** 尿浊是以小便混浊，白如米浆，溲时无痛为主症的疾患。《素问·至真要大论》云："水液浑浊，皆属于热。"《丹溪心法》亦明确指出："浊主湿热，有痰有虚。"本案患者一派湿热之候，当属湿热蕴结下焦，故以程氏萆薢分清饮治之，其效甚佳。

【案三】

◇病例卡片◇

刘某，女，70岁，长沙市人。门诊病例。

初诊（2004-08-15）：家人诉1个月前患肝脓肿，曾在某大医院于肝脏抽出脓水数毫升，家属私下告之，其40余岁丧夫以来，性情变得非常暴躁，亦未再嫁。诊见右胁下隐痛，腹胀，口苦，尿热而黄，阴部灼热，舌苔黄腻，脉滑数。

辨证：肝胆湿热。

治法：清肝胆实火，泻肝胆湿热。

主方：龙胆泻肝汤加味。

龙胆草10g，栀子10g，黄芩12g，柴胡10g，生地15g，当归尾10g，川木通6g，泽泻10g，车前子15g，甘草10g，生薏苡仁20g，败酱草20g。10剂，水煎服。另：熊胆粉10g，装胶囊20个，每日吞服2个。

二诊（2004-08-27）：诉右胁下疼痛显减，但阴部仍有灼热感，尿黄，易呕，舌苔薄黄，脉细滑数。拟原方再治之。

龙胆草10g，栀子10g，黄芩10g，柴胡10g，生地15g，当归尾10g，川木通6g，泽泻10g，车前子15g，甘草10g，生薏苡仁20g，败酱草20g，银花20g，蒲公英20g，黄柏10g，竹茹20g。10剂，水煎服。另：熊胆粉10g，装胶囊20个，每日吞服2个。

三诊（2004-09-08）：右胁下无不适，亦未再抽脓水，阴部灼热亦减，尿黄，心烦，少寐，舌苔薄黄，脉细。改拟知柏地黄丸加味治之。

知母10g，黄柏10g，生地15g，怀山药10g，山茱萸10g，丹皮10g，茯神15g，泽泻10g，龙胆草6g，栀子10g，炒枣仁30g，柏子仁15g，炒龟板20g。10剂，水煎服。

四诊（2004-09-20）：诉阴部灼热感已大减，小便正常，心烦少寐亦显减，舌苔薄黄，脉细。改拟知柏地黄汤加味再进10剂。

> **按** 《灵枢·经脉》云："肝足厥阴之脉……循阴股……过阴器，抵小腹。"本案患者右胁下疼痛，阴部灼热，口苦，尿黄，显属肝胆湿热的征象，而舌苔黄腻、脉滑数亦是湿热之征，故取龙胆泻肝汤加味直除病因，肝胆之火除，症必消。此外，该患者40余岁丧夫，后未再嫁，久之则忧思郁结而致相火炽盛，故后期改拟知柏地黄汤加味以清相火，善后收功。

【案四】

◇病例卡片◇

陈某，男，40岁，湖南长沙人。门诊病例。

初诊（2005-12-11）：诉会阴部中间胀痛1月余，有灼热感，小便黄，夹有白浊，舌红，苔薄黄，脉细数。

辨证：阴虚兼湿热气滞。

治法：滋阴清热，行气利湿。

主方：大补阴丸合金铃子散加味。

熟地15g，知母10g，黄柏10g，炒龟板30g，延胡索20g，川楝子10g，黄芩10g，萆薢10g，车前子10g。10剂，水煎服。

二诊（2005-12-22）：诉前症显减，舌红，苔薄黄，脉细数。拟原方加减治之。

熟地15g，知母10g，黄柏10g，炒龟板20g，延胡索15g，川楝子10g，草薢15g，土茯苓20g，川牛膝15g。15剂，水煎服。

病愈。

> **按** 会阴部中间为督脉、任脉所主，而督、任与肾相通，会阴部灼热而见脉细数，乃肾阴虚而火旺之象；足厥阴肝经亦绕阴器，肝郁气滞可致其胀痛；而小便黄，夹有白浊，为湿热下注，故此案乃虚实夹杂之证。大补阴丸滋肾阴、降虚火，金铃子散疏肝行气、活血止痛，黄芩、车前子、草薢、土茯苓之类均清利湿热，诸药合用，故取速效。

【案五】

◇病例卡片◇
李某，女，28岁，郴州市人工人。门诊病例。

初诊（2004-11-17）：诉1年前开始有阴痒，发病初期用淡醋水洗后痒可缓解，以后上法无效。外院B超检查发现有卵巢囊肿，曾诊断为"霉菌性阴道炎"。有慢性咽喉炎病史，目下阴部时痒难忍，夜间加重，带下色黄量多，伴右侧小腹胀痛，咽痛，咽干，喉中多痰，舌苔黄，脉细。
辨证：湿热下注。
治法：清利湿热，兼清咽止痛。
主方：易黄汤、玄贝甘桔汤合金铃子散。
玄参20g，浙贝30g，麦冬20g，桔梗10g，红藤20g，苦参10g，黄柏10g，芡实30g，怀山药30g，白果10g，车前子15g，甘草6g，土茯苓20g。15剂，水煎服。

二诊（2004-12-01）：服上药后症情好转，外阴瘙痒减轻，白带减少，右侧小腹痛不显，仍有咽部不适，舌苔薄黄，脉数。药已收效，再拟易黄汤合苡酱散、五味消毒饮治之。
黄柏10g，芡实30g，怀山药30g，白果10g，车前子15g，薏苡仁30g，败酱草20g，苦参10g，浙贝30g，地肤子10g，紫花地丁15g，蒲公英15g，银花15g，连翘15g，野菊花10g。15剂，水煎服。

三诊（2005-01-14）：上方调治后，仅偶发外阴痒，白带基本正常，咽喉已无不适感，舌苔薄黄，脉数。续以易黄汤清湿热，合三甲散以消其囊肿。

黄柏8g，芡实30g，怀山药30g，车前子10g，白果10g，浙贝30g，香附10g，炒鳖甲30g，炮甲10g，生牡蛎20g，苦参10g，白花蛇舌草20g。15剂，水煎服。

药后症情稳定，阴痒及带下未再复发。

> **按** 患者阴痒，带下色黄量多，舌苔黄，知为湿热下注。如《景岳全书·妇人规》所言："妇人阴痒者，必有阴虫，微则痒，甚则痛，或为脓水淋沥，多由湿热所化。"以易黄汤清利湿热；然厥阴肝经绕阴器，其少腹痛者亦与肝经有关，故合金铃子散疏肝理气止痛；并以玄贝甘桔汤兼治咽痛咽干，方虽杂而作用分明，故诸症皆愈。

【案六】

◇病例卡片◇

田某，男，40岁，湖南长沙市某厂干部。门诊病例。

初诊（2005-06-22）：诉阴囊多汗，自觉口臭，时发口疮，数年不愈。诊见舌红，苔薄黄，脉细数。

辨证：肾经虚热兼脾胃湿热。

治法：滋阴清热止汗。

主方：知柏地黄丸合泻黄散。

黄柏10g，知母10g，炒龟板30g，熟地15g，怀山药20g，泽泻10g，丹皮10g，山茱萸15g，茯苓15g，栀子10g，藿香10g，防风6g，生石膏20g，甘草10g。10剂，水煎服。

二诊（2005-07-05）：诉服上方10剂后，口臭已消，口疮未发，阴汗显减，舌红，苔薄黄，脉细略数。继服知柏地黄丸加炒龟板。

黄柏10g，知母10g，熟地15g，怀山药20g，泽泻10g，丹皮10g，山茱萸15g，茯苓15g，炒龟板30g。20剂，水煎服。

病愈。随访半年，未复发。

> **按** 阴汗以外生殖器及其周围汗出为主症，多责之于肝、肾。其中，因肾阴虚热所致者居多，知柏地黄丸加减治之；若因肝经湿热所致，龙胆泻肝汤加减治之；亦有兼见腰膝冷痛，阳痿，早泄，夜尿频多，舌淡苔白，脉沉细无力等症，为肾阳虚所致，宜用安肾丸加减治之。

【案七】

◇病例卡片◇

刘某，男，39岁，长沙市人。门诊病例。

初诊（2005-07-20）：诉大便不畅，日行3次，欲解而难解，肛门坠胀，兼阴汗多，精神疲乏，病已5年。诊见舌苔薄黄，脉细。

辨证：中气下陷。

治法：益气升清。

主方：补中益气汤。

西洋参片10g，黄芪30g，炒白术10g，柴胡10g，当归10g，陈皮10g，升麻4g，炙甘草10g。10剂，水煎服。

二诊（2005-07-29）：诉大便仍日行3次而不畅，肛有坠感，阴汗多，舌苔薄黄，脉细。拟上方加泽泻、肉苁蓉。

西洋参片10g，黄芪30g，炒白术10g，柴胡10g，当归10g，陈皮10g，升麻4g，肉苁蓉20g，泽泻10g，炙甘草10g。10剂，水煎服。

三诊（2005-08-10）：诉肛坠显减，大便仍日行3次而不畅，阴汗较多，舌苔薄黄，脉细。改拟补中益气汤加车前子、黄柏。

西洋参片10g，黄芪30g，炒白术10g，陈皮10g，升麻4g，柴胡10g，当归10g，黄柏6g，车前子10g，泽泻10g，炙甘草10g。10剂，水煎服。

四诊（2005-08-19）：诉肛坠、阴汗显减，大便不畅亦见缓解，舌苔薄黄，脉细。拟前方再进10剂，水煎服，以收全功。

西洋参片10g，黄芪30g，炒白术10g，陈皮10g，升麻5g，柴胡10g，当归10g，黄柏10g，车前子10g，炙甘草10g。

> **按** 肛坠而大便不畅，当分虚实辨治。实者多为湿热气滞，虚者多为气虚下坠。本案兼见精神疲乏而脉细，当属气虚不升；又兼阴汗，李东垣所谓中气下陷，气火失调而变生"阴火"，故以补中益气汤加黄柏、车前子治之，是在益气升清之中，加以清热利浊，此为补中兼清之法。

【案八】

◇病例卡片◇

伍某，男，30岁。长沙市人。门诊病例。

初诊（2006-02-24）：诉阴汗，兼肛部渗水，1年余不愈。询其精神疲乏，诊见舌苔薄黄腻，脉细。

辨证：脾胃气虚，湿热下注。

治法：补中益气，清热利湿。

主方：补中益气汤合四妙散。

西洋参片10g，黄芪30g，炒白术10g，陈皮10g，升麻3g，柴胡10g，当归10g，炙甘草8g，苍术8g，黄柏8g，薏苡仁20g，草薢10g。10剂，水煎服。

二诊（2006-03-24）：诉上症已控制。现腰酸疼，兼有遗精，早泄，舌苔薄黄，脉细。改拟左归饮合秘精汤。

熟地15g，怀山药20g，山萸黄15g，杜仲30g，当归10g，枸杞子15g，川牛膝15g，炒龟板30g，芡实30g，煅龙骨20g，煅牡蛎20g，五味子6g，知母10g，菟丝子20g，黄柏8g。10剂，水煎服。

按 此案初诊为阴汗兼肛部渗水，舌苔薄黄腻，脉细，属气虚兼湿热下注，故以补中益气汤合四妙散主治，诸症自解。二诊为腰酸痛兼遗精、早泄，当属肾阴虚证，又以左归饮合秘精汤主治。此先脾病而后肾病也。

【案九】

◇病例卡片◇

邓某，女，40岁，长沙市人。门诊病例。

初诊（2005-11-27）：诉素患痔疮，近日大便下血，血色鲜红，痔疮疼痛不显，舌淡，苔薄白，脉细。

辨证：湿热遏肠，损伤脉络。

治法：清热利湿，凉血止血。

主方：槐花散合赤小豆当归散。

当归身15g，赤小豆30g，槐花20g，侧柏炭15g，荆芥炭10g，炒枳壳10g，白芍15g，甘草10g。15剂，水煎服。

二诊（2005-12-14）：诉痔疮下血已止，但舌质仍淡，苔薄白，脉细。拟原方再进15剂。

当归身15g，赤小豆30g，槐花20g，侧柏炭10g，荆芥炭10g，炒枳壳10g，白芍15g，甘草10g。15剂，水煎服。

按　本案因湿热壅遏肠道，损伤脉络，血渗外溢所致。须清肠凉血止血，取槐花散治之。《金匮要略》云："下血，先血后便，此近血也，赤小豆当归散主之。"故又合赤小豆当归散，则肠中湿热清，便血愈。

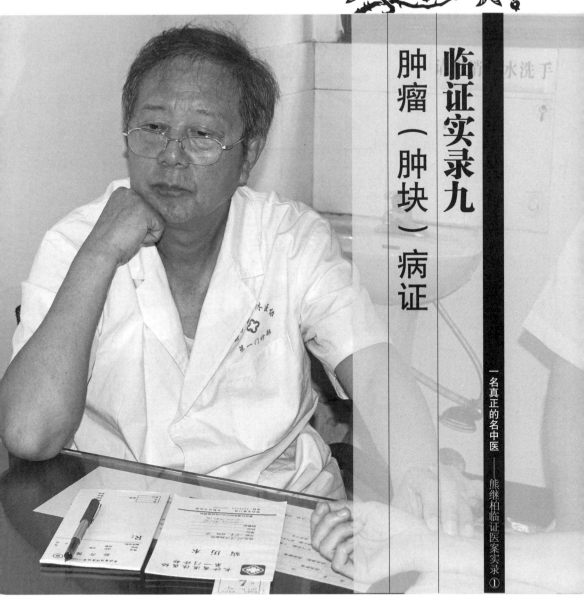

临证实录九

肿瘤（肿块）病证

一名真正的名中医——熊继柏临证医案实录①

一名真正的名中医
——熊继柏临证医案实录 1

◎ 肺癌案

◎ 肝癌案

◎ 乳腺癌案

◎ 肿块案

肺癌 **案**

初诊（2005-05-25）：患者2004年7月份因患肺癌进行手术，切除左侧肺叶。现症：气短乏力，胸部隐痛，咳嗽，痰多，色黄，舌苔黄腻，脉滑数。

辨证：气虚兼痰热阻肺。

治法：补益肺气，清热化痰。

主方：苇茎汤合小陷胸汤加西洋参、浙贝。

西洋参片10g，浙贝30g，桃仁10g，芦根20g，炒瓜壳10g，生薏苡仁20g，炒冬瓜子15g，黄连4g，法半夏10g，白花蛇舌草20g。10剂，水煎服，每日1剂。

二诊（2005-06-08）：服药后上述症状显减，但口渴，舌苔薄黄腻，脉滑数。拟上方加减再进10剂。

西洋参片10g，浙贝30g，黄连3g，炒瓜壳10g，法半夏10g，天花粉15g，桃仁6g，芦根20g，薏苡仁20g，炒冬瓜子15g。10剂，水煎服，每日1剂。

三诊（2005-06-29）：近日因感冒后觉语涩，气短，胸闷，痰多，舌苔黄腻，脉细滑而数。改拟涤痰汤合小陷胸汤治之。

西洋参片10g，石菖蒲20g，炙远志10g，陈皮10g，法半夏10g，茯苓

15g，黄连2g，炒瓜壳8g，胆南星6g，枳实10g，甘草6g，白花蛇舌草15g，天花粉15g。10剂，水煎服，每日1剂。

四诊（2005-07-10）：患者诉服药后，咳出大量黄痰，胸部闭塞胀满之感明显减轻，呼吸较平顺。守上方再进15剂。

1个月后，患者家人告知，患者现在症状明显缓解，一般日常生活能够自理。

> **按** 胸痛，咳嗽，舌苔黄腻，脉滑数，此乃痰热结聚之症。故主方以小陷胸汤清热化痰，散结宽胸；合苇茎汤清肺部瘀热。西洋参补益肺气，祛邪而不伤正；白花蛇舌草清热祛湿，有抗癌的作用；石菖蒲、炙远志开窍。后因感冒而出现症情反复，因肺气不足而痰浊复阻所致，故复用涤痰汤合小陷胸汤加大化痰开窍、扶正之力，使诸症平息。

肝癌 案

胡某，女，48岁，湘潭市某建筑公司职工。门诊病例。

初诊（2006-10-20）：患者于2006年3月CT发现右肝后叶占位病变，大小为160mm×130mm×100mm左右，结合AFP>400，确诊为肝癌（巨块型），在医院行介入治疗，第1次介入后肿块稍见缩小，第2次则未见明显缩小。2006年9月开始行放疗，21天后查B超显示：肿块大小为138mm×107mm×90mm。患者因经济困难，又不堪忍受放疗的副作用，经人介绍前来就诊。现症：右胁、胃脘部胀痛，偶有刺痛，口苦，泛酸，舌暗红，苔薄白少，脉弦细数。

辨证：气滞血瘀。

治法：疏肝理气，活血化瘀，软坚散结。

主方：疏肝消瘰丸合三甲散。

当归10g，川芎8g，赤芍8g，柴胡10g，青皮10g，枳实10g，郁金15g，炮甲15g，炒鳖甲30g，生牡蛎（包）15g，浙贝20g，三棱10g，莪术10g，茵陈15g。20剂，水煎服，并嘱其久煎。

二诊（2006-11-22）：服上方后右胁痛、胃脘痛显减，诉口干口苦，舌红，苔薄黄，脉弦细数。前方合金铃子散加味治之。

丹皮10g，栀子10g，当归10g，川芎8g，赤芍8g，柴胡10g，青皮10g，枳实10g，郁金15g，炮甲15g，炒鳖甲30g，生牡蛎（包）15g，浙贝20g，三棱10g，莪术10g，延胡索15g，川楝子10g，茵陈15g。15剂，水煎服。

另：熊胆粉8g，装胶囊15颗，每天1颗，温开水送服。

三诊（2006-12-29）：近日左胁下发红色疱疹，疼痛，舌红，苔薄黄，脉转弦数。龙胆泻肝汤加味治之。

龙胆草6g，木通6g，生地15g，泽泻10g，车前子（包）10g，当归尾10g，栀子10g，黄芩10g，紫草10g，板蓝根15g，炮甲15g，炒鳖甲30g，甘草10g。15剂，水煎服。另：熊胆粉8g，装胶囊15颗，每天1颗，温开水送服。青黛150g，每次适量，冷水调敷疱疹处。

四诊（2006-01-17）：服上方后，左胁下带状疱疹已经基本痊愈，但疱疹结痂处仍痒，颜面仍黧黑，纳可，口已不苦，足不肿，无牙龈出血，舌苔薄黄，脉弦数。丹栀逍遥散加味治之。

丹皮10g，栀子10g，柴胡10g，当归10g，赤芍15g，土茯苓20g，甘草10g，炒白术10g，桃仁10g，炒鳖甲30g，炮甲15g，茵陈30g，苦参10g，丹参15g。15剂，水煎服。另：熊胆粉8g，装胶囊15颗，每天1颗，温开水送服。

五诊（2007-02-07）：患者诉服药后，查肝脏B超示：右肝后叶上段占位病变已经缩减为92mm×76mm左右。续服上方10剂，患者信心大增，精神明显转佳。今日门诊复查B超示：右肝后叶上段占位病变缩小为68mm×69mm。现症：左胁下隐痛，腹部皮肤生红色痒疹，面色黧黑，口苦，咳痰时痰中有血丝，舌苔薄黄，脉弦数。丹栀逍遥散加减治之。

党参10g，丹参20g，苦参10g，炮甲15g，炒鳖甲30g，茵陈30g，郁金15g，丹皮10g，栀子炭15g，当归10g，柴胡10g，茯苓20g，炒白术10g，甘草6g，赤芍10g。15剂，水煎服。另：熊胆粉14g，装胶囊30颗，每天2颗，温开水送服。

按 肝癌有"癌中之王"之称，其预后之差不必多言。此患者初诊以右胁胀痛、刺痛为主症，参合舌脉，肝郁气滞、瘀血内阻之证跃于眼前，予疏肝消瘰丸加三棱、莪术疏肝理气，活血化瘀。然有形之肿块形成非一日之寒，仅凭草木无情之品，消散之力尚弱，故合三甲散加强软坚散结之功。服药后肝气得疏，右胁疼痛、胃脘胀痛显减。然有肝郁化火之象，故加入金铃子散、熊胆粉以清肝泻火。三诊时又患缠腰火毒，乃肝经火毒，改龙胆泻肝汤清肝泻火，加紫草、板蓝根清热解毒，青黛外敷，内外兼施，果获佳效。四诊肝经火毒十去七八，故改丹栀逍遥散加味清肝经之余毒。数次易方，癌块大小显减，患者自觉症状明显好转，近期疗效颇令人满意。由此观之，中医治病，固守一方一药乃下工之法，有是证用是方，方随证转，乃上工之策。仲景云："知犯何逆，随证治之。"此之谓也。

乳腺癌 案

◇病例卡片◇
　　张某，女，38岁，湖南岳阳市华容县农民。门诊病例。

　　初诊（2006-12-31）：诉2001年6月因右侧乳腺癌行右乳切除手术，同年年底病情复发，又行右乳全切除手术。两个月前出现双腿外侧及腰部游走性疼痛，并一身骨节疼痛，精神疲乏，体重下降较快（现49kg），在医院做骨扫描时发现骨转移。现症：面色萎黄，右腋下数个淋巴结肿大，左乳无肿块，时而咳嗽，精神疲乏，形体消瘦，情绪低落，舌紫，苔薄白腻，脉细滑。

　　辨证：气血两虚兼湿热瘀阻。

　　治疗：补气养血活血，清热利湿通络。

　　主方：香贝养荣汤合四妙散。

　　西参片10g，炒白术10g，茯苓15g，陈皮10g，川芎10g，当归10g，白芍15g，熟地10g，香附10g，浙贝30g，甘草10g，苍术6g，黄柏10g，薏苡仁15g，黄药子8g，炮甲15g，煅乳香10g，煅没药10g，白花蛇舌草20g，秦艽10g。20剂，水煎服。

　　二诊（2007-01-24）：服上方后，腰腿痛及一身骨节痛明显减轻，精神面色转佳，但右腋下仍有数个淋巴结肿大，舌淡紫，苔薄白，脉细滑。继用前方巩固疗效，20剂，水煎服。

　　三诊（2007-05-06）：诉自服上方40余剂后，腰腿痛已止，一身关节已无疼痛，精神面色转佳，并能正常从事家务劳动，体重已增至55kg。

现症：右腋下仍有淋巴结肿大，左乳无肿块，舌苔黄白相兼，左脉细，右脉滑。治疗重点转为消气滞血瘀所致的淋巴结，并进一步清湿热、止疼痛，改用仙方活命饮合四妙散加减。

当归10g，赤芍10g，炮甲15g，皂刺10g，天花粉10g，煅乳香10g，煅没药10g，白花蛇舌草15g，三棱8g，莪术8g，陈皮10g，浙贝30g，白芥子15g，甘草6g，苍术6g，黄柏10g，秦艽10g，川牛膝20g。15剂，水煎服。

按　恶性肿瘤多为本虚标实之证，故临证之时需权衡攻补的运用。《素问·六元正纪大论》云："大积大聚，其可犯也，衰其大半而止。"此例患者经过2次手术，正气已虚，就诊时虚象已显，然又兼湿热瘀阻，故以香贝养荣汤扶正为主，配以四妙散清利湿热，如东垣所云"养正积自消"也。后正气增强，改为攻邪为主，邪去正自安也。

肿块案

【案一】

初诊（2004-07-06）：诉2004年5月单位体检查出"双乳腺小叶增生"，因其有多处增生，不便手术，且患者亦不愿行肿块切除术，经朋友介绍，前来求诊。现症：双乳外侧上方及内上方均可触及多个肿块，大小不一，质中等，可移，平素月经量偏少，且行经前双乳胀痛明显，舌苔薄黄，脉弦。

辨证：肝气郁滞，郁久成积。

治法：疏肝解郁，行气消积。

主方：疏肝消瘰丸加味。

当归10g，柴胡10g，赤芍10g，枳实6g，青皮15g，川芎10g，香附10g，甘草10g，橘核15g，郁金15g，浙贝30g，生牡蛎30g，炮山甲10g，三棱8g，莪术8g，延胡索15g。10剂，水煎服。

二诊（2004-07-22）：诉5日前行经，经前双乳胀痛感已明显减轻，舌苔薄黄，脉弦。拟原方化裁再进15剂。

当归10g，柴胡10g，赤芍10g，枳实6g，青皮10g，川芎10g，香附10g，甘草10g，橘核15g，郁金15g，浙贝20g，生牡蛎30g，炮山甲10g，三棱8g，莪术8g，炒鳖甲15g，天葵子15g。15剂，水煎服。另：田七粉100g，土贝母100g，山慈菇60g，三味药碾末醋调，外敷肿块处。

三诊（2004-08-08）：查双乳肿块已趋软，且渐变小，舌苔薄黄，脉弦细。拟原方再进15剂，合外用药敷于患处。

四诊（2004-08-27）：诉此次行经前双乳已未见胀痛，且经量已增多，舌苔薄黄，脉弦细。拟原方再进15剂。并继续以田七粉80g，土贝母100g，山慈菇50g，合碾细末醋调，外敷肿块处。

五诊（2004-09-12）：查双乳肿块已消90%，现仅有1~2个极小的肿块，且质软，见病已近痊愈，故决定取疏肝消瘰丸丸料1剂，缓缓消之，并以巩固疗效，防止复发。

此患者2005年初因患咳嗽曾来门诊求诊，询问其乳房肿块是否已全消，答曰："已痊愈，未见复发，十分感谢。"

> **按** 乳房肿块，当属中医的积证，《素问·至真要大论》云："坚者削之"，"结者散之，留者攻之。"此患者行经前双乳胀痛，当属肝气郁滞，久之而导致乳房内生肿块，故以疏肝解郁、行气消积之法，方以疏肝消瘰丸治之。又因积证绝非一日两日而成之，故并非短期能使其消散，所以服药时间较长，缓缓消之，以图根治。

【案二】

◇病例卡片◇
李某，男，64岁，长沙市人。门诊病例。

初诊（2005-03-04）：诉半年前B超发现"左肾癌肿"（150mm×135mm）。现症：左侧腰及少腹胀痛，转侧屈伸不利，小便色黄，时有血尿。诊见舌苔薄黄，脉滑数。
辨证：瘀热结聚。
治法：清热祛瘀散结。

主方：仙方活命饮合犀黄丸加减。

金银花15g，白花蛇舌草30g，车前子15g，白茅根15g，炮甲10g，浙贝20g，白芷10g，当归10g，黄柏10g，黄芩10g，炒乳香10g，炒没药10g，甘草15g。15剂，水煎服。另：麝香3g，犀牛黄3g，装15个胶囊，每日吞服1个。

二诊（2005-04-20）：诉血尿减轻，左侧腰及少腹仍胀痛，并兼有盗汗，舌红，苔薄黄，脉滑。处以仙方活命饮合西黄丸再合失笑散加味。

小蓟20g，白茅根20g，天葵子20g，生牡蛎30g，生蒲黄10g，五灵脂10g，延胡索10g，炮甲10g，浙贝20g，煅乳香10g，煅没药10g，当归10g，天花粉10g，皂角刺10g，金银花20g，白花蛇舌草30g，黄柏10g，甘草10g。15剂，水煎服。另：麝香3g，犀牛黄3g，装15个胶囊，每日吞服1个。

三诊（2005-05-08）：诉前症悉减，但时觉有气自下腹上冲至胸脘部作胀，舌苔薄黄，脉弦滑。再拟上方加青皮、广木香、橘核。

小蓟15g，白茅根15g，天葵子30g，生牡蛎30g，生蒲黄10g，五灵脂10g，青皮10g，橘核15g，广木香6g，炮甲10g，浙贝20g，煅乳香10g，煅没药10g，当归10g，天花粉10g，皂角刺10g，金银花20g，甘草10g。15剂，水煎服。另：麝香3g，犀牛黄3g，装15个胶囊，每日吞服1个。

四诊（2005-05-25）：诉近日做B超，发现左肾肿块明显减小。现症：左侧腰及少腹痛已基本消失，血尿亦止，舌苔薄黄，脉滑。再拟上方去青皮、广木香，继进30剂，善后收功。

> **按** 仙方活命饮乃"疮疡之圣药，外科之首方"，本证患者血尿，腰痛，苔黄，脉数，显为瘀热结聚，故以仙方活命饮为主方，并配以西黄丸，清热解毒，消瘀溃坚，其肿块消而血尿自止，腰痛自除。

【案三】

◇病例卡片◇

刘某，女，62岁，长沙市人。门诊病例。

初诊（2005-10-15）：诉西医检查发现"结肠癌"，已于2005年9月27日行手术并化疗1次。现症：腹胀，便秘，大便硬，失眠，心悸，口干唇燥，神疲，舌红，苔薄黄，脉细。

辨证：腑实热结，气津两亏。

治法：泻热通腑，益气生津。

主方：新加黄龙汤。

西洋参片10g，玄参20g，生地20g，麦冬20g，当归10g，生大黄6g，枳实10g，火麻仁20g，枣仁30g，柏子仁15g，芒硝（装胶囊，大便通则减量）20g。10剂，水煎服。

二诊（2005-10-25）：诉仍腹胀，便难，大便仍较干，口干，但心悸、失眠症状明显减轻，舌红苔少，脉细。前方再进10剂。

西洋参片10g，玄参20g，生地20g，麦冬30g，生大黄5g，当归10g，枳壳15g，白芍15g，甘草6g。10剂，水煎服。

三诊（2005-11-20）：诸症悉减，但近日左侧腰痛，腹疼，便秘，少寐，舌红，苔薄黄，脉细。拟新加黄龙汤加鸡内金、牛膝、陈皮、炒枣仁、桃仁。

玄参10g，桃仁10g，白芍10g，当归10g，西洋参片10g，陈皮10g，炒枣仁30g，生地10g，麦冬15g，枳壳10g，厚朴10g，大黄5g，怀牛膝15g，鸡内金15g，甘草6g。10剂，水煎服。

四诊（2005-12-05）：诉腰腹痛已止，大便较干结，口干不欲食，夜寐欠安，兼两侧头痛，舌淡，苔薄，脉细。拟麻仁丸合益胃汤再合酸枣仁汤。

玉竹20g，沙参20g，麦冬20g，生地15g，炒枣仁30g，川芎15g，知母10g，茯神15g，火麻仁30g，白芍15g，枳壳10g，厚朴10g，生大黄6g，甘草6g。10剂，水煎服。

> **按** 本证便秘，腹胀，兼口干唇燥，神疲，舌红，脉细，显为腑实热结而气阴两亏，治以新加黄龙汤攻补兼施。四诊时见其夜寐欠安，口干而不欲食，舌淡，脉细，当虑肝胃阴虚。故易苦寒峻下之方为润下之剂麻仁丸，并合酸枣仁汤、益胃汤，养肝胃之阴，方证相符，故获全愈。

【案四】

◇病例卡片◇

郭某，男，27岁，湖南长沙四方坪小区。门诊病例。

初诊（2007-03-02）：素有咽喉肿痛，近日饮食不节，迭进膏粱厚味，1周前发现左颈部有1个硬节，质硬，推之不动，几天内迅速长大，有鸡蛋大小。患者疑恐是恶性肿瘤，不敢去医院检查，经人介绍前来就诊。现症：左颈部无名肿块，疼痛不甚，轻微发热感，口干口苦，咽喉肿痛，喉中多痰，大便秘结不畅，舌红，苔薄黄腻，脉滑数。

辨证：风热夹痰，结聚成块。

治法：疏风清热，化痰散结。

主方：普济消毒饮加味。

黄连5g，黄芩10g，陈皮10g，甘草6g，玄参15g，柴胡6g，桔梗10g，连翘15g，板蓝根30g，马勃6g，牛蒡子10g，薄荷5g，僵蚕15g，浙贝30g，白芥子10g，炮甲15g，大黄5g。10剂，水煎服。

二诊（2007-03-11）：服上方后大便通畅，口干口苦大减，颈部肿块略见减小，患者信心大增，守方再进10剂。

黄连5g，黄芩10g，陈皮10g，甘草6g，玄参15g，柴胡6g，桔梗10g，连翘15g，板蓝根30g，马勃6g，牛蒡子10g，薄荷5g，僵蚕15g，浙贝30g，白芥子15g，炮甲15g，大黄3g。10剂，水煎服。

三诊（2007-03-23）：服上方后，左颈部肿块明显缩小，质地变软，大便通畅，每日1行，仍口干口苦，喉中多痰，舌质暗红，苔薄黄腻，脉滑数。痰热已减，血瘀明显，前方加三棱、莪术，进一步活血化瘀散结。

黄连5g，黄芩10g，陈皮10g，甘草6g，玄参15g，柴胡6g，桔梗10g，连翘15g，板蓝根30g，马勃6g，牛蒡子10g，薄荷5g，僵蚕15g，浙贝30g，白芥子15g，炮甲15g，大黄3g，三棱10g，莪术10g。10剂，水煎服。

四诊（2007-04-06）：肿块缩减2/3，喉中痰减，咽喉肿痛消失，舌脉如前。但近日胃口欠佳，前方去马勃，加神曲10g。

黄连5g，黄芩10g，陈皮10g，甘草6g，玄参15g，柴胡6g，桔梗10g，连翘15g，板蓝根30g，牛蒡子10g，薄荷5g，僵蚕15g，浙贝30g，神曲（包）10g，白芥子15g，炮甲15g，大黄3g，三棱10g，莪术10g。15剂，水煎服。

五诊（2007-04-22）：肿块完全消失，患者欣喜之情溢于言表，诸症皆除，唯疲乏少气，前方加黄芪20g以益气扶正，嘱其清淡饮食，少食膏粱厚味，患者点头应许。

按 有形积块之产生，不论良性、恶性，必有一定的诱发因素，比如痰热、气滞、血瘀等是也。凡是能加重痰热、气滞、血瘀的，如饮食不节、以酒为浆、情志不遂、郁怒忧思等，皆为诱因。

该患者素体阳热，咽喉时有肿痛，此其证也；饮食不节，膏粱厚味，痰热内生是其诱因也。故选用普济消毒饮疏风散邪，清热解毒，加浙贝、白芥子之属清化痰热，加大黄引痰热下行。虽几经调整，数易处方，但清热解毒、化痰散结之旨未变。四诊、五诊时伴有食少纳差，疲乏，故加神曲健胃化痰，加黄芪益气托毒。最后嘱其清淡饮食，少食膏粱厚味，可谓善后之良药。普济消毒饮本为大头瘟而设，临床用于头颈之上无名肿毒，加减得法，亦有如此效验。

【案五】

◇病例卡片◇

汪某，女，80岁，湖南长沙市民。门诊病例。

初诊（2007-03-04）：诉左臀底部生肿块4月余，坐卧时痛甚，伴口干，口苦，喉中多痰。B超检查示：左臀部坐骨结节囊性包块（大小为64mm×27mm×46mm）。西医建议手术治疗。但患者年老体弱，且于1997年曾因外阴癌做过手术，故请求服中药治疗。诊见左臀部坐骨结节处囊性肿块，肿尖较软，根脚较硬，压痛明显，皮色不变，舌红，苔薄黄腻，脉滑数。

辨证：气滞痰凝血瘀。

治法：行气化痰，散瘀消结。

主方：海藻玉壶汤加味，并处以如意金黄散外敷。

海藻20g，昆布10g，当归尾10g，川芎6g，陈皮10g，青皮10g，法半夏15g，浙贝30g，独活10g，连翘15g，炮甲20g，黄柏10g，白芥子15g，煅乳香10g，煅没药10g。10剂，水煎服。另：厚朴10g，陈皮15g，苍术15g，甘草15g，片姜黄20g，黄柏20g，生大黄20g，白芷20g，煅乳香10g，煅没药10g。合碾细末，水醋各半，调敷于患处。

二诊（2007-03-14）：诉左臀底部肿块略减小，疼痛减轻，仍口苦。诊见左臀底部肿块减小，肿尖较软，根脚仍较硬，有压痛，舌红，苔薄黄腻，脉滑数。继用上方加黄芩6g以清热，服20剂。

三诊（2007-05-13）：诉服药后左臀底部肿块已基本消散。查其肿块处肌肉较硬，皮色较暗，已无疼痛。近日夜间时发足挛急，仍口干，口苦，喉中多痰。诊见舌红，苔薄少，脉转细数。此乃阴血不足，筋脉失养，并兼有痰热，治以芍药甘草木瓜汤加味。

白芍25g，甘草10g，木瓜30g，炮甲15g，地龙10g，浙贝30g，天花粉20g，黄芩6g。10剂，水煎服。

> **按** 海藻玉壶汤出自《医宗金鉴》，原主治"石瘿"，究其成因乃气滞痰凝血瘀，与此案之病机如出一辙，故用之显效。

【案六】

◇病例卡片◇

　　石某，男，22岁，长沙市人，在国外留学。门诊病例。

　　初诊（2007-04-20）：诉在国外留学期间觉胸部闷胀不舒，胸部隐痛，时咳嗽，遂回国。在某大型医院做胸部CT示：纵隔淋巴瘤Ⅱ期。并行手术切除及化疗。两个月之后，胸部胀痛复作，且咳嗽较频。经CT检查，发现胸纵隔部有阴影，肺部亦有阴影，医生建议服中药，以控制复发。经熟人介绍前来就诊，诊见咳嗽较甚，咳吐稠黏痰，胸闷，胸部隐痛，身发低热，兼口苦，背胀，舌苔薄黄，脉滑数。

　　辨证：痰、热、瘀互结胸膈。

　　治法：清热化痰，消瘀散结。

　　主方：小陷胸汤、苇茎汤合犀黄丸。

　　黄连3g，法半夏10g，炒瓜壳10g，芦根20g，桃仁6g，薏苡仁15g，煅乳香10g，煅没药10g，桑白皮20g，浙贝30g，杏仁10g，白花蛇舌草30g。15剂，水煎服。另：犀牛黄3g，每日0.2g，水冲服。

　　二诊（2007-04-27）：诉上次只取7剂药，服药后咳嗽、胸闷、胸痛诸症显减，背胀、口苦亦减，舌苔薄黄腻，脉滑数。嘱以上方再进15剂。

　　三诊（2007-05-22）：诉诸症悉减，背胀已止，但咳嗽阵作而胸闷，后头部晕而胀痛，舌苔薄黄，脉滑数。改拟小陷胸汤合桑贝止嗽散、犀黄丸治之。

　　黄连3g，法半夏10g，炒瓜壳10g，桑白皮30g，浙贝20g，杏仁10g，桔梗15g，炙紫菀10g，百部10g，白前10g，陈皮10g，煅乳香10g，煅没药

10g，甘草10g。15剂，水煎服。另：麝香3g，犀牛黄3g，每日各服0.2g。

四诊（2007-06-08）：上症明显减轻，但近日行化疗后觉口干，舌红，苔薄黄，脉滑数。再拟小陷胸汤、桑贝苇茎汤合犀黄丸加味治之。

黄连4g，法半夏10g，炒瓜壳10g，桑白皮20g，浙贝30g，芦根20g，桃仁6g，薏苡仁15g，煅乳香10g，煅没药10g，沙参20g，麦冬20g，杏仁10g，桔梗10g，甘草6g。15剂，水煎服。另：麝香3g，犀牛黄3g，每日各服0.2g。

五诊（2007-06-27）：现正行化疗，觉口干，疲乏，余症不显，舌苔薄黄，脉滑数。拟上方再进15剂。

六诊（2007-07-06）：咳嗽时作，近日腹胀，便溏，胸部时有隐痛，舌苔薄黄，脉滑数。拟苇茎汤、犀黄丸合连朴饮治之。

芦根20g，桃仁6g，薏苡仁15g，炒瓜壳6g，黄连4g，厚朴20g，法半夏10g，煅乳香10g，煅没药10g，白花蛇舌草30g，香附10g，浙贝30g，炮甲10g。10剂，水煎服。另：麝香2g，犀牛黄2g，每日各服0.2g。

七诊（2007-07-18）：诊时见胸闷，面发潮热，手足心热，时咳，舌红，苔薄少而黄，左脉转细数，右脉滑数。拟小陷胸汤、苇茎汤、犀黄丸合消瘰丸治之。

黄连3g，法半夏10g，炒瓜壳10g，芦根20g，桃仁6g，薏苡仁15g，煅乳香10g，煅没药10g，玄参20g，浙贝30g，生牡蛎20g，知母15g，地骨皮15g。10剂，水煎服。另：麝香3g，犀牛黄3g，每日各服0.2g。

八诊（2007-07-27）：诉3日前感冒，诊见咳嗽，口干，胸闷，痰多，兼鼻部生疮，舌红，苔薄少，脉浮滑数。因临时感冒咳嗽，拟玄贝止嗽散5剂治之。

九诊（2007-08-03）：诸症缓解，时有胸闷，咳嗽，舌红，苔薄黄，脉滑略数。该患者说不久后复出国留学，故本次开汤剂15剂和丸料1剂。

汤剂：苇茎汤合止嗽散，15剂，水煎服。

丸料：小陷胸汤、犀黄丸合消瘰丸1剂。黄连30g，法半夏50g，炒瓜蒌50g，煅乳香40g，煅没药40g，玄参80g，浙贝100g，生牡蛎50g，犀牛黄10g，桑白皮60g，白花蛇舌草50g，黄芩40g，甘草20g。合碾细末蜜丸如黄豆大，每日服60粒，早、晚分服。另：麝香10g，每日冲服0.2g。

十诊（2007-08-26）：近日感冒咳嗽，甚则呕，舌苔薄黄，右脉滑数，左脉细。拟苇茎汤合桑贝止嗽散7剂治之。

十一诊（2007-11-14）：诉因签证延期，8个月未能出国。前日行出国体检，纵隔淋巴瘤已完全消失，现亦无咳嗽、胸闷等症状。仅近日身发风疹，遍身红痒，舌红，苔薄黄，脉细滑。拟消风散加味治之。

苦参10g，苍术6g，荆芥6g，防风6g，蝉蜕10g，生石膏20g，知母10g，牛蒡子10g，川木通6g，当归尾10g，生地15g，甘草6g，白鲜皮10g，紫草10g，红花3g，浙贝30g，白花蛇舌草20g。10剂，水煎服。

按 纵隔，属胸中。《杂病源流犀烛·积聚癥瘕痃癖痞源流》云："邪积胸中，阻塞气道，气不宣通，为痰，为食，为血，皆得与正相搏，邪既胜，正不得而制之，遂结成形而有块。"说明胸中结块的产生系正虚邪侵，气机不通，痰血搏结而成。本案患者口苦、舌苔薄黄、脉滑数，则表明其热象明显，故本案纵隔淋巴瘤系痰、热、瘀互结于胸中所致。故取小陷胸汤清热化痰、宽胸散结；苇茎汤化痰消瘀；消瘰丸化痰消结；并用消除肿瘤的特效方犀黄丸，以解毒消痈、化痰散结、活血祛瘀。如此四方合而治之，则痰热清，瘀血除，结块散，症自平矣。

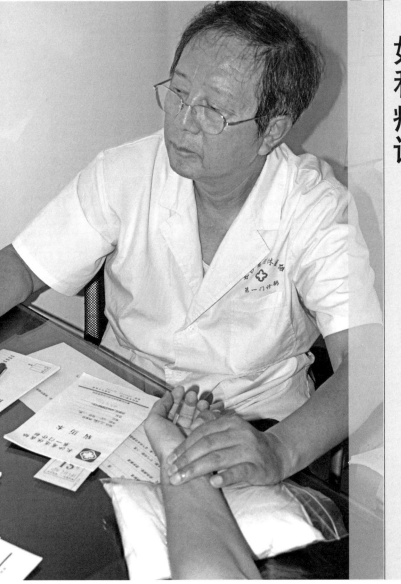

临证实录十

妇科病证

一名真正的名中医——熊继柏临证医案实录①

一名真正的名中医
——熊继柏临证医案实录 1

◎ 闭经案

◎ 痛经案

◎ 月经不调案

◎ 不孕案

◎ 产后案

◎ 带下案

◎ 妊娠案

◎ 妇科杂病案

闭经案

【案一】

◇病例卡片◇

周某，女，30岁，长沙市某机关公务员。门诊病例。

初诊（2004-10-26）：自述月经初潮15岁，经来按期而至。2年前无明显诱因而月经周期渐紊乱，常2～4个月经水不来，现月经已5个月不行，带下增多，色白质黏，腰痛，腹胀，畏寒肢冷。B超检查示：巧克力囊肿。舌苔薄白，脉细。

辨证：寒湿凝滞。

治法：温经散寒，化瘀消癥。

主方：桂枝茯苓丸加二参、三甲。

党参15g，丹参30g，桂枝10g，茯苓10g，桃仁10g，赤芍10g，丹皮10g，炒鳖甲30g，生牡蛎30g，炮穿山甲10g。10剂，水煎服。

二诊（2004-11-26）：患者欣然复诊，诉月经已行，腰痛、腹胀明显减轻，仍有下肢畏冷，舌苔薄白，脉细。药已见效，守方再服10剂。

> **按** 桂枝茯苓丸出自《金匮要略·妇人妊娠病脉证并治》，是仲景治癥第一方。此案系寒湿凝滞而致闭经，因其脉细加二参，因其癥积加三甲，其化瘀消癥之功显增，故获显效。

【案二】

◇病例卡片◇

杨某，女，39岁，湖南省某银行职工。门诊病例。

初诊（2007-01-26）：人流8次后，月经逐渐停闭，至今达6个月之久。服用西药黄体酮无效。现症：月经停闭，精神明显疲乏，四肢手足厥冷，面色淡白少华，伴便秘，舌淡红，苔薄白，脉细。

辨证：血虚寒凝。

治法：温经散寒，养血通经

主方：当归四逆汤加味。

当归20g，桂枝6g，甘草6g，木通5g，肉苁蓉30g，白芍10g，细辛3g，桃仁10g，西洋参10g。10剂，水煎服。

二诊（2007-03-16）：服上方7剂后月经即来潮，月经量尚可，大便较通畅，四肢厥冷明显减轻，仍精神疲乏，舌淡红，苔薄白，脉细。再拟当归四逆汤加味。

当归15g，桂枝6g，木通5g，白芍10g，细辛3g，西洋参10g，丹参20g，大枣6g，火麻仁20g，炙甘草10g。10剂，水煎服。

> **按** 闭经有虚实之别，患者人流数次，冲任受损，肝血已亏，细察病人，还有寒凝之证，四肢厥冷，大便秘结，即是明证。故取当归四逆汤温经散寒，养血通经，加肉苁蓉、桃仁，一则温肾润肠以通便，二则益肾填精以生血，三则活血祛瘀以通经，加西洋参还暗含桂枝新加汤之意，寥寥数味，颇中病机，故获良效。

【案三】

◇病例卡片◇

郭某，女，37岁，长沙市人。门诊病例。

初诊（2007-03-16）：诉2006年5月行人流术后，曾行经3次。今年1月22日曾用黄体酮后行经1次，至今未行经。查B超示：子宫内膜变薄。现症：闭经近2个月，疲乏，腰痛，便秘，舌苔薄白，脉细。

辨证：肾气不足。

治法：补肾通经。

主方：四斤丸加味。

熟地20g，肉苁蓉20g，菟丝子15g，杜仲15g，川牛膝15g，木瓜15g，炒鹿筋10g，当归10g，桃仁10g，红花4g，炮甲15g，火麻仁20g。10剂，水煎服。

二诊（2007-03-28）：月经未行，精神明显疲乏，腰痛显减，便秘稍缓，舌苔薄白，脉细。改拟傅青主之益经汤。

西洋参片10g，炒白术20g，白芍10g，怀山药15g，柴胡10g，熟地30g，当归10g，杜仲15g，生枣仁15g，沙参10g，丹皮10g，肉苁蓉30g，火麻仁20g。10剂，水煎服。

三诊（2007-04-06）：诉仍未行经，伴小腹胀，查B超示：子宫内膜已增厚2mm。舌苔薄白，脉细。拟上方加味。

西洋参片10g，炒白术10g，白芍10g，怀山药15g，柴胡10g，熟地30g，当归10g，杜仲15g，生枣仁15g，沙参10g，丹皮10g，肉苁蓉30g，火麻仁20g，黄芪20g，女贞子15g，淫羊藿15g，小海龙10g，广木香6g。10剂，水煎服。

四诊（2007-04-25）：诉月经已行，量、色均正常，查B超示：子宫内膜已正常。舌苔薄白，脉细。拟原方再进15剂，彻底治愈。

按 人流术后闭经，近年来临床多见。始以为属肾虚所致，而本案初用四斤丸治之，效不显。《傅青主女科·年未老经水断》云："有年未至七七而经水先断者，人以为血枯经闭也，谁知是心、肝、脾之气郁乎……治法必须散心、肝、脾之郁，而大补其肾水，仍大补其心、肝、脾之气，则精溢而经水自通矣。方用益经汤。"本案用之，其效果然灵验。

西洋参 15克　　白术 15克　　白芍 10克
淮山药 15克　　柴胡 10克　　熟地 30克
当归 10克　　杜仲 15克　　生枣仁 15克
沙参 10克　　丹皮 10克　　肉苁蓉 30克
火麻仁 20克　　黄芪 20克　　女贞子 15克
淫羊藿 15克　　小茴香 10克　　广木香 6克

10剂　水煎服

熊继柏

痛经案

【案一】

◇病例卡片◇

康某，女，34岁，长沙市人。门诊病例。

初诊（2004-08-04）：诉每于行经后少腹痛，一般持续1周左右。现症：行经后第2天，少腹痛，伴畏寒，神疲，舌苔薄白，脉细弦。

辨证：冲任虚寒，瘀血阻滞。

治法：温经散寒，祛瘀养血。

主方：《金匮要略》温经汤。

党参10g，吴茱萸3g，川芎8g，当归10g，酒白芍10g，丹皮10g，官桂皮3g，法半夏10g，麦冬10g，甘草6g，香附10g。10剂，水煎服。

二诊（2004-08-14）：畏寒已减轻，精神转佳，舌苔薄白，脉细弦。仍拟原方再进15剂。

三诊（2004-09-04）：诉行经后第3天，未出现少腹痛，且畏寒显减，精神佳，舌苔薄白，脉细。原方再进15剂，以巩固疗效。

红参片10g，吴茱萸3g，川芎10g，当归10g，酒白芍10g，丹皮10g，官桂皮3g，法半夏10g，麦冬10g，甘草6g，香附10g，益母草10g。15剂，水煎服。

> **按** 《医宗金鉴·妇科心法要诀》调经门中云："腹痛经后气血弱，痛在经前气血凝。"《金匮要略》云："温经汤亦主妇人少腹寒。"该患者在经后1周之内少腹痛，此时正是气血亏虚之时，且易感受风寒之邪，故取温经汤以温经散寒，祛瘀养血，因获捷效。

【案二】

◇病例卡片◇

　　李某，女，40岁，长沙市某公司职员。门诊病例。

　　初诊（2005-06-29）：诉经期小腹坠胀而痛，难以忍受，已2年多。多方医治，痛终未减，影响工作和生活，以此为苦。现值经至，左侧小腹痛甚，月经量多而不畅，色暗，有血块，伴双腿胫骨疼痛，舌红而紫，舌苔薄少，舌中有裂痕，脉细。

　　辨证：气滞血瘀。

　　治法：行气活血，祛瘀止痛。

　　主方：琥珀散加减。

　　刘寄奴10g，木瓜15g，琥珀8g，三棱6g，莪术6g，丹皮10g，官桂3g，延胡索20g，乌药10g，红藤20g，当归10g，酒白芍15g，田七片30g，炒五灵脂10g，炮穿山甲10g。10剂，水煎服。

　　二诊（2005-08-10）：服上药10剂后，经期腹痛已显减，周期尚准，但经行仍不畅，有暗色血块，舌红少苔，舌中明显裂痕，询其口微渴。改用一贯煎合失笑散加味治之。

　　沙参20g，麦冬20g，白芍20g，当归10g，生地15g，枸杞子15g，川楝子10g，延胡索15g，琥珀6g，红藤20g，田七粉30g，生蒲黄10g，五灵脂10g。10剂，水煎服。

按 《景岳全书·妇人规》曰："经行腹痛，证有虚实。"本例患者经行小腹痛甚，经量多而不畅，色暗，有血块，综合舌脉均为血瘀之实象。"通则不痛"，予琥珀散活血祛瘀，故痛立止。然此患者舌红少苔，舌上明显裂痕，是阴虚之象，故待痛经显减之后，复诊加柔肝养阴之一贯煎以治其本也。

【案三】

◇病例卡片◇

　　文某，女，29岁，湖南长沙人。门诊病例。

初诊（2005-12-16）：诉痛经，痛甚则上呕下泻，月经后期，经色暗，有血块，经期明显畏冷，舌苔薄白，脉细。

辨证：冲任虚寒夹瘀。

治法：温经散寒，养血祛瘀。

主方：温经汤加味。

西洋参片10g，吴茱萸3g，川芎10g，当归10g，酒白芍10g，丹皮10g，官桂3g，法半夏15g，补骨脂15g，小茴香15g，延胡索15g，三七片20g，甘草6g。10剂，水煎服。

二诊（2006-01-11）：诉痛经显减，现腰酸痛，失眠，舌苔薄，脉细。左归丸合枣仁汤治之。

炒枣仁30g，茯神15g，知母10g，川芎10g，熟地15g，怀山药15g，山茱萸15g，枸杞子20g，当归10g，杜仲30g，川牛膝20g，炒龟板30g，延胡索15g，合欢花6g。10剂，水煎服。

三诊（2006-01-21）：诉诸症悉减，舌苔薄白，脉细。原方再进7剂，水煎服。

按 此案初诊以痛经、经色暗、有血块、经期明显畏冷为特点，乃冲任虚寒夹瘀之象，故以温经汤温经散寒，养血祛瘀。二诊痛经已显减，而见腰酸痛，失眠，舌苔薄，脉细，乃肝肾阴血不足，故以左归丸补肾阴，合枣仁汤养血安神而获效。

月经不调 案

【案一】

◇病例卡片◇

车某，女，25岁，湖南望城县人。门诊病例。

初诊（2004-07-14）：诉初潮始于13岁，至15岁月经正常，但自16岁开始于每次行经前身体烦热，鼻衄，胸乳部胀痛。曾在省内外多家医院诊治过，疗效皆不满意。此次于7月4日行经，经前烦热，鼻衄，伴口苦，胸乳部胀痛，舌苔薄黄，脉弦数。

辨证：火热迫血妄行。

治法：清热泻火，凉血止血。

主方：三黄四物汤合犀角地黄汤。

黄芩10g，黄连4g，生大黄3g，生地30g，白芍15g，当归10g，川芎6g，水牛角片20g，丹皮15g，白茅根20g，甘草6g。7剂，水煎服。

二诊（2004-07-22）：诉口苦明显减轻，胸乳部胀痛已除，但感背热，舌苔薄黄，脉弦。拟原方再进15剂。

三诊（2004-08-12）：诉此次行经前烦热感已大减，已无鼻衄，口中尚苦，胸乳部稍胀痛，舌苔薄黄，脉细略数。拟上方15剂，击鼓再进。

黄芩10g，黄连4g，生大黄3g，生地20g，白芍15g，当归10g，川芎6g，水牛角片15g，丹皮15g，甘草6g。15剂，水煎服。

> **按** 《医宗金鉴·妇科心法要诀》云："经前吐血、衄血，乃内热壅迫其血，宜用三黄四物汤泻之……经后吐血、衄血……当用犀角地黄汤清之。"本案遵古人之法治之，其效极佳。

【案二】

◇病例卡片◇

李某，女，25岁，长沙市人。门诊病例。

初诊（2004-09-11）：诉近1年来月经总是推迟7~10天而至，其量少，色黑，舌红，苔薄黄，脉弦。

辨证：气滞血瘀。

治法：行气活血，祛瘀通经。

主方：过期饮。

桃仁10g，红花4g，生地10g，赤芍10g，当归尾10g，川芎10g，香附10g，莪术10g，广木香6g，川木通6g，炮甲10g，甘草6g。10剂，水煎服。

二诊（2004-09-20）：仍月经后期，此次月经已逾数日未行，伴大便干燥，口唇时糜，舌苔薄黄，脉弦细。改拟吴氏桃仁承气汤合泻黄散。

生石膏15g，栀子10g，藿香8g，防风8g，桃仁10g，丹皮10g，当归尾10g，赤芍10g，生大黄4g，炮甲10g，连翘10g，甘草6g。10剂，水煎服。

三诊（2004-10-07）：月经已行，但经量仍不多，口糜已止，伴少寐，舌红，苔薄黄，脉弦细。改拟桃红四物汤合枣仁汤。

桃仁10g，红花3g，生地10g，赤芍10g，当归尾10g，川芎10g，炒枣仁20g，茯神10g，知母10g，生大黄2g，甘草6g。10剂，水煎服。

四诊（2004-10-30）：诉此次行经已准时，且经量增多，睡眠及口疮均好转，舌苔薄黄，脉弦细。再拟桃仁承气汤加味治之。

桃仁10g，红花3g，生地10g，当归尾10g，赤芍10g，川芎10g，丹皮

10g，酒大黄2g，甘草6g，益母草10g。7剂，水煎服。

> **按** 引起月经后期之病因一般分为血虚与气滞血瘀两个方面。《医宗金鉴·妇科心法要诀》云："经水过期不至，因血气凝滞胀痛者，用过期饮。"然本案患者不仅月经后期，且兼口疮、便秘，当属瘀热所致，故取吴鞠通桃仁承气汤治之获效。

【案三】

◇病例卡片◇

　　刘某，女，35岁，长沙市人。门诊病例。

初诊（2004-11-26）：诉近1年来月经先后无定期，月经量少，伴腰酸痛，疲乏。诊见舌苔薄白，脉细。

辨证：精亏肝郁。

治法：滋肾精，疏肝郁。

主方：定经汤。

熟地15g，菟丝子20g，白芍15g，当归10g，怀山药10g，茯苓10g，柴胡10g，香附10g。10剂，水煎服。

二诊（2004-12-27）：诉此次月经正常，但仍腰酸痛，伴耳鸣，神疲，舌苔薄白，脉细。拟益气聪明汤合四物汤。

西洋参片10g，黄芪20g，白芍15g，葛根30g，升麻3g，蔓荆子10g，当归10g，川芎8g，生地10g，杜仲20g，续断20g，黄柏3g，炙甘草10g。10剂，水煎服。

> **按** 傅青主女科创定经汤治经水先后无定期，谓："此方疏肝肾之气，非通经之药也；补肝肾之精，非利水之品也。肝肾之气疏而精通，肝肾之精旺而水利，不治之治，正妙于治也。"盖肝肾所主，精血同源。今肝郁得疏，肾精得养则经血自调。

【案四】

◇病例卡片◇

李某，女，37岁，长沙市人。门诊病例。

初诊（2005-06-01）：患者月经不规律已达1年之久，每月提前7~8天，或每月二三至，经血量多，色淡，质稀，每次经行10天左右，平时带下色黄量多。现症：正值经期，腰背酸楚，小腹空坠，神疲懒言，纳呆，舌淡红，苔薄黄，脉细。

辨证：冲任失固，湿热下注。

治法：养血健脾固冲，清热祛湿止带。

主方：参术胶艾汤合易黄汤。

当归身10g，白芍10g，熟地15g，川芎10g，阿胶珠15g，艾叶炭10g，党参20g，炒白术10g，甘草6g，怀山药30g，芡实30g，白果10g，车前子15g，黄柏8g。10剂，水煎服。

二诊（2006-06-26）：服上药后，诸症均感明显减轻，昨日月经来潮（距上次月经26天），量较前减少，色红，小腹空坠亦较既往减轻，黄带也有所缓解。唯血量仍多，腰膝酸软，舌淡，苔薄黄，脉细。气血始复，继续养血止血，清热祛湿止带。予荆芥四物汤合易黄汤治之。

当归身10g，白芍15g，川芎6g，生地15g，黄芩10g，荆芥炭10g，地榆炭20g，黄柏6g，芡实20g，怀山药20g，白果10g，车前子15g，甘草6g，炒龟板20g。10剂，水煎服。

半年后，其母以高血压病来诊，谈及其女，喜形于色，谓自服药后月经一直正常，感激不尽。

> **按** 本案经水不利，量多，色淡，质稀，是为脾虚，统摄无权，致冲任不固；其带下色黄量多，则责之于脾虚日久，运化水湿失司，久而酿湿化热。诚如《傅青主女科·黄带下》所云："夫带下俱是湿"，

"黄带乃任脉之湿热也。"故以胶艾汤加参术养血健脾固冲，合易黄汤清热祛湿止带，补中有泻而奏效。

【案五】

◇病例卡片◇

刘某，女，18岁，湖南长沙人。门诊病例。

初诊（2005-12-04）：诉月经后期，经量偏少，色暗，有血块，时有少腹胀痛，舌淡胖，边有齿痕，舌苔薄白，脉细。

辨证：血虚气滞兼瘀。

治法：养血化瘀，理气调经。

主方：过期饮加味。

桃仁10g，红花3g，熟地10g，赤芍10g，当归尾10g，川芎10g，香附10g，莪术6g，官桂3g，广木香6g，川木通6g，炮甲10g，甘草6g。10剂，水煎服。

二诊（2005-12-25）：诉此次月经已准时行至，量亦增多，色黑已见好转，但时有少腹胀痛。诉乳房发育迟缓，舌淡胖有齿痕，舌苔薄白，脉细。改用调肝补脾益肾之法，拟逍遥散加鹿筋、小海龙。

当归10g，白芍10g，柴胡10g，茯苓10g，炒白术10g，甘草6g，小海龙10g，炒鹿筋10g。10剂，水煎服。

三诊（2005-01-15）：诉月经已正常，少腹亦无胀痛，但手足畏冷，乳房发育不良，舌淡胖有齿痕，苔白，脉细。八珍汤加巴戟天、淫羊藿。

西参片10g，炒白术10g，茯苓10g，当归10g，川芎6g，白芍10g，熟地15g，炙甘草10g，巴戟天15g，淫羊藿10g。10剂，水煎服。

> **按** 此案初诊以治月经后期、量少、色暗、时有少腹胀痛为主，故用过期饮养血化瘀，理气调经；二诊月经好转，但时有少腹胀痛，舌淡胖有齿痕，脉细，乃肝郁兼血虚、脾虚，用逍遥散疏肝健脾养血；三诊月经已正常，主治脾肾阳虚、气血不足之手足畏冷，乳房发育不良，故以八珍汤补气养血，加巴戟天、淫羊藿等补肾助阳药以期促进乳房发育。可见，治疗慢性病应当"步步为营"，有条不紊。

【案六】

◇病例卡片◇

吴某，女，45岁，长沙市人。门诊病例。

初诊（2005-12-05）：诉月经提前7~10天至，其量少，伴口干，口苦，齿衄，手足心热，颈胀痛，左头痛，舌红，苔薄白，脉细。

辨证：阴虚血热。

治法：滋阴清热。

主方：两地汤加味。

玄参15g，生地20g，麦冬15g，天冬10g，丹皮10g，地骨皮10g，白芍15g，阿胶（烊化）15g，川芎10g，白芷15g，天麻20g，葛根30g，甘草10g。5剂，水煎服。

二诊（2006-01-05）：诉头痛、颈胀皆愈，齿衄亦止，此次行经未提前，量、色均已正常，舌苔薄白，脉细。拟原方再进10剂以巩固疗效。

玄参15g，生地20g，麦冬15g，天冬10g，丹皮10g，地骨皮10g，白芍15g，阿胶（烊化）15g，甘草6g。10剂，水煎服。

> **按** 月经先期有虚实之分。实者一般属实热，而虚者又有气虚、阴虚之别。《傅青主女科》云："先期经来只一二点者，人以为血热之极也，谁知肾中火旺而阴水亏乎！"本案患者具有阴虚之候，故取《傅青

主女科》之两地汤，一滋阴血，二清虚热。阴血足则火不旺，火不旺则无以动血，故经水按期而至。

【案七】

◇病例卡片◇

唐某，女，40岁，湖南长沙人。门诊病例。

初诊（2006-01-22）：诉月经先期，量多，色深红，兼心烦，尿黄，舌红，苔薄黄，脉细。

辨证：血热。

治法：清热凉血调经。

主方：清热固经汤加减。

生地20g，白芍20g，当归首10g，川芎6g，栀子炭10g，黄芩10g，阿胶珠15g，炒龟板30g，煅龙骨20g，甘草6g。10剂，水煎服。

二诊（2006-02-26）：诉月经量已减少，面部生红色疮疹，尿黄，舌红，苔薄黄，脉细。改拟荆芩四物汤加味。

生地20g，白芍20g，当归首10g，川芎8g，荆芥炭15g，黄芩15g，地榆炭20g，甘草6g。10剂，水煎服。

按 月经先期、量多有因于热者，亦有因于虚者，因于热者又有实热、虚热之分。此案以经色深红、心烦、尿黄、舌红、苔薄黄为特点，证属实热，故以清热固经汤清热凉血，止血调经。二诊经量已减少，但兼面疹，仍属血热，故以荆芩四物汤养血清热以善后。

【案八】

◇病例卡片◇

杨某，女，26岁，湖南长沙人。门诊病例。

初诊（2006-11-24）：月经40余天未行。素有月经延后，服用一般活血化瘀的药无效，但此次月经延后尤为明显。医院检查未见明显器质性病变，尿妊娠试验阴性。诊见月经后期，大便干结，数日一行，时有腹胀腹痛，颜面生暗红色痤疮，舌色深红，苔薄黄，脉滑数有力。

辨证：瘀热互结。

治法：通腑泻热，活血通经。

主方：吴氏桃仁承气汤。

当归尾10g，赤芍15g，丹皮10g，桃仁10g，酒大黄5g，红花3g，炮甲20g，甘草6g，连翘15g。7剂，水煎服。

数月后带其朋友过来治疗月经病，并谈及此事："服上方3剂后，大便通畅，月经即来潮，量多，紫黑，瘀块挺多。服完7剂后，奇怪的是脸上的痤疮好了一大半，我又买了7剂，脸上的痤疮几乎好了，现在每次月经前都服几剂，月经基本正常了。"

> **按** 通经之法，不可一概而论，必视病情之虚实寒热而定，有活血通经，有行气通经，有化痰通经，有补益气血而经水自通。本例患者他医投大剂量活血化瘀之品未获显效，就是未察到阳明瘀热，这里用通腑泻热与活血化瘀并用之吴氏桃仁承气汤加味获效。《医宗金鉴·妇科心法要诀》中曾提到"胞闭三和汤四物"，"胃热烁血玉烛散"。三和汤、玉烛散与温病大家吴鞠通治疗温病后期"少腹坚满，小便自利，夜热昼凉，大便闭，脉沉实"等症的桃仁承气汤，均是通腑以泻瘀热的代表方剂，诸方虽为闭经所设，但经迟与闭经病机颇为相似，故转治月经后期之属阳明腑实、瘀热互结之证，临证屡用，每获良效。

不孕案

【案一】

◇病例卡片◇

　　李某，女，27岁，长沙市人。门诊病例。

　　初诊（2005-12-18）：诉2002年曾怀孕，并行过人流术，此后曾避孕1年，自2004年初至今一直未怀孕。平素食纳不佳，稍感疲乏，就诊时见其形体肥胖，西医诊为多囊卵巢综合征，舌苔薄白腻，脉细滑。

　　辨证：湿痰阻滞，形肥不孕。

　　治法：燥湿化痰，兼通胞脉。

　　主方：平胃散加味。

　　厚朴10g，陈皮10g，苍术10g，甘草6g，法半夏15g，炒莱菔子15g，炮甲15g，路路通10g，小海龙10g。15剂，水煎服。

　　二诊（2006-01-05）：诉食纳已增，精神转佳，舌苔亦转薄白，脉细滑。拟原方再进15剂。

　　厚朴10g，陈皮10g，苍术10g，甘草6g，法半夏10g，炒莱菔子10g，炮甲15g，路路通10g，小海龙10g，山茱萸15g。15剂，水煎服。

　　三诊（2006-05-20）：诉此两个多月一直坚持服药，两个月前查B超示多囊卵巢已愈，并欣喜地告知已怀孕，舌苔薄黄，脉滑。拟砂苓二陈汤加味以安胎。

　　陈皮10g，法半夏6g，茯苓10g，甘草6g，砂仁10g，黄芩10g，炒白术

10g。7剂，水煎服。

> **按** 《医宗金鉴·妇科心法要诀》调经门中云："不子之故伤冲任，不调带下经漏崩，或因积血胞寒热，痰饮脂膜病子宫。"此案因为体盛痰多，脂膜壅塞胞中而导致不孕。故取平胃散以化湿消壅，加法半夏、莱菔子加大化痰力度，炮甲、路路通以消导壅塞。故见不孕患者，应当细审其因，按证调治，自能有子也。

【案二】

◇病例卡片◇

丑某，女，27岁，湖南湘潭人。门诊病例。

初诊（2006-02-19）：诉结婚2年不孕，时有少腹隐痛，月经基本正常。西医检查为"输卵管不通"，但已做通水治疗。诊见面色少华，舌苔薄白腻，脉细。

辨证：肾亏血虚。

治法：补肾养血。

主方：养精种玉汤加味。

熟地10g，白芍10g，当归10g，山茱萸30g，巴戟天30g，小海龙15g，炮甲10g。10剂，水煎服。

二诊（2006-03-08）：病史如前，诉少腹冷而隐痛，兼肢厥。诊见舌苔薄白，脉细。患者兼有阳虚之象，故以上方加肉桂治之。

熟地15g，白芍10g，当归10g，山茱萸20g，巴戟天20g，小海龙10g，肉桂2g。10剂，水煎服。

三诊（2006-03-19）：病史如前，诉少腹冷痛减轻，但手足厥冷。诊见舌苔薄白，脉细。患者乃血虚，寒凝经脉，拟养精种玉汤合当归四逆汤治之。

熟地10g，白芍10g，当归15g，山茱萸20g，巴戟天20g，小海龙15g，炒鹿筋15g，桂枝6g，甘草6g，细辛3g，川木通6g。15剂，水煎服。

2007年4月，此人生一男孩，并送来锦旗以示感谢。

> **按** 此患者之不孕以面色少华、少腹隐痛、脉细为特点，乃肾亏血虚之象，故以养精种玉汤补血填精。然傅青主创养精种玉汤治不孕，本为治肝肾精血不足而偏于阴虚之证。而本案又见腹冷肢厥，实属肝肾精血不足而偏于阳虚之证，用此方合当归四逆汤，实为变通之法。

产后案

【案一】

◇病例卡片◇

唐某，女，33岁，长沙市人。门诊病例。

初诊（2005-12-14）：诉产后1个月来，乳汁很少，精神疲乏，舌苔薄白，脉细。

辨证：产后气血亏虚。

治法：补益气血以通乳。

主方：通乳丹。

黄芪30g，当归身10g，西洋参片10g，通草10g，王不留行30g，麦冬20g，炮甲10g。10剂，水煎服。

二诊（2005-12-25）：诉乳汁已增，精神转佳，舌苔薄白，脉细。原方再进7剂。

黄芪30g，西洋参片10g，当归身10g，通草6g，王不留行20g，麦冬15g，炮甲10g，桔梗10g。10剂，水煎服。

> **按** 乳汁乃气血之所化而成也。《傅青主女科》云："妇人产后绝无点滴之乳，人以为乳管之闭也，谁知是气与血之两涸乎！"新产之妇，血已大亏，无以化乳。而本案患者伴精神疲乏、舌苔薄白、脉细等候，显为气血两虚。治法宜补气生血，加以利窍通乳，则乳汁自足。

【案二】

◇病例卡片◇

李某，女，30岁，长沙市人。门诊病例。

初诊（2006-05-10）：诉产后50天，恶露不尽，疲乏，腹中不痛，舌淡，苔薄白，脉细。

辨证：冲任虚损，血失收摄。

治法：养血止血。

主方：胶艾汤加味。

西洋参片10g，当归身10g，酒白芍10g，熟地15g，川芎6g，阿胶珠15g，艾叶炭10g，侧柏炭15g，地榆炭15g，炙甘草10g。10剂，水煎服。

二诊（2006-05-21）：诉恶露已止，仍舌淡，苔薄白，脉细。拟原方加减再进10剂。

西洋参片10g，当归身10g，酒白芍10g，熟地15g，川芎6g，阿胶珠15g，艾叶炭10g，炙甘草10g。10剂，水煎服。

> **按**　《医宗金鉴·妇科心法要诀》云："产后恶露……若日久不断，时时淋漓者，或因冲任虚损，血不收摄；或因瘀行不尽，停留腹内。"本案患者腹中不痛，舌淡，苔薄白，脉细，皆为血虚之候。《金匮要略》云："妇人有漏下者，有半产后因续下血都不绝者……胶艾汤主之。"胶艾汤加味，养血止血，恶露自净也。

【案三】

◇病例卡片◇

黄某，女，26岁，株洲市人。门诊病例。

初诊（2006-06-13）：诉产后半年来，精神疲乏，一身酸痛，伴畏冷，口中不渴，舌苔薄白，脉细。

辨证：气血不足，风寒外袭。

治法：补益气血，祛风散寒。

主方：三痹汤。

西洋参片10g，黄芪20g，独活10g，秦艽10g，防风10g，细辛3g，熟地10g，白芍10g，当归10g，川芎6g，桂枝3g，茯苓10g，杜仲15g，川牛膝15g，续断15g，炙甘草10g。15剂，水煎服。

二诊（2006-06-30）：诉精神转佳，身痛亦减，畏冷感已明显减轻，舌苔薄白，脉细。拟原方再进20剂。

西洋参片10g，黄芪20g，羌活10g，独活10g，秦艽10g，防风10g，细辛3g，熟地10g，白芍10g，当归10g，川芎6g，桂枝3g，茯苓10g，杜仲15g，川牛膝15g，续断15g，炙甘草10g。20剂，水煎服。

按 《金匮要略》云："新产血虚多汗出，喜中风。"由于产后气血亏虚，故易感风寒之邪。本案患者显属气血亏虚、风寒外客之证，故取三痹汤益气血，祛风寒，使气血足，风寒祛，则身痛自止。

【案四】

◇病例卡片◇

罗某，女，29岁，长沙市人。门诊病例。

初诊（2007-05-30）：诉产后已52天，从产后第3日开始，自汗，寒热，口苦，至今诸症不愈，舌苔薄黄腻，脉细数。

辨证：气血亏虚，兼感风邪。

治法：益气养血，疏散风邪。

主方：小柴胡汤合玉屏风散。

西洋参片10g，柴胡15g，黄芩10g，法半夏6g，大枣6g，炙甘草10g，黄芪30g，炒白术10g，防风6g，桑叶15g。7剂，水煎服。

二诊（2007-06-08）：诉自汗、寒热明显减轻，口苦已除，舌苔薄黄，脉细滑。拟原方再进7剂。

西洋参片10g，柴胡10g，黄芩6g，法半夏6g，大枣6g，炙甘草10g，黄芪20g，炒白术10g，防风6g。7剂，水煎服。

> **按** 《医宗金鉴·妇科心法要诀》云："产后血气虚损，阴阳不和，则寒热往来。"《伤寒论》云："伤寒五六日中风，往来寒热……小柴胡汤主之。"本案患者系产后气血亏虚，又兼感受风邪而致，故以玉屏风散合小柴胡汤治之而愈。

带下案

【案一】

◇病例卡片◇

　　魏某，女，78岁，株洲人。门诊病例。

　　初诊（1991-08-18）：诉近1个月来，突然出现黄带夹血。去当地医院查示：子宫颈癌。因考虑该患者年岁已高，行手术有一定风险，家属欲先行保守治疗，经朋友介绍前来就诊。现症：黄带较多，带下夹血丝，有气味，伴少腹隐痛，舌苔薄黄，脉细滑而数。

　　辨证：湿热夹瘀滞。

　　治法：清热利湿，化瘀止带。

　　主方：易黄汤、失笑散合苡酱散。

　　黄柏15g，怀山药30g，车前子15g，白果10g，芡实15g，蒲黄炭10g，五灵脂炭10g，生薏苡仁20g，败酱草15g，地榆炭15g，乌贼骨15g，蒲公英15g。15剂，水煎服。另：田七片4瓶，早、晚各服3片。

　　二诊（1991-09-05）：黄带显减，带中夹血丝已除，舌苔薄黄，脉细滑。原方加白花蛇舌草20g，再进15剂。

　　三诊（1991-11-22）：黄带减而复作，并有少量血丝，余无异常，舌苔薄黄，脉细滑。原方加减再进15剂。

　　黄柏15g，怀山药20g，车前子15g，白果10g，芡实15g，蒲黄炭10g，五灵脂炭10g，生薏苡仁15g，败酱草15g，鱼腥草20g，地榆炭15g，蒲公英15g。15剂，水煎服。另：田七片10瓶，早、晚各服3片。

四诊（2006-05-31）：患者年岁已高，行步不便，未来门诊。家属代诉其15年前黄带夹血愈而复发。现症：黄带量多，甚则下注如水，色暗，伴少腹痛，精神疲乏，舌脉未见。拟易黄汤合健固汤加味治之。

西洋参片10g，茯苓10g，炒白术10g，巴戟天15g，生薏苡仁30g，甘草6克，黄柏10g，怀山药30g，车前子10g，白果10g，芡实30g，败酱草20g，红藤15g，浙贝20g。15剂，水煎服。

五诊（2006-06-20）：诉服上方后，黄带明显减少，少腹偶见隐痛，精神转佳。拟上方合失笑散，再进20剂。

按 《傅青主女科》云："女子带下有五色带下，即青、赤、黄、白、黑带下。其中，黄带乃任脉之湿热也。"本案患者黄带夹血，少腹隐痛，显有瘀血，故用易黄汤以止带，加用苡酱散加强除湿热之作用，并合失笑散以化瘀止腹痛。如此胞中湿热清，瘀血除，病自愈。然患者年迈气虚，15年后带下复发，且带下如水，故复以易黄汤合健固汤，一以清其湿热，二以健固脾气，故其病亦愈。

【案二】

◇病例卡片◇

刘某，女，80岁，长沙市人。门诊病例。

初诊（2004-09-03）：诉1个月前开始出现白带，而后越来越多，近日发展为稀水样，每日须换内裤数次，自觉畏冷。现症：带下稀水，神疲，伴少腹冷痛，舌苔薄白，脉细。

辨证：脾气亏虚，失于固摄。

治法：健脾益气，止带固摄。

主方：健固汤加味。

西洋参片10g，茯苓25g，炒白术10g，甘草8g，巴戟天20g，炒薏苡仁30g，怀山药30g，煅龙骨20g，煅牡蛎20g，乌贼骨20g，肉桂4g。10剂，水煎服。

二诊（2004-09-15）：诉稀水样白带显减，精神转佳，少腹冷痛感亦减。诊见舌苔薄白，脉细。拟原方加减再进10剂。

西洋参片10g，茯苓25g，炒白术10g，甘草8g，巴戟天15g，炒薏苡仁20g，煅龙骨20g，煅牡蛎20g，乌贼骨20g，肉桂4g。10剂，水煎服。

三诊（2004-09-26）：诉稀水样白带已除，现仅少量白带，精神转佳，无畏冷感。诊见舌苔薄黄，脉细。拟原方加减再进10剂，巩固疗效。

西洋参片10g，茯苓20g，炒白术10g，甘草6g，巴戟天10g，炒薏苡仁20g，煅龙骨20g，煅牡蛎20g，乌贼骨10g。10剂，水煎服。

> **按** 《傅青主女科》云："夫带下俱是湿症……白带乃湿盛而火衰……脾土受伤，湿土之气下陷。"本案患者为八旬老妇，其脏腑功能皆处于亏损状态，又见其神疲，舌苔薄白，脉细，皆是一派脾气亏虚之象。借用傅青主治经前泄水之方健固汤，合龙骨、牡蛎、乌贼骨加强其固涩功能，疗效显著。

【案三】

◇病例卡片◇

赵某，女，34岁，长沙市人。门诊病例。

初诊（2005-05-11）：诉带下量多，色黄黏浊，伴接触出血，经期长，量一般，曾行阴道镜检，发现宫颈糜烂，伴鳞状上皮增生症。诊见舌苔薄黄，脉数。

辨证：湿热带下。

治法：清湿热，兼以养血。

主方：四物汤、易黄汤、五味消毒饮合薏苡败酱散。

生地15g，当归身10g，白芍15g，川芎6g，天葵子10g，鱼腥草15g，生薏苡仁20g，败酱草15g，黄柏10g，芡实30g，怀山药30g，白果10g，车前子15g，紫花地丁15g，蒲公英15g，银花15g，野菊花10g，甘草10g。10剂，水煎服。

二诊（2005-06-01）：自诉无明显好转，并诉阴部及小腹疼痛。诊见舌苔薄黄，脉细数。改拟易黄汤、金铃子散合苡酱散。

人工牛黄10g，黄柏10g，芡实30g，怀山药30g，白果10g，车前子15g，生薏苡仁20g，炒冬瓜子20g，败酱草15g，鱼腥草15g，延胡索10g，川楝子10g，红藤20g。10剂，水煎服。

三诊（2005-06-15）：自诉服药后，上症悉减，诊见舌苔薄黄，脉细。仍处上方（易黄汤、金铃子散合苡酱散）加人工牛黄、熊胆粉。随服10剂。

四诊（2005-06-29）：妇科检查发现前症减轻，仍有宫颈糜烂，接触出血。诊见舌苔薄黄，脉细数。再拟易黄汤、苡酱散、五味饮加人工牛黄、熊胆粉。

黄柏10g，芡实20g，怀山药30g，白果10g，车前子15g，鱼腥草15g，败酱草15g，生薏苡仁20g，人工牛黄10g，紫花地丁15g，蒲公英15g，野菊花10g，银花15g，天葵子15g，甘草10g，土茯苓20g。10剂，水煎服。另：熊胆粉6g，装胶囊，分10日吞服。

服后10日，复诊已愈。

> **按**　《傅青主女科》谓："脾气之虚，肝气之郁，湿气之侵，热气之逼，安得不成带下之病哉！"本案为妇人任脉不足，湿热浸注，郁滞下焦，致患黄带，以《傅青主女科》之易黄汤为主方治之。并取《金匮要略》薏苡附子败酱散去附子，则更添除湿去腐之功力。

【案四】

◇病例卡片◇

　　吴某，女，38岁，湖南长沙人。门诊病例。

　　初诊（2005-12-30）：诉经前白带如水，伴阴痒，舌苔薄黄腻，脉细。

　　辨证：脾虚湿热。

　　治法：健脾化湿清热。

　　主方：健固汤加苦参、黄柏。

　　西洋参片10g，茯苓10g，炒白术10g，甘草8g，巴戟天15g，炒薏苡仁30g，苦参10g，黄柏10g。10剂，水煎服。

　　二诊（2006-01-18）：如水白带已止，阴痒，经前经后甚，近日少寐，舌苔薄黄，脉细。原方加炒枣仁以安神。

　　西洋参片10g，茯苓15g，炒白术10g，甘草6g，巴戟天20g，炒薏苡仁30g，苦参10g，黄柏10g，炒枣仁30g。10剂，水煎服。

> **按**　此案乃因脾虚湿盛所致，如傅青主所言："所以经水将动，而脾先不固；脾经所统之血，欲流注于血海，而湿气乘之，所以先泄水而后行经也。"健固汤补脾气以化湿浊，脾气健而湿浊自化矣。

【案五】

◇病例卡片◇

　　卜某，女，37岁，湖南省某机关干部。门诊病例。

　　初诊（2006-12-29）：患者素体虚弱，加之近几年人流2次，近几个月来白带量特多，呈淡黄色，月经量少，色淡红，少腹隐痛，面色少华，颜面及眼周生淡暗斑，全身疲乏，喜卧，腰膝酸软，舌淡红，苔薄白，脉细滑。

辨证：脾虚湿盛，肝脾不和。

治法：健脾祛湿，调和肝脾。

主方：完带汤合薏仁败酱散。

西洋参10g，炒白术20g，苍术6g，怀山药30g，车前子（包）10g，当归10g，白芍10g，陈皮6g，柴胡6g，荆芥炭6g，芡实20g，薏苡仁30g，败酱草15g。15剂，水煎服。

二诊（2007-01-22）：诉服上方15剂后，白带明显减少，白带转清稀，精神转佳，但停药后白带又见增多，清稀如水，无其他异味，易疲乏，腰膝酸软，性欲下降，舌淡红，苔薄白，脉沉细。脾气渐复，肾虚之象渐明显。拟上方合健固汤加减。

西洋参10g，炒白术20g，苍术6g，怀山药30g，车前子（包）10g，当归10g，白芍10g，芡实20g，薏苡仁30g，败酱草15g，巴戟天20g，山茱萸15g。10剂，水煎服。

三诊（2007-01-28）：服上方后白带续减，精神转佳，腰膝酸软好转，月经数天淋漓不尽。彩超检查发现：右侧附件炎性小包块。双侧乳腺小结节，双侧腓肠肌时有痉挛感。舌淡红，苔薄白而滑，脉细。健固汤加味治之。

西洋参10g，炒白术20g，巴戟天20g，茯苓20g，芡实20g，怀山药30g，车前子20g，香附10g，浙贝15g，木瓜15g，甘草10g。10剂，水煎服。

四诊（2007-02-07）：白带已止，但劳累时白带增多，色白，兼两侧少腹胀痛，双侧腿酸痛，舌苔薄白，脉细。健固汤合四斤丸加减治之。

西洋参10g，炒白术20g，巴戟天15g，茯苓15g，芡实20g，怀山药30g，怀牛膝15g，木瓜15g，甘草10g，补骨脂15g。15剂，水煎服。

按 《傅青主女科》曰："夫带下俱是湿证，而以带下名者，因带脉不能约束，而有此病，故以名之。"白崩为五崩之一，出《脉经》卷九，指带下量多，日夜津流如米泔水或如胶黏，状如崩冲，称白崩。多因脾肾气虚，带脉失约所致。完带汤与健固汤出自《傅青主女科》，健固汤由人参、白茯苓、白术、巴戟、薏苡仁组成，傅氏原用该方治疗妇人脾虚湿盛、经前泄水之证，临床上用来治疗脾肾两虚之带下病常常获效。纵观全案，虽数次易方，但脾肾双补之思想贯穿始终，以肾为先天之本，脾为后天之基也。

妊娠案

【案一】

◇病例卡片◇

刘某，女，27岁，长沙市人。门诊病例。

初诊（2006-03-10）：诉妊娠4个月，现身发痒疹。西医验血检查发现转氨酶偏高。舌红，苔薄黄，脉滑数。

辨证：风热伤血。

治法：清热止痒，养血安胎。

主方：消风四物汤。

当归10g，白芍10g，生地15g，荆芥6g，防风10g，甘草6g，刺蒺藜15g，白鲜皮10g，黄芩15g，苦参10g，银花10g，连翘15g。5剂，水煎服。

另：苦参40g，黄柏40g，青蒿40g，艾叶40g。5剂，煎水外洗。

二诊（2006-03-16）：诉痒疹大减，查转氨酶正常。舌苔薄黄，脉滑数。拟原方再进5剂。

当归10g，白芍10g，生地15g，荆芥6g，防风10g，甘草6g，刺蒺藜15g，白鲜皮10g，黄芩15g。5剂，水煎服。

按 妊娠皮肤瘙痒，多为风热血虚证。本案患者风热之候较显，又虑其有孕在身，故在清热止痒的同时，又兼养血安胎，取消风四物汤，则可两者兼顾，痒止胎安。

【案二】

颜某，女，30岁，湖南长沙人。门诊病例。

初诊（2005-11-16）：诉妊娠3个月，呕逆，胸咽部有拘紧感，伴嗳气，多痰，舌苔薄黄，脉滑数。

辨证：痰热犯胃。

治法：化痰清热，和胃止呕。

主方：砂芩温胆汤加减。

砂仁10g，黄芩10g，陈皮10g，竹茹10g，法半夏10g，茯苓15g，甘草6g，苏梗10g。10剂，水煎服。

二诊（2005-11-28）：诉上症已愈，嘱服原方减味以安胎。

砂仁10g，黄芩10g，陈皮10g，竹茹10g，法半夏10g，茯苓15g，甘草6g。5剂，水煎服。

按 此案之妊娠恶阻以多痰、舌苔薄黄、脉滑数为特点，乃因于痰热，故以温胆汤化痰清热为主方，加黄芩、砂仁、苏梗清热理气，和胃安胎。

【案三】

周某，女，35岁，湖南长沙人。门诊病例。

初诊（2005-12-23）：诉妊娠40天，漏下，伴小腹痛，前几年曾自然流产2次。舌淡，苔薄黄，脉细滑。

辨证：冲任虚损。

治法：补血止血安胎。

主方：胶艾汤加黄芩、白术。

当归身10g，白芍15g，川芎6g，熟地15g，炒阿胶珠15g，艾叶炭10g，黄芩10g，炒白术10g，甘草6g。7剂，水煎服。

二诊：（2006-01-04）：诉漏下、腹痛已止，B超检查示胎儿正常。嘱患者原方再进10剂，并注意卧床休息，勿劳累。

> **按** 《医部全录·妇科》认为，胎漏乃"冲任气虚，则胞内泄，不能制其经血"，故用胶艾汤固冲任以止血，加白术健脾以安胎元。《医宗金鉴》谓："胎漏下血多因热。"故加黄芩以清热安胎。

【案四】

◇病例卡片◇

胡某，女，28岁，长沙市人。门诊病例。

初诊（2006-05-28）：诉2005年3月曾行人流1次。现症：妊娠50天，漏血，伴小腹微痛，舌红，苔薄黄，脉细滑数。

辨证：血热胎漏。

治法：清热养血安胎。

主方：胶艾汤加味。

阿胶珠15g，艾叶炭10g，熟地10g，白芍15g，当归身10g，川芎5g，荆芥炭10g，黄芩15g，甘草6g。7剂，水煎服。

二诊（2006-06-04）：诉漏血已止，小腹疼痛亦愈，舌苔薄黄，脉滑数。仍拟原方加减再进5剂。

阿胶珠15g，艾叶炭10g，熟地10g，白芍15g，当归身10g，川芎5g，黄芩10g，砂仁10g，炒白术10g，甘草6g。5剂，水煎服。

按 《金匮要略》云："妇人有漏下者，有半产后因续下血都不绝者，有妊娠下血者。假令妊娠腹中痛，为胞阻，胶艾汤主之。"本案以胶艾汤加黄芩、炒白术、砂仁等安胎要药，胞中热清，则血止胎安。

妇科杂病 案

【案一】

◇病例卡片◇

罗某，女，42岁，长沙市人。门诊病例。

初诊（2004-09-22）：诉近几年来经常便秘，每于行经后必发，经后约3~5天便秘较甚，前后阴坠胀，并伴颈项强痛，舌苔薄黄，脉滑。

辨证：血虚便秘。

治法：养血润肠通便。

主方：玉烛散加味。

熟地15g，白芍20g，当归15g，川芎10g，生大黄5g，火麻仁30g，葛根30g，羌活15g，炒瓜蒌10g。10剂，水煎服。

二诊（2004-10-02）：诉便秘显减，前后阴坠胀显减，颈项强痛亦显减，舌苔薄黄，脉细。拟原方再进15剂。

三诊（2004-10-22）：诉今为行经后第5天，便秘已大减，无其他不适，舌苔薄黄，脉细。拟玉烛散加减丸料1剂，善后收功。

熟地60g，生地40g，白芍50g，当归60g，川芎30g，火麻仁60g，甘草20g，杏仁30g，生大黄20g，柏子仁40g。合碾细末蜜丸，如黄豆大，每日服60粒，早、晚分服。

按 《医宗必读·大便不通》云："妇人产后亡血……皆能秘结。"《重订严氏济生方·秘结论治》亦指出："妇人新产亡血，走耗津液，往往皆令人秘结。"妇人行经亏血较多，而发便秘，当属血虚。取玉烛散者，补血而通便也。

【案二】

◇病例卡片◇

蒋某，女，42岁，湖南长沙人。门诊病例。

初诊（2005-10-28）：诉停经3年半，今年3月复行经，但经行不畅，量较少，色暗，每于经期则腰痛明显，肋间胀，疲乏，舌苔薄白，脉细。

辨证：肾阳虚夹瘀。

治法：温肾化瘀。

主方：安肾丸加减。

补骨脂20g，续断20g，桃仁10g，炮甲10g，小茴香8g，葫芦巴10g，延胡索10g，怀山药15g，茯苓10g，杜仲20g，川牛膝15g，炒鹿筋15g，菟丝子20g，甘草6g。10剂，水煎服。

二诊（2005-11-09）：诉药后月经已畅，色尚黑，量已增多，腰痛已大为减轻。但心中烦，夜寐欠安，少腹胀，舌苔薄黄，脉细弦。改拟丹栀逍遥散加味。

丹皮10g，栀子6g，当归10g，白芍15g，柴胡10g，茯苓15g，炒白术10g，甘草6g，青皮10g，枳壳10g，广木香6g，炮甲15，杜仲30g，延胡索10g，炒枣仁30g。10剂，水煎服。

按 安肾丸出自《三因方》，原载："治肾虚腰痛，阳事不举，膝骨痛，耳鸣，口干，面色黧黑，耳轮焦枯。"此方实为治肾阳虚弱兼血瘀之腰痛。本证虽为借用，实为因证选方。

【案三】

◇病例卡片◇

欧某，女，14岁，湖南长沙某中学学生。门诊病例。

初诊（2005-11-04）：经前呕吐，4年不愈，大便秘结，甚则呕苦，经期滞后，月经色暗而量少，舌苔薄黄，脉滑。

辨证：胆胃不和，痰热内扰兼血瘀。

治法：清胆和胃，清热化痰兼活血化瘀。

主方：温胆汤加大黄合桃红四物汤。

生大黄4g，陈皮10g，法半夏15g，茯苓10g，枳实10g，竹茹20g，甘草6g，桃仁6g，红花3g，生地10g，赤芍10g，当归10g，川芎10g。10剂，水煎服。

二诊（2005-12-02）：此次行经，经前呕吐已止，月经对期，但鼻塞多涕，诉素有鼻渊痼疾，舌苔薄黄，脉滑。继以大黄温胆汤巩固疗效，合苍耳子散祛风通窍。

酒大黄4g，陈皮10g，法半夏15g，茯苓15g，枳实10g，竹茹10g，甘草6g，苍耳子20g，辛夷15g，白芷15g，薄荷10g。10剂，水煎服。

> **按** 经前呕吐，一般多为胃弱或伤饮伤食所致。而此证表现呕苦，便秘，舌苔薄黄，显系痰热为患。故以大黄温胆汤清胆和胃，清热化痰治之而获效。

【案四】

◇病例卡片◇

赵某，女，14岁，岳阳市某中学学生。门诊病例。

初诊（2005-12-25）：诉月经前后心烦失眠1年余，伴紧张，心慌，注意力不集中，甚则颤抖，无法正常生活和学习，月经量少，无痛经。西医诊断为"经期紧张综合征"，给予心理治疗及镇静药治疗，但疗效甚微。诊见沉默寡言，舌红，苔薄黄，脉细数。

辨证：肝郁血热。

治法：疏肝清热，养血安神。

主方：丹栀逍遥散合酸枣仁汤。

炒枣仁20g，知母10g，川芎10g，茯神15g，丹皮10g，栀仁10g，当归10g，白芍15g，炒白术10g，柴胡10g，甘草6g，炒龟板30g。15剂，水煎服。

二诊（2006-03-19）：服上方后，经期心烦、心慌、注意力不集中均减轻，已能入睡，未发颤抖，但月经量少，舌淡红，苔薄黄，脉弦细。考虑患者肝郁日久，气滞血瘀，拟丹栀逍遥散加入丹参20g，西红花2g，桃仁6g，以活血化瘀。10剂，水煎服。

三诊（2007-01-03）：诉服上处方后诸症皆消，已能正常生活和学习，性格日渐开朗。但此次因考试临近，学习紧张，月经前又出现心烦失眠，舌红，苔薄黄，脉弦细。仍用丹栀逍遥散合酸枣仁汤加西红花2g，炙远志10g，郁金20g。10剂，水煎服。

四诊（2007-04-01）：诉服上方后前症皆消，但手足心热。因中考临近，家长恐再复发，故来诊以巩固治疗。患者舌红，苔薄黄，脉弦细。仍用丹栀逍遥散合酸枣仁汤加炒龟板30g，地骨皮15g。10剂，以善后收功。

> **按** 患者性格内向，情志不畅，日久肝气郁结，气郁化火而心烦失眠。以丹栀逍遥散疏肝清热解郁，合酸枣仁汤滋肝养阴安神，盖"肝者，体阴而用阳"。用丹栀逍遥散，寓《内经》"木郁达之"之意；用酸枣仁汤，寓《金匮要略》"肝之病，补用酸"之意也。

【案五】

◇病例卡片◇

马某，女，55岁，长沙市人。门诊病例。

初诊（2006-02-12）：诉2005年5月B超查出子宫下垂。现症：疲乏，阴部坠胀，小便频数，伴腰痛，足痉挛，舌苔薄白，脉细。

辨证：气虚兼肾虚。

治法：补气益肾。

主方：补中益气汤合桑螵蛸散、芍药甘草木瓜汤。

西洋参片10g，黄芪30g，炒白术10g，陈皮10g，升麻5g，柴胡10g，当归10g，炙甘草10g，桑螵蛸20g，益智仁20g，菟丝子15g，覆盆子15g，白芍10g，木瓜15g。10剂，水煎服。

二诊（2006-02-22）：疲乏显减，尿频亦减，腰痛、足痉挛亦缓，但近日漏下，血量较少，舌苔薄黄，脉细。拟补中益气汤合荆芩四物汤加减。

西洋参片10g，黄芪30g，炒白术10g，陈皮10g，升麻5g，柴胡10g，当归10g，炙甘草10g，白芍15g，熟地10g，荆芥炭10g，黄芩10g，侧柏炭15g，地榆炭20g。10剂，水煎服。

三诊（2006-03-03）：阴挺已收，自觉阴部坠胀感显减，漏下已止，诸症悉减，舌苔薄白，脉细。仍拟补中益气汤合桑螵蛸散治之。

西洋参片10g，黄芪30g，炒白术10g，陈皮10g，升麻5g，柴胡10g，当归10g，炙甘草10g，桑螵蛸20g，益智仁20g，菟丝子15g，覆盆子15g，怀山药20g，白芍10g。15剂，水煎服。

> **按**　《医宗金鉴·妇科心法要诀》云："妇人阴挺，或因胞络伤损，或因分娩用力太过，或因气虚下陷，湿热下注……属虚者，必重坠，小便清长，宜补中益气汤。"本案证候分析属气虚下坠，取补中益气汤以补中益气，升阳举陷。气充足，则有力升提子宫也。

【案六】

◇病例卡片◇

蔡某，女，38岁，湖南长沙人。门诊病例。

初诊（2006-02-17）：诉梦交频作，醒后疲乏，汗出，阴道分泌物较多，伴舌干而痛，手足心热，少寐，舌苔薄，中有裂痕，脉细数。

辨证：阴虚火旺，心肾不交。

治法：滋阴降火，益肾固精。

主方：秘精汤合大补阴丸加味。

芡实30g，煅龙骨30g，煅牡蛎30g，五味子5g，白芍10g，怀山药30g，菟丝子15g，麦冬30g，知母15g，黄柏10g，炒龟板30g，生地20g，地骨皮15g，炒枣仁30。10剂，水煎服。

二诊（2006-03-05）：诉梦交明显减少，仍口干，手心热，舌有裂痕，舌苔薄，脉细数。上方已奏效，继续服用。

芡实30g，煅龙骨30g，煅牡蛎30g，五味子5g，白芍10g，怀山药30g，菟丝子15g，麦冬30g，知母15g，黄柏10g，炒龟板30g，生地20g，地骨皮15g，炒枣仁30g。15剂，水煎服。

三诊（2006-03-22）：诉梦交已基本停止，潮热亦减，但手心热，少寐，舌有裂痕，苔薄黄，脉细数。治以大补阴丸合清骨散滋阴降火，加龙骨、牡蛎、枣仁潜镇安神。

熟地20g，知母15g，黄柏10g，炒龟板30g，煅龙骨30g，煅牡蛎30g，银柴胡15g，地骨皮20g，生地15g，炒鳖甲20g，青蒿10g，炒枣仁20g。10剂，水煎服。

四诊（2006-04-07）：诉梦交已止，潮热、手心热基本消失，神疲食少，舌红，舌有明显裂痕，脉细数。此为气阴两虚，大补阴丸合三才汤治之。

西洋参片10g，生地15g，天冬15g，麦冬20g，知母10g，黄柏10g，炒龟板20g，砂仁10g。15剂，水煎服。

> **按** 女子梦交与男子遗精在病机证治上大同小异，《金匮要略·血痹虚劳病》即有"男子失精，女子梦交"之说。此案患者初诊以梦交频作为主症，舌干而痛，手足心热，少寐，舌苔薄，脉细数，乃阴虚火旺，心肾不交之象；而醒后疲乏，汗出，阴道分泌物多，又为失精耗气之征。故以秘精汤补肾涩精，合大补阴丸滋阴降火而使心肾相交，梦交自除。后继用大补阴丸合清骨散滋阴而退其虚热，终则以大补阴丸合三才汤收功，治其因久病梦交、失精耗气所致的气阴两虚也。

【案七】

◇病例卡片◇

夏某，女，45岁，长沙望城县人。门诊病例。

初诊（2004-08-13）：诉近1年来常发漏血，每次约10天左右，且黄带增多。现症：经后第10天，漏血，兼黄带，舌苔薄黄而腻，脉弦数。医院B超示：宫颈鳞状病变。

辨证：湿热滞于胞中。

治法：清热利湿，止血除带。

主方：陈氏胶艾汤合易黄汤。

生地15g，白芍10g，当归10g，川芎6g，阿胶珠15g，艾叶炭10g，荆芥炭10g，黄芩15g，黄柏10g，怀山药15g，车前子15g，白果10g，芡实15g，甘草6g。15剂，水煎服。

二诊（2004-09-01）：漏血、黄带均已止，舌苔薄黄，脉细。拟原方加减再进15剂。

生地10g，白芍10g，当归10g，川芎6g，阿胶珠15g，艾叶炭10g，黄芩

10g，黄柏8g，怀山药10g，车前子10g，白果10g，芡实15g，甘草6g，香附10g，浙贝15g，白花蛇舌草20g，鱼腥草15g。15剂，水煎服。

三诊（2004-09-17）：诉此次行经正常，经后未发漏血，少量黄带，但双乳胀痛，少腹胀，舌苔薄黄，脉弦。改拟当归芍药散合易黄汤加味再进15剂。

当归10g，白芍10g，川芎8g，炒白术10g，茯苓20g，泽泻10g，黄柏8g，怀山药20g，车前子15g，白果10g，芡实20g，香附10g，浙贝30g，白花蛇舌草20g，鱼腥草15g，薏苡仁20g，煅乳香10g，煅没药10g，炒鳖甲30g，煅牡蛎20g，天葵子30g。15剂，水煎服。

四诊（2004-10-15）：病人家属欣喜告知，漏血未见发作，黄带亦愈，乳房胀、少腹胀皆除。B超检查示：宫颈未发现异常。拟胶艾汤合易黄汤加味，再进15剂，巩固疗效，防止复发。

生地10g，白芍10g，当归10g，川芎6g，阿胶珠15g，艾叶炭10g，黄柏10g，怀山药15g，车前子15g，白果10g，芡实15g，甘草6g，香附10g，浙贝20g，白花蛇舌草20g。15剂，水煎服。

> **按** 妇人经行之后，淋漓不止，名曰经漏。经漏病因有气虚、血热之别。本案患者兼黄带，其舌脉均显示一派湿热之象，故取陈氏胶艾汤以清热止血漏，合傅青主之易黄汤清湿热、止带下。所选二方，既针对病因，又直达病所，故其漏下与黄带均愈。

【案八】

◇病例卡片◇

吕某，女，37岁，湖南浏阳人。门诊病例。

初诊（2006-12-02）：诉1个月前人流术后，漏下不止，至今月余不愈，精神疲乏，舌苔薄黄，脉细。

辨证： 冲任虚损。

治法： 益气固冲止血。

方药： 胶艾汤加二参。

西洋参片10g，丹参15g，阿胶珠15g，当归身10g，白芍10g，熟地15g，川芎6g，炙甘草10g，艾叶炭15g，蒲黄炭15g。10剂，水煎服。

二诊（2006-12-14）： 诉漏血已止，但仍流黄水，精神疲乏，舌苔薄黄，脉细。改拟益气补血法，用八珍汤加味治之。

西洋参片10g，茯苓15g，炒白术10g，炙甘草10g，当归首10g，白芍10g，熟地15g，川芎10g，荆芥炭10g，黄芩10g。10剂，水煎服。

> **按** 此案乃人流术后，冲任虚损，气血不足，故先以胶艾汤固冲止血，加西洋参益气摄血，丹参养血活血，并加入蒲黄炭以加强止血之功；漏血已止，精神疲乏，则以八珍汤补气养血而收功。

【案九】

◇病例卡片◇

沈某，女，35岁，湖南长沙人。门诊病例。

初诊（2006-11-05）： 阴道灼热1年余。多家医院检查未见明显器质性改变，但阴道灼热不适，十分难受。伴有尿道口刺痛，黄带量多，长期腰膝酸软，口干口苦，月经过后诸症尤为明显，小便黄，大便较干。其人形体较瘦，舌红少苔，舌根部苔薄黄腻，脉细数。

辨证： 肝肾阴虚火旺。

治法： 滋阴泻火，清化湿热。

主方： 六味地黄丸合大补阴丸加味。

知母15g，黄柏10g，生地20g，怀山药30g，泽泻6g，丹皮10g，土茯苓30g，炒龟板20g，人工牛黄（包）10g。10剂，水煎服。另：熊胆粉8g，装胶囊20个，每天服2个。

　　二诊（2006-11-22）：服上方10剂后，阴道灼热感基本消失，尿道口刺痛亦见改善，诸症皆平。由于工作繁忙，没有抽出时间前来复诊，停药数天后，阴道灼热感又现，但较前明显减轻，且伴有小便不利，前方加减再进15剂。

　　知母15g，黄柏10g，生地20g，怀山药30g，泽泻10g，丹皮10g，土茯苓30g，炒龟板20g。人工牛黄（包）10g，甘草10g，萹蓄10g。另：熊胆粉8g，装胶囊15个，每天服1个。

　　数月后，患者介绍病人前来就诊，谈及此事，早已病愈。嘱其续服知柏地黄丸善后。

　　按 该患者为本虚标实之证，肾阴亏虚是其本；虚火内炽是其标。患者素体阴虚火旺，何以知之？舌红少苔，脉细数，形体纤瘦，古人云"瘦人多火"，此之谓也。肾乃全身真阴之本，乙癸同源，月经过后，阴血更亏，虚火愈旺，故月经过后诸症尤为明显。治疗上必须标本兼顾，滋阴泻火并举，方用六味地黄丸合大补阴丸滋阴泻火以固本；土茯苓、人工牛黄、熊胆粉清热泻火以治标。方证相合，取效故捷，然冰冻三尺非一日之寒，耗损之真阴一时难以复旧，故以知柏地黄丸善后。

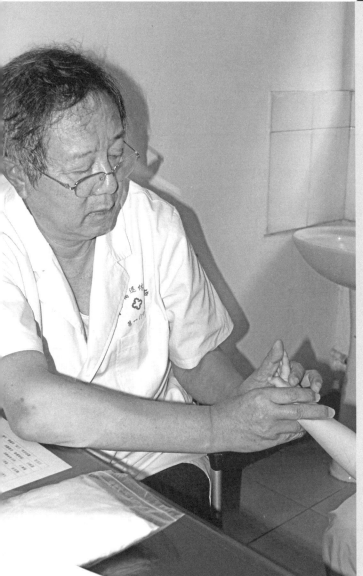

临证实录十一

儿科病证

一名真正的名中医——熊继柏临证医案实录①

一名真正的名中医
——熊继柏临证医案实录 1

发热案

【案一】

◇病例卡片◇

　　彭某，男，6岁，湖南长沙人。门诊病例。

　　初诊（2002-12-06）：发热3天，体温达40.5℃，咽部扁桃体红肿，咳嗽，大便秘结，舌红，苔薄黄，纹紫。有哮喘病史，此次发病以来，3天未解大便。

　　辨证：风热犯肺，阳明燥结。

　　治法：疏风清肺，通腑泻热。

　　主方：桑菊饮合玄贝甘桔汤、大黄黄连泻心汤。

　　桑叶10g，菊花10g，杏仁6g，薄荷10g，连翘15，芦根10g，桔梗10g，荆芥10g，甘草6g，黄连2g，浙贝15g，板蓝根10g，玄参10g。3剂，水煎服。另：生大黄6g，加入第1剂煎，每日服3次。

　　二诊（2002-12-11）：服上方1剂后，连解2次大便，身热大减，再进1剂，身热全退。近两天仍有咳嗽，略喘，纳少，舌苔薄白腻，纹淡紫。止嗽散合葶苈大枣泻肺汤治之。

　　杏仁6g，桑白皮10g，葶苈子6g，浙贝15g，桔梗10g，蜜紫菀10g，百部10g，白前8g，陈皮6g，荆芥10g，甘草6g，神曲（纱布包）10g，炒麦芽10g，大枣6g。5剂，水煎服。

　　三诊（2002-12-20）：服上方后咳喘已止，纳食已增。诉素体自汗，易感冒，感则喘咳，舌苔薄白腻，脉细滑。玉屏风散合三子养亲汤治之。

黄芪15g，炒白术6g，防风3g，葶苈子6g，白芥子10g，炒莱菔子10g，浙贝20g，大枣6g，桑白皮8g。7剂，水煎服。

> **按** 急性扁桃体炎乃西医之病名，属中医"乳蛾"之范畴，每以咽喉肿痛、高热、咳喘为主要临床表现，疏风清热本为其常治之法，然此患者服用类似方药往往无效。因为患者除感受风热邪毒之外，还有阳明腑实之证。清代医家柳宝诒云："凡遇此等重证，第一是为热邪寻出路。"卫分之邪，汗之可也；气分之热，清透可也；腑实之证，惟有下之可也。大便溏为邪已尽，不可再下矣！故该患者用桑菊饮合玄贝甘桔汤疏风清热止咳，大黄黄连泻心汤通腑泻热，加荆芥加强透邪解表之功，加板蓝根、玄参，一则利咽，二则解毒，诸药合用，表里双解，邪热有出路，故服药后即热退脉静身凉。二诊但见咳嗽，转方止嗽散加减，最后以益气固表之玉屏风散收功，一气呵成，值得玩味！

【案二】

◇病例卡片◇

陶某，男，2岁，长沙市人。门诊病例。

初诊（2004-07-14）：昨晚突发高热，体温达39℃。现症：高热，微渴，咽部略红肿，伴呕逆，舌苔薄黄，纹紫。

辨证：风热袭表。

治法：辛凉透表，清热祛暑。

主方：银翘散加香薷。

香薷2g，银花10g，连翘10g，荆芥10g，牛蒡子8g，薄荷8g，桔梗8g，板蓝根10g，黄芩6g，甘草6g，竹茹10g，浙贝15g。3剂，水煎服。另：生大黄5g放入第1剂药同煎，以泻热通便，加强清热之力。

二诊（2004-07-16）：服第1剂药后，高热即退。现症：低热，口中不渴，仅微咳，食少，舌苔薄黄，纹淡紫。改拟桑菊饮加味治之。

桑叶10g，菊花8g，桔梗8g，杏仁5g，连翘10g，芦根10g，薄荷8g，甘草6g，川贝母10g，神曲10g，山楂10g，炒枳壳6g。4剂，水煎服。

> **按** 《外感温热篇》云："温邪上受，首先犯肺。"《温病条辨》云："太阴风温……但热不恶寒而渴者，辛凉平剂银翘散主之。"此案为风温初起，以银翘散辛凉透表，合夏日发汗解暑要药香薷治之，高热即退。《温病条辨》又云："太阴风温，但咳，身不甚热，微渴者，辛凉轻剂桑菊饮主之。"故高热退后乃以桑菊饮清肺之余热，善后收功。
>
> 小儿突发高热，乃是急症，只要辨证用方准确，每取速效，本案即是其例。

【案三】

◇病例卡片◇
易某，女，1岁7个月，湖南长沙市人。门诊病例。

初诊（2005-10-11）：发热1日，大便干结，兼喷嚏、流涕、咳嗽等症。诊见体温39.5℃，咽红，扁桃体肿大，舌边尖红，苔薄黄，纹紫。

辨证：风热犯肺。

治法：疏风清热解表。

主方：银翘散加减。

银花10g，连翘10g，荆芥8g，防风5g，桔梗6g，黄芩4g，牛蒡子8g，板蓝根8g，薄荷8g，法半夏6g，竹茹10g，生大黄5g。2剂，水煎服。

二诊（2005-10-13）：服上方1剂后，体温降至38.5℃，服2剂后体温正常，精神食纳正常，但热退后胸背部遍发红色皮疹，四肢少见，无疼痛瘙痒。诊见咽稍红，舌边尖红，苔薄黄，纹紫。此为风热之邪外透肌表，宜清热解毒透疹，银翘解毒汤加减治之。

银花10g，连翘10g，荆芥5g，菊花10g，牛蒡子10g，大青叶6g，紫草4g，甘草6g。2剂，水煎服。

2剂后疹退而愈。

> **按** 急性扁桃体炎属中医"乳蛾"的范畴。本病多见于小儿，由于风热时邪，从口鼻而入，郁于肺胃，客于咽喉所致。一般起病即出现发热，且热势甚高，治宜外疏风邪，内清胃热。临床可见此证甚多，均以表里兼施，散泻并用之法治之，取效甚速。若风热外透而出疹，宜清热解毒，凉血透疹。

【案四】

◇病例卡片◇

龚某，男，4岁半，长沙市人。门诊病例。

初诊（2005-12-23）：患儿昨日下午出现精神萎靡、肌肤灼热等现象，体温达39℃，予感冒清热颗粒等治之，热未退，今急来门诊。现症：高热，烦躁不安，四肢时作颤抖，恶心欲呕，鼻塞，流清涕，面色红赤，咽痛，舌红，苔薄黄，指纹红紫相兼。查体：咽红，扁桃体肿大。

辨证：风热感冒。

治法：疏风清热解表。

主方：银翘散加味。

银花10g，连翘10g，荆芥10g，牛蒡子6g，薄荷8g，甘草6g，桔梗6g，玄参10g，浙贝15g，防风10g，法半夏8g，竹茹10g，板蓝根10g，生大黄（另煎，兑服）6g，羚羊角片（另煎，兑服）15g。2剂，水煎服。

二诊（2005-12-25）：患儿发热已全退去，但见咳嗽，咽部已不红，扁桃体尚有微肿，舌苔薄黄，指纹红紫相兼。拟玄贝止嗽散以疏风止咳。

　　玄参10g，浙贝15g，杏仁6g，桔梗8g，炙紫菀8g，百部6g，陈皮6g，荆芥5g，甘草5g。3剂，水煎服。

按　小儿为"稚阳之体"，感邪后发热最速，临床上邪在卫分短暂停留后，常常直入气营，甚至生风动血。予银翘散疏风清热，使邪有出路，并加大黄以泻气分之火热。如叶天士所云："在卫汗之可也，到气才可清气。"复以羚羊角清热息风镇惊，防患于未然。

麻疹 案

◇病例卡片◇

　　刘某，女，5岁，长沙市人。门诊病例。

　　初诊（2004-06-16）：5天前开始发热，打喷嚏，流鼻涕，而后出现面目红肿，眼泪汪汪，精神疲乏，耳后及上肢皮肤出现疹点。就诊时见全身遍布皮疹，疹色红润，扪之碍手，仍发热，精神疲乏，微咳，面目微有肿赤，眼泪汪汪，舌质红，苔黄腻，脉数。

　　辨证：毒热壅遏（出疹期）。

　　治法：清热解毒透疹。

　　主方：化毒清表汤。

　　栀子8g，黄芩10g，黄连3g，连翘10g，桔梗10g，浙贝10g，防风6g，葛根15g，牛蒡子10g，川木通3g，地骨皮10g，淡竹叶6g，玄参10g，天花粉10g，薄荷8g，灯心草6g，甘草6g。5剂，水煎服。

　　二诊（2004-06-21）：皮疹消退，有糠状脱屑及棕色斑痕，体温渐退，唯午后微有低热，口唇干燥，舌红少津，苔少，脉细数。改拟沙参麦冬汤加味治之。

　　沙参10g，麦冬10g，玉竹10g，天花粉10g，桑叶10g，扁豆10g，地骨皮10g，甘草6g。5剂，水煎服。

按 麻疹属温热毒邪侵犯肺胃所致，《麻科活人全书》云："麻虽胎毒，多带时行，气候喧热非令，男女传染而成。"其病程一般可分为疹前期（毒袭肺胃）、出疹期（毒热壅遏）、恢复期（肺胃阴伤）三个阶段。本案患者就诊时已处于出疹期，用《医宗金鉴》中化毒清表汤清热解毒透疹，待疹出透，则疹退热清，后期以沙参麦冬汤滋养肺胃之阴而兼清虚热，则病痊愈。

喘咳案

【案一】

◇病例卡片◇

易某，女，1岁2个月，湖南长沙市人。门诊病例。

初诊（2005-05-22）：患儿咳喘7天，发热3天，伴呕吐，食少，便溏，精神疲倦。诊见喘促抬肩，阵发咳嗽，喉中痰鸣，体温39.2℃，舌红，苔黄腻，纹紫。

辨证：痰热闭肺。

治法：清热涤痰，宣肺定喘。

主方：五虎汤加味。

炙麻黄2g，杏仁5g，生石膏20g，细茶叶3g，葶苈子6g，桑白皮10g，炙紫菀10g，百部8g，白前8g，法半夏6g，川贝母10g，甘草6g。3剂，水煎服。

二诊（2005-05-25）：服上方后体温降至37.8℃，喘促显减，但时咳而呕。诊见舌红，苔薄黄，纹紫。痰热尚盛，再拟麻杏石甘汤合止嗽散加减。

炙麻黄2g，杏仁5g，生石膏18g，薄荷6g，桔梗6g，桑白皮10g，炙紫菀8g，百部8g，白前8g，陈皮6g，法半夏6g，川贝母10g，甘草6g。4剂，水煎服。

三诊（2005-05-29）：服药后体温已正常，喘促已平，间咳，余无他症。诊见舌红，苔薄黄，纹紫。痰热未尽，宜化痰清热，宣肺止咳，方用桑贝止嗽散。

桑白皮10g，川贝母10g，杏仁5g，桔梗6g，炙紫菀8g，百部8g，白前8g，陈皮6g，法半夏6g，薄荷6g，甘草6g。3剂，水煎服。

病愈。

> **按**　此案患者高热，喘咳并重，喉中痰鸣，苔黄腻，纹紫，乃痰热内盛之象。痰热阻肺，肺失宣肃而喘咳，故以清热涤痰，宣降肺气为要务，五虎汤加葶苈子、桑白皮等，有泻肺化痰平喘之功。

【案二】

◇病例卡片◇
　　熊某，女，5岁，湖南长沙人。门诊病例。

初诊（2006-12-27）：喘咳病反复发作，2年不愈。现症：咳嗽兼喘，鼻塞，清涕多，舌苔白腻，脉滑。

辨证：风寒遏肺，肺失宣降。

治法：解表散寒，宣肺平喘。

主方：华盖散合止嗽散加味。

蜜麻黄2g，苏子6g，杏仁5g，桑白皮15g，桔梗6g，陈皮6g，葶苈子6g，荆芥6g，炙紫菀8g，百部8g，白前8g，矮地茶6g，甘草6g，大枣3枚。5剂，水煎服。

二诊（2007-01-03）：喘咳显止，但仍痰多，脉滑，苔薄白腻。华盖止咳方合三子养亲汤加减治之。

蜜麻黄2g，苏子6g，川贝母10g，桑白皮15g，桔梗6g，陈皮6g，荆芥6g，炙紫菀8g，百部8g，白前8g，矮地茶6g，甘草6g，法半夏6g，炒莱菔子10g。5剂，水煎服。

按 《医学三字经》云："肺如钟，撞则鸣，风寒入，外撞鸣。"风寒外束，肺失宣降，喘咳作矣！患者喘咳反复发作，2年不愈，每因感冒诱发。鼻塞，清涕，舌苔白腻，均是风寒之证。故投辛温解表，宣肺平喘之华盖散，疏风止咳之止嗽散，加入葶苈子、大枣，即葶苈大枣泻肺汤，泻肺平喘，表里兼施，疗效自在掌握之中！二诊时，其痰浊壅盛，故合三子养亲汤降气化痰，颇合病机。患者母亲云："以前总是吃激素、抗生素，时发时止，想不到中医治疗该病的疗效竟然如此惊人！"

呕吐案

【案一】

◇病例卡片◇

　　杨某，男，3岁，长沙市人。门诊病例。

　　初诊（2005-12-30）：其母代诉，此儿间断发生呕吐，2年许而不愈。现症：恶心，呕吐，每于饭后或咳嗽时加重，呕吐物为胃内容物，有时是清水痰涎，舌淡红，苔薄白，指纹红淡紫。

　　辨证：痰湿中阻呕吐。

　　治法：理气化痰，和胃止呕。

　　主方：温胆汤加味。

　　陈皮10g，法半夏10g，茯苓12g，枳实10g，竹茹10g，甘草6g，生姜2片，砂仁6g。7剂，水煎服。

　　二诊（2006-01-08）：服前药7剂后，患者一般情况尚可，呕吐次数较前明显减少，食少，渴欲饮水，面色无华，平素动辄汗出，舌淡红，苔薄白，指纹色淡。原法酌加益气健脾之品。

　　陈皮10g，法半夏10g，茯苓12g，枳实10g，竹茹10g，甘草6g，白术10g，党参10g，砂仁6g。7剂，水煎服。

> **按** 小儿"脾常不足"，肠胃脆弱，间断呕吐竟2年不愈，必致运化失司，痰湿蕴阻，内伤脾胃。脾喜燥恶湿，予温胆汤加减化其痰湿，湿去而脾健，呕吐自止。病虽去，当复脾之运化，故二诊用六君子汤，使脾胃健而呕痰痊愈。

【案二】

◇病例卡片◇

吴某，男，9个月，长沙市人。门诊病例。

初诊（2006-07-19）：小儿吸乳之后，遂即吐乳，喉中多痰，大便干，并见其头部生疖疹，舌苔薄白，纹淡紫。

辨证：痰热滞胃。

治法：清热化痰，和胃降逆。

主方：大黄温胆汤。

生大黄2g，陈皮6g，法半夏6g，茯苓8g，枳实8g，竹茹10g，甘草6g，金银花10g，连翘10g。3剂，水煎服。

二诊（2006-07-27）：吐乳已止，但喉中仍多痰，头部疖疹已减大半，大便转正常，舌苔薄白，纹淡。拟温胆汤合五味消毒饮治之。

陈皮6g，法半夏6g，茯苓8g，枳实6g，竹茹8g，甘草6g，金银花10g，连翘10g，野菊花6g，蒲公英8g，紫花地丁8g。5剂，水煎服。

按 小儿吐乳，称为呗乳。《诸病源候论·吐呗候》云："小儿吐呗者，由乳哺冷热不调故也。"本案患儿症状显属痰热停于胃中所致，故用温胆汤清热化痰和胃。又胃气以降为顺，故方中加入大黄清泻胃肠之火，则胃热自除，吐乳自愈。

泄泻案

陈某，男，2个月，长沙市人。门诊病例。

初诊（2006-02-17）： 患儿7天前出现大便稀溏，每日4~5次，烦躁，哭闹，食欲不振，曾在外院诊治，症状无缓解。现症：大便稀溏，有时泻下水样便，泡沫多，有黏液，无臭味，每日7~8次，烦躁不安，不欲乳，舌淡，苔薄白，指纹淡。

辨证： 湿泄。

治法： 健脾化湿止泻。

主方： 四苓散加味。

茯苓10g，猪苓6g，泽泻5g，炒白术6g，砂仁6g，车前子10g，葛根10g，陈皮5g，甘草4g。3剂，水煎服。

二诊（2006-02-21）： 服上药3剂后，诸症悉减。患儿大便软，日解2次，无泡沫黏液，小便多，乳食复常，舌淡红，苔薄白，指纹色淡。改拟异功散加味治之。

茯苓10g，泽泻5g，炒白术6g，砂仁6g，陈皮5g，党参10g，怀山药10g，大枣4枚，甘草4g。5剂，水煎服。

按 《杂病源流犀烛》云："是泄虽有风寒热虚之不同，要未有不源于湿者。"况小儿脾胃薄弱，稍有不慎则运化失司而成泄泻。本例患者泄下水样便，无臭，不欲乳，舌淡，苔薄白，指纹淡，辨证属湿泄。治以四苓散，寓"利小便所以实大便"之意。

夜寐不安 案

【案一】

◇病例卡片◇

徐某，女，3岁，长沙市人。门诊病例。

初诊（2006-01-18）：半个月来患儿开始出现夜卧不安，容易惊醒，常于梦中惊醒后面容惊慌，东张西望，至白昼如常人，伴有腹胀痛不舒，不思饮食，大便正常，舌淡红，苔薄腻，指纹淡紫。

辨证：心胆虚怯，痰食内阻。

治法：养心宁胆，涤痰安神。

主方：枣仁温胆汤。

炒枣仁15g，茯神10g，陈皮6g，法半夏6g，枳实8g，竹茹10g，甘草6g，厚朴10g，神曲10g。5剂，水煎服。

二诊（2006-01-24）：服上方期间，患儿夜寐尚安好，未出现惊醒貌，腹胀已除，然不欲食，舌淡红，苔薄白，指纹色淡。仍以原方加减治之。

炒枣仁15g，茯神10g，陈皮6g，法半夏6g，枳实8g，竹茹10g，甘草6g，厚朴10g，神曲10g，砂仁3g。5剂，水煎服。

按 心藏神，肝主魂。小儿偶受惊恐易至神气怯弱，故多从心、肝论治。然患儿尚有腹胀痛不舒，不欲食，当有痰食内阻。故治疗予枣仁养心，使魂有所藏；并予温胆汤中再加神曲、厚朴，宁其胆，化其痰食，则夜卧发惊获愈。

【案二】

◇病例卡片◇

朱某，男，4岁，湖南长沙市人。门诊病例。

初诊（2006-03-26）：患儿近2周来夜寐不安，稍睡即醒，醒后许久不能入睡。伴食少，胸腹部皮肤发痒而无疮疹，大便秘结。诊见舌红，苔黄白腻，纹紫。

辨证：胃气不和。

治法：消食祛滞和胃。

主方：保和丸加味。

生大黄2g，炒枣仁15g，法半夏6g，陈皮6g，茯苓8g，连翘10g，甘草8g，神曲10g，山楂10g，炒麦芽10g，炒莱菔子10g，白鲜皮10g，蝉蜕6g，苦参3g。5剂，水煎服。

病愈。

按 此患儿失眠而食少便秘，苔黄白腻是食积化热，阻滞胃肠，胃失通降而胃气不和，"胃不和则卧不安"也，故消食和胃即可。

【案三】

◇病例卡片◇

罗某，女，2岁，长沙人。门诊病例。

初诊（2007-04-20）：近两个月来患儿一直睡觉不安，常梦中惊醒。现症：食少，爪甲少华，头发稀疏，大便秘，舌淡红，苔薄少，纹淡紫。

辨证：肝血亏虚。

治法：补养肝血。

主方：补肝汤。

炒枣仁15g，木瓜8g，麦冬10g，甘草6g，生地10g，白芍10g，当归10g，川芎5g，炒麦芽10g，火麻仁15g，制首乌片15g。7剂，水煎服。

二诊（2007-05-04）：服药后近几日睡眠佳，未见梦中惊醒之状。现症：食已增进，夜寐佳，头发仍稀疏，大便正常，舌淡红，苔薄黄，纹淡紫。拟原方化裁再进10剂。

炒枣仁15g，木瓜8g，麦冬10g，甘草6g，生地10g，白芍10g，当归10g，川芎5g，制首乌片15g，菟丝子10g。10剂，水煎服。

三诊（2007-07-05）：这两个月以来，小儿睡眠一直很好，纳食亦增，诊时见小儿精神佳，头发已较前浓密，爪甲红润，此次因患感冒咳嗽前来就诊。

按 《灵枢·本神》云："肝藏血，血舍魂"，又"肝主筋，其华在爪"。本案患儿夜寐不安，爪甲不荣，舌淡红，苔薄少，属肝血亏虚之候。"人卧血归于肝"，肝血虚则肝失所养，魂魄不安，轻则致夜寐不安，故应补养肝血，肝血旺，则魂自舍于肝，其寐自安。

腹痛案

◇病例卡片◇

牛某，男，6岁，长沙某幼儿园学生。门诊病例。

初诊（2005-12-18）：患者诉数月来间断腹痛，时发时止，最近几天腹痛每日必发，且痛势逐渐加重，查其大腹部疼痛，痛时拒按，不欲食，无呃逆，但口中时泛清水，大便每日1次，干结难行，小便正常，舌淡红，苔薄黄，舌上有白花点，脉滑。

辨证：食滞虫积腹痛。

治法：消食导滞，安蛔止痛。

主方：厚朴三物汤加味。

厚朴10g，枳实10g，生大黄2g，槟榔10g，细辛1.5g，川椒8g，使君子10g，川楝子8g，广木香6g，神曲10g。5剂，水煎服。

二诊（2005-12-24）：服上药后，患儿腹痛明显减轻，腹中肠鸣，大便日解2次，偏软，舌淡红，苔薄黄，脉滑。以原方加减治之。

厚朴10g，枳实8g，槟榔10g，细辛1.5g，川椒8g，使君子10g，川楝子8g，广木香6g，神曲10g，砂仁3g。5剂，水煎服。

按　"六腑以通为顺"，不通则痛，患儿腹痛拒按，不欲食，大便干，综合舌脉，是为食滞虫积腹痛。蛔得酸则静，得辛则伏，得苦则下，故予厚朴三物汤加细辛、川椒、使君子、川楝子、槟榔等品安蛔杀虫，使腑气得通，通则不痛矣。

抽搐案

◇病例卡片◇

李某，女，11个月，长沙市人。门诊病例。

初诊（2007-03-23）：1个月前，患儿发热、抽搐，经医院治疗后，发热已止。但患儿四肢阵发性抽搐，目睛上翻，或斜视，时头摇动，舌苔黄腻，纹青紫。

辨证：肝热动风。

治法：凉肝息风。

主方：羚角钩藤汤。

羚羊角片（另包，先煎）6g，钩藤10g，桑叶10g，菊花6g，茯神10g，生地6g，浙贝10g，竹茹10g，白芍10g，天麻片10g，甘草5g。7剂，水煎服。

二诊（2007-04-09）：小儿四肢抽搐已止，头摇动已显减，但目睛时而上翻，或斜视，舌苔薄黄腻，纹淡紫。拟原方再进10剂。

羚羊角片（另包，先煎）5g，钩藤10g，桑叶10g，菊花8g，茯神10g，生地6g，浙贝12g，竹茹10g，白芍10g，天麻片10g，甘草5g，僵蚕10g。7剂，水煎服。

三诊（2007-04-25）：小儿头摇已止，现仅目睛偶尔上翻，舌苔薄黄，纹红。拟原方再进10剂，善后收功。

> **按** 《素问·至真要大论》云："诸热瞀瘛，皆属于火。"《医宗金鉴·幼科心法要诀》又云："肝属木，肝病故主风也。"本案发热抽搐，显属肝热化风，故以羚角钩藤汤凉肝息风，方证合拍，抽搐自止。

羚羊角粉 5克
（冲兑服）　　　钩藤 12克　　桑叶 10克

菊花 8克　　　茯神 10克　　生地 6克

浙贝母 12克　　竹茹 10克　　白芍 10克

天麻片 10克　　僵蚕 10克　　甘草 5克

10剂　小半服

邹继柏

自汗盗汗 案

　　梁某，男，5岁，长沙市人。门诊病例。

　　初诊（2005-06-15）：家长代诉其常自汗，睡后约1小时盗汗。诊见喉中左侧扁桃体肿大，舌苔薄白，纹淡，脉细。

　　辨证：气虚自汗。

　　治法：益气固表敛汗。

　　主方：玉屏风散合三甲散。

　　黄芪15g，炒白术6g，防风2g，煅龙骨20g，煅牡蛎20g，炒龟板10g，玄参10g，浙贝20g，炒浮小麦20g，桑叶10g。7剂，水煎服。

　　二诊（2005-06-29）：家长代诉其自汗、盗汗明显减轻，大便较干，舌苔薄白，脉细。前方再进7剂，以收全功。

　　黄芪15g，炒白术6g，防风3g，煅龙骨15g，煅牡蛎15g，炒龟板15g，知母10g，玄参12g，浙贝15g，火麻仁15g，桑叶10g。7剂，水煎服。

> **按** "寤而汗出曰自汗，寐而汗出曰盗汗。"玉屏风散内补脾肺而卫外固表，合三甲散以增收涩敛汗之力，取法"散者收之"。

口疮案

◇病例卡片◇
　　李某，男，8岁，长沙市某小学学生。门诊病例。

　　初诊（2005-12-30）：患者3天前吃火锅后觉口麻，翌日晨起发现环口周发红，口舌多处溃疡，米粒至绿豆大小，疼痛难忍，不敢进食，口干，夜寐不安，大便干结难下，2日1行，舌红，苔薄黄，脉滑。

　　辨证：风热乘脾。
　　治法：疏风清热解毒。
　　主方：凉膈散加减。

　　栀子10g，连翘15g，黄芩10g，薄荷10g，甘草8g，玄参20g，生石膏15g，生大黄3g。7剂，水煎服。

　　二诊（2006-01-08）：服上药7剂后，咽不红，口腔中尚留有2处溃疡，疼痛，大便得通，每日1行，舌淡红，苔薄黄，脉数。脾经风热始解，续以原方加减治之。

　　栀子10g，连翘15g，黄芩10g，薄荷10g，甘草8g，玄参20g，生石膏15g，石斛15g。7剂，水煎服。

　　按 脾开窍于口，齿龈属胃，小儿急性口疮多由风热之邪内壅于脾胃，夹毒上攻而成。治疗予以凉膈散，方中栀子、连翘、黄芩、薄荷等清上，生石膏清胃热，生大黄泻火，如此清上泻下并行，风热自解矣。

卧后露睛 案

◇病例卡片◇

周某，女，8岁，长沙人。门诊病例。

初诊（2007-06-17）：1年来，患儿卧后双眼睑未见闭合，曾去多家医院诊治，未见明显疗效，也曾做过多项检查，皆正常。偶经熟人介绍，遂前来诊治。诊见精神疲乏，食少，夜寐欠安，伴头晕，舌淡，苔薄白，脉细。

辨证：脾气亏虚。

治法：益气健脾。

主方：六君子汤加味。

党参10g，茯苓10g，炒白术10g，陈皮8g，法半夏6g，甘草6g，神曲10g，天麻片15g，炒枣仁15g。10剂，水煎服。

二诊（2007-07-02）：此次其父母皆陪来门诊，诉患儿夜寐较前佳，睡后露睛亦明显减轻，纳食增进。现症：精神佳，头晕显减，舌淡红，苔薄白，脉细。拟原方再进10剂。

党参10g，茯苓10g，炒白术10g，陈皮8g，法半夏6g，甘草6g，神曲10g，炒枣仁15g。10剂，水煎服。

三诊（2007-07-20）：其父母诉其卧后露睛已愈，纳食大增，夜寐亦佳，头晕愈。嘱再服原方7剂以巩固疗效。

按　小儿脏腑娇弱，每多肺脾气虚。"卧后露睛，属脾虚。"本案患儿兼有精神疲乏、食少、舌淡等症，属典型的脾虚之候，治以益气健脾而获愈。可见，中医治病必须辨证论治，因证选方。当代名医岳美中老前辈曾批评过一种"用药医生"，"头痛医头，脚痛医脚"。如果仅看到患儿卧后露睛，只从眼睛论治，而不从整体辨证论治，将何以治愈呢？

项软案

初诊（2004-08-22）：其母亲诉小儿脖子软而无力，头不能正举。现症：患儿头颅倾斜不定，面色㿠白，目多眵，大便秘，伴肢厥，舌淡，纹淡紫。

辨证：肾气不足。

治法：大补肾气。

主方：左归丸。

熟地10g，怀山药10g，山茱萸8g，枸杞子10g，当归6g，杜仲10g，炒鹿筋8g，怀牛膝6g，炒龟板10g，肉苁蓉15g，火麻仁10g。5剂，水煎服。

二诊（2004-09-26）：诉大便秘稍缓，舌苔薄白，纹淡。拟原方再进5剂。

三诊（2004-10-08）：诉项软略见缓解，肢厥亦缓，舌苔薄白，纹淡。改拟十全大补汤再进5剂。

西洋参片6g，黄芪15g，茯苓8g，炒白术8g，炙甘草5g，熟地10g，白芍8g，当归8g，川芎6g，肉桂1g。5剂，水煎服。

四诊（2004-10-20）：诉仍项软，眼珠转动时有颤抖感，常吐舌，舌苔薄白，纹紫。改拟补肾地黄丸合导赤散。

熟地黄10g，怀山药10g，山茱萸10g，丹皮5g，茯苓6g，泽泻5g，怀牛膝10g，生地黄10g，竹叶8g，灯心草8g，僵蚕10g。10剂，水煎服，2日服1剂。另：血鹿茸片10g，碾细末冲服，每日0.5g。

五诊（2004-11-06）：项软大减，颈项部较前大为有力，吐舌已愈，舌苔薄白，纹淡。拟左归丸加味，再进10剂。

熟地10g，怀山药10g，山茱萸8g，枸杞子10g，当归6g，杜仲10g，甘草6g，淫羊藿8g，怀牛膝10g。10剂，水煎服。另：血鹿茸片10g，碾细末冲服，每日0.5g。

> **按**　颈项软，属小儿五软证，顽疾也。《医宗金鉴》云："五软者，谓头项软、手软、足软、口软、肌肉软是也。头软者，项软无力也……此五者，皆因禀赋不足，气血不充，故骨脉不强，筋肉痿弱。治宜补气为主，先以补肾地黄丸补其先天精气。"本案先后取用左归丸、十全大补丸、补肾地黄丸，既培补先天肾气，又培补后天气血，调理数月，终使顽疾获愈。

胎黄案

初诊（2007-11-28）：家属诉患儿一身发黄，半个月不愈。在某大医院住院治疗1周，黄疸未见消退。现症：患儿一身发黄，目黄，尿黄，大便溏，大便中夹黏液，时而呕逆，舌苔黄腻，纹淡紫。

辨证：湿热蕴结。

治法：清热利湿退黄。

主方：茵陈蒿汤合四苓散加减。

茵陈15g，栀子4g，茯苓10g，猪苓10g，泽泻6g，炒白术6g，竹茹10g，虎杖10g。5剂，水煎服。

二诊（2007-12-06）：黄疸已消退大半，大便正常，舌苔薄黄，纹淡。拟原方再进5剂。

茵陈15g，栀子4g，茯苓10g，猪苓10g，泽泻6g，炒白术6g，竹茹10g。5剂，水煎服。

> **按** 《医宗金鉴·妇科心法要诀》云："胎黄者，遍体面目皆黄，其色如金，乃孕妇湿热太盛，小儿在胎受母热毒，故生则有是证也。"本案患儿黄疸色鲜，舌苔黄腻，均为湿热为甚之证候。法当清热利湿，因其大便溏，故取茵陈蒿汤去大黄，合四苓散清热利湿以退黄，遵《金匮要略》"诸病黄家，但利其小便"之旨也。

尿血案

◇病例卡片◇

廖某，女，10岁，长沙市人。门诊病例。

初诊（2005-06-05）：家长代诉患儿患紫癜性肾炎2年。现症：紫癜，腰痛，膝关节痛，小便黄赤，眼肿，神疲，面色淡白，舌淡红，苔黄腻，脉细数。查尿常规：蛋白（＋），隐血（＋＋＋）。

辨证：阴虚火旺。

治法：滋阴清火。

主方：大补阴丸合六味地黄再合防己黄芪汤加味。

黄芪20g，炒白术8g，汉防己4g，生地10g，熟地10g，丹皮8g，泽泻8g，山茱萸10g，茯苓10g，茜草炭15g，小蓟10g，侧柏炭10g，白茅根15g，旱莲草10g，黄柏6g，知母8g，炒龟板15g。15剂，水煎服。

二诊（2005-06-22）：家长诉患儿眼肿明显减轻，仍腰膝痛，舌苔薄黄，脉细数。拟二至丸合六味地黄丸合大补阴丸。

黄芪15g，芡实20g，生地10g，熟地10g，怀山药20g，泽泻6g，茯苓皮10g，丹皮8g，山茱萸10g，旱莲草15g，女贞子10g，茜草炭10g，侧柏炭10g，白茅根15g，黄柏3g，知母10g，炒龟板20g，棕榈炭10g。10剂，水煎服。

三诊（2006-10-25）：诉服药后，尿血已止，腰痛已愈。但近日外伤，腰脊部复痛，小便黄赤，神疲，面色淡白，舌红，苔薄白，脉细。查尿常规：蛋白（+），隐血（++）。拟芪术汤合大补阴丸。

黄芪15g，炒白术8g，生地15g，黄柏3g，知母6g，炒龟板15g，田七片15g。15剂，水煎服。

四诊（2006-11-08）： 诉腰痛已止，仍神疲，舌红苔薄白，脉细数。查尿常规：隐血（++）。拟芪术汤合大补阴丸合二至丸。

黄芪15g，炒白术8g，女真子15g，旱莲草15g，生地15g，黄柏3g，知母6g，炒龟板15g，田七片15g。15剂，水煎服。

五诊（2006-11-29）： 诊见神疲，面色淡白，舌红，苔薄白，脉细。查尿常规：蛋白（+），隐血（+）。再拟芪术汤合二至丸合大补阴丸加玉米须，以收全功。

> **按** 《景岳全书·血证》谓："而血动之由，惟火惟气耳。故察火者但察其有火无火，察气者但察其气虚气实。"小儿稚阳之体，阴不足以制阳而迫血妄行，自当以"大补阴"、"六味"之类以滋降。又病程既久，而见神疲面淡，显为脾气亏虚之候，又当以"芪术"之属以益气统摄。此乃虚实兼顾，脾肾同治之法。

眼睑下垂 案

◇病例卡片◇

张某，男，12岁，湖南桃源人。门诊病例。

初诊（2005-06-08）：患儿左眼睑下垂2年余，多方求治均无效。诊时见其左眼睑明显下垂，伴精神疲乏，诉夜晚遗尿，舌苔薄黄，脉细。

辨证：气虚下陷，兼肾虚不固。

治法：益气升阳，补肾固涩。

主方：益气聪明汤合缩泉丸。

西洋参片6g，黄芪20g，升麻5g，葛根20g，白芍10g，炙甘草8g，蔓荆子10g，黄柏4g，桑螵蛸20g，益智仁20g，怀山药15g。20剂，水煎服。

二诊（2005-07-01）：见其左眼睑已升提一半，精神转佳，仍时有遗尿，舌红少苔，脉细。仍拟原方加味再进20剂。

西洋参片10g，黄芪20g，升麻5g，葛根20g，白芍15g，炙甘草8g，蔓荆子10g，黄柏4g，桑螵蛸20g，益智仁20g，怀山药15g，菟丝子15g，覆盆子15g，炒龟板20g，山茱萸15g。20剂，水煎服。

三诊（2005-07-28）：见其左眼睑已基本恢复正常，精神佳，遗尿亦止，舌苔薄黄，脉细。拟原方再进20剂以善后收功。

按 眼睑下垂之症，多属气虚而致。《素问·三部九候论》云："虚则补之。"因眼睑属脾，且本案患者兼尿频之症，故属脾肾两虚之候，取益气聪明汤合缩泉丸，一补脾气，升阳举陷；二补肾气而止遗尿，则二症皆愈。

振颤 案

◇病例卡片◇

任某，女，7岁，长沙市人。门诊病例。

初诊（2006-06-02）：诉1年前开始出现四肢不时抽掣，头部振颤，现抽掣振颤更为频繁。现症：四肢抽掣，头部振颤，呈阵发性，约1分钟发作1次，每发振颤抽掣约达1分钟左右，伴盗汗，便秘，舌红，苔薄少，脉细数。

辨证：阴虚阳亢，筋失濡养。

治法：镇肝息风，滋阴潜阳。

主方：镇肝息风汤。

代赭石10g，炒龟板20g，生龙骨20g，生牡蛎20g，玄参10g，白芍20g，天冬10g，炒麦芽10g，川牛膝10g，甘草6g，天麻15g，钩藤15g，僵蚕15g，全蝎3g，火麻仁15g。10剂，水煎服。另：犀牛黄2g，每日冲服0.2g。

二诊（2006-06-18）：诉四肢抽掣、头部振颤的频率有所减低。现症：约2分钟发作1次，盗汗、便秘均大减，舌苔薄黄，脉细。拟原方加减再进15剂。

代赭石10g，炒龟板20g，生龙骨20g，生牡蛎20g，玄参10g，白芍15g，天冬10g，炒麦芽10g，川牛膝10g，甘草6g，天麻15g，钩藤15g，僵蚕15g，全蝎3g。15剂，水煎服。另：犀牛黄3g，每日冲服0.2g。

三诊（2006-07-10）：诉四肢抽掣、头部振颤大减，每日只发作2~3次，舌苔薄黄，脉细。仍拟原方再进15剂，善后收功。

> **按** 《素问·阴阳应象大论》云："肝生筋。"《素问·至真要大论》云："诸风掉眩，皆属于肝。" 本案患者振颤，伴盗汗，便秘，舌红，苔薄少，脉细数，属阴虚之象。此证因肝阴虚，筋脉失却濡养所致。故取镇肝息风汤滋阴潜阳，则风自止，振颤愈。

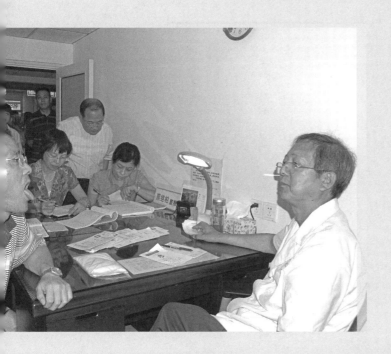

外科病证

临证实录十二

一名真正的名中医——熊继柏临证医案实录①

一名真正的名中医
——熊继柏临证医案实录 1

斑疹 案

【案一】

◇病例卡片◇

赵某，女，41岁，长沙市人。门诊病例。

初诊（2004-06-01）：诉近1年来心情烦躁，多怒，多梦，每次生气后则身发紫癜。昨日因生气后身发散在紫癜，心烦较甚，伴失眠多梦，舌苔薄黄，脉弦。

辨证：肝郁化火，迫血妄行。

治法：疏肝解郁，清热止血。

主方：丹栀逍遥散加味。

丹皮10g，栀子10g，当归10g，白芍10g，柴胡10g，茯神15g，炒白术10g，甘草6g，紫草10g，茜草炭15g，水牛角片20g。10剂，水煎服。

二诊（2004-06-12）：紫癜已减大半，心烦亦减，舌苔薄黄，脉弦。拟原方加减再进10剂。

丹皮10g，栀子10g，当归10g，白芍10g，柴胡10g，茯神15g，炒白术10g，甘草6g，紫草10g，茜草10g。10剂，水煎服。

三诊（2005-01-05）：询其紫癜自上次治愈后一直未见复发，此次因患感冒咳嗽而就诊，拟止嗽散治之而愈。

按 本案斑疹，病因特殊，每因气郁不舒而诱发。这一明显特征反映了肝气郁滞，久而化火，则迫血妄行，致发紫癜。故以丹栀逍遥散疏肝解郁，清热止血，其病自愈。可见，中医治病必须辨证论治，此案之治并不见血止血，而是找准病因，再行论治。

【案二】

◇病例卡片◇

潘某，男，13岁，长沙市人。门诊病例。

初诊（2005-11-11）：5年前确诊为血小板减少性紫癜，多次住院用激素和中药治疗，疗效不显。近2个月来症状加重，表现为全身皮肤及四肢有大量散在性粟点状出血斑疹，牙龈出血，头昏，心烦，不欲饮食，寝时汗出湿衣，醒后辄止，二便尚调，舌淡，苔薄黄，脉细数。

辨证：阴虚血热。

治法：滋阴降火，凉血解毒。

主方：犀角地黄汤合黄芪三甲散加味。

水牛角片15g，生地20g，白芍10g，丹皮8g，黄芪20g，煅龙骨15g，煅牡蛎15g，炒龟板20g，紫草8g，茜草炭10g。10剂，水煎服。

二诊（2005-12-19）：服上药后，症状明显改善，身上紫癜已减半，精神舒畅，饮食一般，盗汗稍止，晨起刷牙时仍有齿龈出血，舌淡红，苔薄白，脉细。续以原方再进20剂，其斑疹痊愈。

按 本例患者全身皮肤及四肢有出血斑点，牙龈出血，心烦，舌苔薄黄，脉细数，实为阴虚血热之证，其盗汗是为虚热内扰、阴不潜阳之故，予犀角地黄汤清血中伏火，黄芪三甲散一以益气固表，二以育阴潜阳，收敛固涩，则斑疹、盗汗悉止矣。

【案三】

◇病例卡片◇

蔡某，女，42岁，湖南长沙人。门诊病例。

初诊（2006-09-29）：患者经省级某医院数次确诊为双下肢结节性红斑，已2月余。近日做狼疮检查，抗核抗体全套检查均为阴性。目前患者双下肢多处皮肤红斑，部分皮肤紫红，皮下结节，质硬。详问月经量多，略感疲乏。舌淡红略紫，苔薄黄，脉细滑。

辨证：气虚血瘀。

治法：益气活血，软坚散结。

主方：当归补血汤合活络效灵丹加味。

黄芪20g，当归10g，煅乳香（包）10g，煅没药（包）10g，丹参15g，地龙15g，鸡血藤15g，王不留行15g，川牛膝15g，人工牛黄（包）10g，甘草10g。10剂，水煎服。

二诊（2006-10-13）：服上方7剂后，结节、红斑明显减少，结节变软。但续服用上方后，红斑消退不明显，伴有明显的疲乏不耐劳，头晕，面色淡黄少华，舌淡，苔薄白，脉细。气血两虚，宜固本为主。方用圣愈汤加味。

西洋参片10g，黄芪30g，当归身10g，白芍15g，生地15g，川芎10g，丹参15g，炮甲10g，鸡血藤15g，炙甘草10g。10剂，水煎服。

三诊（2006-11-24）：服上方后，精神明显转佳，面色转红润，红斑继续消退，仅有数处细小结节，舌苔转淡红，苔薄白。最令患者感到意外的是，以往月经淋漓不尽达10天左右，此次月经5天基本干净。再拟前方加减善后。

西洋参片10g，黄芪30g，当归身10g，白芍15g，生地15g，川芎10g，丹参15g，炮甲10g，鸡血藤15g，炙甘草10g，煅乳香（包）10g，煅没药（包）10g，天葵子15g，王不留行10g，银花藤15g。10剂，水煎服。

按 该案看似平淡无奇，细细品之，实则揭示中医治病以人为本，以人体的正气强弱为法度的原则。患者虽患结节性红斑，从症状上分析为血瘀无疑，但素体气血不足，故活血祛瘀的同时须兼顾扶正，首诊合当归补血汤即是此意，然患者体质较差，稍见小效，续服前方病情却无进展。故二诊转方圣愈汤大补气血，佐以和血活血，气血得补，瘀血自退，不仅结节红斑消减迅速，而且月经淋漓不断之象也获改善，可谓一石二鸟，一举两得。

其实，这种案例在临床上屡见不鲜，初服有效，续服无功，多半是正气不支，转方扶正，攻补兼施，往往可以奏效。在各种肿瘤结块性疾病的治疗过程中尤为多见，当今之士，见瘤治瘤，一味消克，无视正气的存亡，如此治病之法，和西医的放化疗有何差异？中医特色从何谈起？诚如清代医家费伯雄所言："天下无神奇之法，只有平淡之法，平淡之极，乃为神奇；否则眩异标新，用违其度，欲求近效，反速危亡，不和不缓故也。"

【案四】

◇病例卡片◇

甘某，女，26岁，湖南岳阳人。门诊病例。

初诊（2007-02-11）： 诉患结节性红斑，1年不愈，曾服用激素，疗效不显。现症：双下肢生红斑，伴结节，触之碍手，偶有疼痛，无瘙痒，舌苔薄黄，脉细数。

辨证： 气滞血瘀，痹阻脉络。

治法： 活血行气，祛瘀通络。

主方： 身痛逐瘀汤。

当归10g，川芎6g，川牛膝15g，地龙10g，桃仁6g，红花3g，煅乳香10g，煅没药10g，香附10g，赤芍10g，甘草6g，炮甲15g，三棱8g，莪术8g，泽兰10g，鸡血藤15g。20剂，水煎服。

二诊（2007-03-09）：诉服药后结节红斑大减，触之已不碍手，无痛无痒，舌苔薄黄，脉细。拟原方再进20剂。

当归10g，川芎6g，川牛膝15g，地龙10g，桃仁6g，红花4g，煅乳香10g，煅没药10g，香附10g，赤芍10g，甘草6g，炮甲10g，三棱6g，莪术6g，鸡血藤15g。20剂，水煎服。

三诊（2007-04-03）：见其双腿红斑已不明显，结节亦不明显，舌苔薄黄，脉细。拟原方再进10剂，以善后收功。

按 结节性红斑，多属气血瘀阻于脉络，进而出现红斑，并伴有结节。故取《医林改错》之身痛逐瘀汤活血行气，祛瘀通络。方证相符，则药到病除。

【案五】

◇病例卡片◇
　杨某，女，63岁，湖南长沙市退休干部。门诊病例。

初诊（2007-05-20）：诉有原发性血小板减少病史30年，皮肤紫斑反复发作，此次于3天前全身紫斑加重，伴严重齿衄，精神疲乏，气短。5月18日血常规检查示：血小板46×10^9/L。诊见全身散在紫红色瘀点、瘀斑，双下肢尤甚，舌红，苔薄黄，脉细略数。

辨证：血热斑疹。

治法：清热凉血。

主方：犀角地黄汤合茜根散加减。

水牛角片30g，生地20g，白芍15g，丹皮10g，茜草炭15g，栀子炭10g，黄芩10g，阿胶珠15g，侧柏炭10g，仙鹤草炭10g，甘草6g，10剂，水煎服。嘱患者忌食辛温燥热之品。

二诊（2007-06-03）：诉服上方后齿衄已止，全身紫斑亦减少，但仍疲乏。诊见舌红，苔薄黄，脉细略数。继用上方加西洋参益气，再加紫草、蒲黄炭以凉血化瘀止血。

水牛角片20g，生地20g，白芍10g，丹皮10g，茜草炭15g，栀子炭10g，黄芩10g，阿胶珠15g，侧柏炭10g，西洋参片10g，紫草10g，蒲黄炭15g，甘草6g，10剂，水煎服。

三诊（2007-06-17）：诉齿衄、紫斑均未再发，但仍神疲乏力，血小板低，6月14日查血常规示：血小板74×10^9/L。诊见患者原紫斑虽退，但局部颜色转暗淡，舌红，苔薄黄，脉细。患者出血已止，但气血不足，故以圣愈汤为主方，加紫草、茜草以止血化瘀消斑。

西洋参片10g，黄芪20g，生地10g，白芍10g，当归首10g，川芎8g，茜草炭15g，紫草10g，甘草6g。10剂，水煎服。

> **按** 紫斑属古代所称"发斑"的范畴。《丹溪手镜·发斑》曰："发斑者，热炽也。"热盛迫血妄行是紫斑最常见之病因，热盛则伤阴，形成阴虚火旺，故此患者表现为斑疹、齿衄、舌红、苔薄黄、脉细数等特点。然出血日久，气随血耗，以致气血两虚，出现明显虚象，故血止之后更以圣愈汤善后，寓补气摄血之意。

瘾疹 案

【案一】

◇病例卡片◇

刘某，男，14岁，湖南长沙市某中学学生。门诊病例。

初诊（2006-01-15）：诉2005年9月患风疹后，胸腹部及双下肢皮肤出现黑斑，皮肤干燥，略有瘙痒。诊见舌苔薄白，脉细。

辨证：血虚夹瘀兼风热。

治法：养血活血兼清热祛风。

主方：桃红四物汤加味。

桃仁6g，红花2g，当归10g，生地10g，赤芍10g，川芎6g，丹参15g，鸡血藤15g，苦参10g，白鲜皮10g，刺蒺藜15g，土茯苓15g，甘草10g。10剂，水煎服。嘱患者忌饮酒，忌食辛辣及鱼、虾等食物。

二诊（2006-01-25）：诉服上方后，患处已不痒，仍有黑斑。诊见舌苔薄白，脉细。风热已去，当以养血活血、化瘀消斑为重点，桃红四物汤加味治之。

桃仁6g，红花3g，当归10g，生地10g，赤芍10g，川芎6g，丹参15g，鸡血藤15g，紫草10g，大青叶15g，板蓝根15g。15剂，水煎服。

三诊（2006-02-25）：皮肤黑斑基本消退。诊见舌苔薄白，脉细。继服上方10剂，巩固疗效。

按 此案之病机在于：风疹之后，一则因风热余邪未清而皮肤瘙痒；二则因病久耗伤阴血，肌肤失养而干燥；三则因血瘀留阻肌肤而发为黑斑。故先用桃红四物汤加苦参、白鲜皮、刺蒺藜等祛其风热，再用桃红四物汤加诸化瘀消斑之品消其黑斑。

【案二】

◇病例卡片◇

谢某，男，43岁，湖南邵阳市工人。门诊病例。

初诊（2006-05-07）：诉全身皮肤经常阵发性瘙痒，病位游移不定，遇热则甚，抓挠则局部出现鲜红色风团，高出皮肤，病已年余不愈。诊见舌红紫，苔薄黄，脉弦数。

辨证：风热夹瘀。

治法：疏风清热兼凉血化瘀。

主方：乌蛇消风散加味。

黄芪30，紫草10g，红花3g，乌蛇肉10g，僵蚕15g，黄柏10g，羌活10g，独活10g，防风10g，生地15g，赤芍10g，丹皮10g，丹参10g，黄芩10g，银花10g，甘草10g。15剂，水煎服。

二诊（2006-05-17）：诉服上方后上症稍减，但因出差停药数日，加之天气炎热，上症再度加重。诊见舌红紫，苔薄黄，脉弦数。继用上方加刺蒺藜、苦参，15剂，水煎服。

三诊（2006-07-23）：诉皮肤划痕症明显减轻。诊见舌红，苔薄少，脉细。继服上方10剂，巩固治疗。

按 此案之关键，在于风热之邪客久而致血瘀。故用乌蛇消风散疏风清热，加黄芪、紫草、红花等行气化瘀。

面疹案

【案一】

◇病例卡片◇

李某，女，30岁，长沙市人。门诊案例。

初诊（2004-09-03）：诉颜面部不明原因发痒疹1月余，近日来面部发红，并觉面部灼热，同时感觉咽喉部哽而多痰。诊见两颊及额部皮肤潮红，散在分布粟米大小丘疹，红斑境界不清楚，皮肤少许脱屑，咽部发红，舌红，苔薄白滑，脉滑略数。

辨证：湿热夹痰。

治法：清热解毒，祛湿化痰。

主方：四七汤合五味消毒饮。

法半夏15g，厚朴10g，茯苓10g，苏梗10g，浙贝30g，连翘15g，银花15g，蒲公英15g，紫花地丁15g，野菊花10g，蝉蜕10g，牛蒡子10g。7剂，水煎服。并嘱其慎用化妆品，忌食辛辣食物。

二诊（2004-09-29）：诉服药后面部丘疹减少大半，瘙痒减轻，灼热感消失，红斑消退少许，咽部痰哽之状消失。诊见面部丘疹减少，仍留有一些紫红斑点，舌红，苔薄黄，脉数。拟消风败毒散加味。

连翘20g，天葵子20g，三棱6g，莪术6g，炮甲10g，栀子10g，黄芩10g，防风6g，赤芍10g，黄柏10g，木通8g，天花粉10g，牛蒡子10g，滑石20g，蝉蜕10g，当归尾10g，丹皮10g，土茯苓30g。10剂，水煎服。

三诊（2004-10-20）：患者面部丘疹仍有少许，紫红斑有所消退，仍散在分布紫红斑点。近日大便秘结，舌红，苔薄黄，脉滑略数。拟上方加大黄，服10剂后病愈。

> **按** 面部发红色丘疹、瘙痒，中医认为多由风热之邪所致。"风盛则痒"，初起时伴有咽中哽塞夹痰之症，舌苔薄白而滑，显为夹痰之候，故用四七汤加味。待结痰已去，改用消风败毒散治之，清热疏风，凉血活血，则疹退斑消。

【案二】

◇病例卡片◇
王某，女，54岁，湖南省某机关职工。门诊病例。

初诊（2004-10-15）：诉20年前面部开始生斑，初起仅有少量，且色淡，现越发严重，7年前即停经。现症：面部发明显斑块，色青紫，伴精神疲乏，皮肤干燥，大便秘，舌紫，苔薄白，脉细。

辨证：气血亏虚，脉络瘀阻。

治法：补气益血，活血通络。

主方：补阳还五汤加减。

黄芪30g，桃仁10g，红花3g，赤芍10g，当归尾10g，川芎6g，丹参30g，鸡血藤30g，肉苁蓉30g。10剂，水煎服。

二诊（2004-11-03）：诉大便秘稍缓，近日脱发，舌紫，苔薄黄，脉细。拟原方加首乌片、黑芝麻，再进10剂。

三诊（2004-11-12）：面斑明显减少，青紫色已渐退，脱发亦减，仍便秘，近日复行月经，其色较暗，精神疲乏，舌紫，苔薄黄，脉细。改拟玉烛散加味治之。

熟地15g，白芍15g，当归10g，川芎6g，生大黄5g，西洋参片10g，丹参30g，鸡血藤30g，肉苁蓉30g。15剂，水煎服。

四诊（2004-11-26）：面斑大减，面部青紫色已基本消退，大便转正常，脱发亦止，但觉手足冷，舌紫，苔薄黄，脉细。仍拟补阳还五汤加减再进10剂。

黄芪30g，桃仁10g，红花3g，赤芍10g，当归尾10g，川芎6g，丹参30g，鸡血藤30g，制首乌片15g，火麻仁20g。10剂，水煎服。

五诊（2004-12-17）：面斑已减90%，大便稍秘，舌苔薄黄，脉细。见病已大愈，故以补阳还五汤丸料1剂，善后收功。

黄芪100g，桃仁40g，红花20g，赤芍40g，当归尾40g，川芎30g，丹参60g，鸡血藤60g，制首乌片60g，火麻仁60g，甘草20g。碾末蜜丸，如黄豆大，每日服60粒，早、晚分服。

按 本案患者属素体气虚之人，"气为血之帅"，气虚则不能推动血液的运行，以致脉络瘀阻，筋脉肌肉失却濡养。阻于面部则出现面斑，肌肉失却濡养则皮肤干燥，肠道失却濡养则便秘等。故借以王清任之补阳还五汤治之，补气活血通络，疗效甚佳。可见，中医治病贵在辨证论治，因证选方。

【案三】

◇病例卡片◇
李某，女，36岁，长沙市某银行职员。门诊病例。

初诊（2005-06-12）：患者有面部痤疮病史10年余，初发时常在面颊、额及下颏等处出现散在粟米及绿豆大小的隆起皮疹，月经来潮时更甚。曾用抗生素对症治疗，效果不显。目前面部散布粟米大小红色丘疹，伴有面部皮肤瘢痕色素沉着，胃纳可，大便秘，月经量少、色黑，且每于经前即重，时觉面部灼热，舌红，苔薄黄，脉数。

辨证：瘀热痤疮。

治法：祛瘀清热解毒。

主方：加减消风败毒散。

炮穿山甲10g，酒大黄6g，紫草10g，连翘15g，栀子10g，黄芩10g，黄柏6g，防风6g，赤芍10g，天花粉15g，木通6g，牛蒡子10g，滑石15g，蝉蜕10g，甘草10g，当归尾10g，丹皮10g。10剂，水煎服。并嘱其饮食宜清淡，忌辛辣热物，忌饮酒。

二诊（2005-06-23）：上方进后面部皮肤紫暗有所好转，皮肤丘疹减少，大便仍干结，舌红，苔薄黄，脉数。续以上方加减治疗。

栀子10g，连翘20g，黄芩10g，防风6g，赤芍10g，黄柏10g，木通6g，牛蒡子10g，滑石15g，蝉蜕10g，甘草10g，当归尾10g，丹皮10g，车前子10g，紫草10g，酒大黄6g，人工牛黄10g，炮穿山甲10g。10剂，水煎服。

随访，患者面部皮疹消退，留有局部皮肤色素沉着，痤疮至今未发。

> **按** 面部痤疮，多为肺胃火热上犯所致，然若面部起痤疮而见瘢痕者，多属瘀结，治当泻火祛瘀。加减消风败毒散乃祛瘀清热解毒之剂，方证相符，用之取效。

瘰疬案

【案一】

◇病例卡片◇

刘某，女，34岁，长沙市人。门诊病例。

初诊（2004-11-12）： 颈部有淋巴结肿数个，并有压痛，大者如蚕豆大，小者如玉米粒大。诊见舌苔黄滑，脉滑。

辨证： 痰热瘀结。

治法： 清热化痰，祛瘀散结。

主方： 小陷胸汤合消瘰丸。

黄连3g，法半夏10g，炒瓜蒌6g，浙贝30g，玄参10g，生牡蛎30g，天葵子20g，夏枯球10g，枳实10g，郁金15g。10剂，水煎服。

二诊（2004-11-26）： 诉颈部结肿显减，但口渴，面部生红色小疹点，舌苔薄黄，脉滑。拟守原方，巩固治疗。

黄连4g，法半夏10g，炒瓜蒌8g，生牡蛎20g，连翘20g，天花粉15g，玄参20g，浙贝30g，夏枯球10g。10剂，水煎服。另：熊胆粉4g，装胶囊10个，每日吞服1个。

按 瘰疬总由痰阻气滞、血瘀互结而成。此证患者苔黄，脉滑，显为痰热之证。借用小陷胸汤辛开苦降除痰热而利气机，合消瘰丸散结消肿，配方巧妙，效如桴鼓。

【案二】

◇病例卡片◇

邓某，女，32岁，湖南省湘潭市某机关干部。门诊病例。

初诊（2005-06-15）：3年前不明原因发现左颈部呈串珠状结节，于湘雅医院做胸片检查，示胸部未发现异常，PPD检查为强阳性。诊断为左颈部淋巴结结核，给予异烟肼、利福平、吡嗪酰胺、乙胺丁醇四联抗结核治疗半年，左颈部结节无明显变小。半个月前在双乳房部分别触及一小结节。询其月经周期正常，月经量少、色淡。诊见患者神靡，双颧部出现约 $1cm^2$ 的褐色斑，色较深。左颈前及左下颌下均触及数枚约蚕豆大小的淋巴结，质中等，可移动，与周围无粘连，轻度触痛。左右双乳房外侧靠近乳晕处均触及约鸟蛋大小的结节，质软，轻触痛，可移动。舌淡红，苔薄白，脉细。

辨证：肝郁气滞，血瘀痰阻。

治法：疏肝解郁，化痰散结。

主方：海藻消瘰丸加减。

海藻20g，昆布10g，玄参15g，郁金15g，浙贝30g，生牡蛎30g，枳实10g，橘核15g，青皮10g，三棱10g，莪术10g，炮甲15g，天葵子20g，黄药子8g，夏枯球10g。10剂，水煎服。

二诊（2005-06-24）：左颈部肿大的淋巴结质地同前，但触痛减轻，双乳房外结节均无触痛，舌淡红，苔薄白，脉细。仍拟海藻消瘰丸加减。

海藻20g，昆布15g，玄参10g，浙贝30g，生牡蛎30g，郁金20g，枳实10g，橘核15g，青皮10g，三棱10g，莪术10g，炮甲15g，天葵子20g，黄药子8g，夏枯球10g。10剂，水煎服。

三诊（2005-07-29）：近日右目赤缕，左颈部肿大的淋巴结已变软，无触痛，左乳房处结节消散，右乳房结节亦已减小至蚕豆大小，质软，无触痛，舌淡红，苔薄黄，脉弦。继续以海藻消瘰丸加丹、栀治之。

海藻20g，昆布15g，三棱10g，莪术10g，生牡蛎30g，玄参10g，浙贝30g，夏枯球10g，丹皮10g，栀子10g，炮甲15g，郁金20g，橘核15g，枳实10g，青皮10g。10剂，水煎服。

> **按** 《辨证录》曰："盖瘰疬之症，多起于痰，而痰块之生，多起于郁……"足厥阴肝经上行，布于胁肋，肝经气血瘀阻而发乳房部结节。治以疏肝解郁、化痰散结为主。以海藻消瘰丸为主方软坚散结，疏肝解郁，佐以活血化瘀药物加强散结消块之功，故二症悉愈。

【案三】

◇病例卡片◇

刘某，男，49岁，湖南株洲人。门诊病例。

初诊（2006-06-09）：诉两周前颈部稍肿大，半个月来日渐肿大，遂即前往省肿瘤医院检查，CT示：甲状腺瘤，良性。医院建议其做手术切除，患者及家属想先服中药保守治疗。经亲戚介绍前往门诊，诊时见颈部甲状腺肿大，如鸡蛋大小，触之质软，可移，无疼痛，伴口苦，舌苔黄腻，脉细滑数。

辨证：风热上犯。

治法：清热解毒，疏风散邪。

主方：普济消毒饮。

黄芩10g，黄连5g，牛蒡子10g，玄参10g，桔梗10g，板蓝根15g，马勃6g，连翘15g，薄荷10g，僵蚕10g，陈皮10g，甘草6g，浙贝30g，炮甲15g，三棱10g，莪术10g，夏枯球10g。15剂，水煎服。另：犀牛黄3g，每日冲服0.2g。

二诊（2006-07-05）：诉颈部肿块已见消减，诊时见颈部肿块渐趋软化，且已消减，舌苔薄黄，脉滑。拟原方加味再进15剂。

黄芩10g，黄连3g，牛蒡子10g，玄参10g，桔梗10g，板蓝根15g，马勃6g，连翘15g，薄荷10g，僵蚕10g，陈皮10g，甘草6g，浙贝30g，炮甲15g，三棱10g，莪术10g，白芥子15g，黄药子6g，人工牛黄6g。15剂，水煎服。

三诊（2006-07-22）：肿块已近完全消除，舌苔薄黄，脉细。拟原方再进15剂，巩固疗效，防止复发。

> **按** 甲状腺瘤，中医概称"瘰疬"。其实属瘿病范畴。《医宗金鉴·外科心法要诀》云："瘰疬形名各异，受病虽不外痰、湿、风、热、气、毒结聚而成，然未有不兼恚怒、忿郁、幽滞、谋虑不遂而成者也。"本案患者兼有口苦之症，舌苔黄腻，脉细滑数，显属风热之邪上犯所致。借以李东垣治"大头瘟"名方普济消毒饮，药到病除。

瘿病案

【案一】

◇病例卡片◇

　　梁某，女，50岁，浏阳市人。门诊病例。

　　初诊（2004-12-10）：诉患甲状腺瘤并有高血压病史。现症：颈部甲状腺肿瘤如鸡蛋大，质较硬，推之可移，疼痛不显，舌红，苔薄黄，脉滑。

　　辨证：气滞痰结血瘀。

　　治法：理气，化痰，活血。

　　主方：海藻消瘰丸。

　　玄参30g，生牡蛎30g，浙贝30g，黄药子8g，天葵子30g，海藻20g，昆布10g，郁金10g，枳实10g，橘核15g，青皮10g，炮甲10g，夏枯球10g，三棱8g，莪术8g。15剂，水煎服。

　　二诊（2004-12-27）：诉甲状腺瘤有所缩小，口干，舌红，苔黄，脉细。前方再进15剂。

　　三诊（2005-01-15）：颈部甲状腺瘤明显缩小，余症不显，舌脉如前，拟原方再进30剂。

　　1个月后复诊，肿瘤全消，病愈。

> **按** 《外科正宗》中谓瘿病"乃五脏瘀血、浊气、痰滞而成"。海藻消瘰丸行气化痰，消坚化积，加炮甲、三棱、莪术祛瘀消结，故收效甚捷。

【案二】

◇病例卡片◇

辛某，女，33岁，长沙市人。门诊病例。

初诊（2006-04-16）：诉两年前患甲状腺功能亢进，曾在省会某医院甲亢治疗中心治疗，疗效不显，且病情有进一步发展的趋势。诊时见颈部肿大，明显自汗，盗汗，烦热，心悸，口干，舌苔薄黄，脉细数。

辨证：阴虚火旺。

治法：滋阴降火，散结消瘿。

主方：当归六黄汤合消瘰丸。

当归10g，生地15g，熟地15g，黄芪20g，黄芩10g，黄连3g，黄柏10g，玄参15g，浙贝20g，生牡蛎30g，煅龙骨30g，炒龟板20g，炒枣仁20g，炙远志10g，柏子仁10g，夏枯球10g。10剂，水煎服。

二诊（2006-04-28）：诉自汗、盗汗、烦热明显减轻，心悸亦缓，颈部仍然肿大，舌苔薄黄，脉细数。拟原方再进10剂。

三诊（2006-05-10）：诉自汗、盗汗、烦热、心悸均大减，但颈部肿大，查右乳中有一小肿块，右乳头渗黄水，舌苔薄黄，脉细弦。改拟海藻消瘰丸加味再进10剂。

海藻20g，昆布10g，郁金10g，枳实10g，青皮10g，橘核15g，玄参15g，浙贝30g，生牡蛎30g，炮甲15g，三棱8g，莪术8g，炒枣仁30g，夏枯球10g。10剂，水煎服。

四诊（2006-05-28）：诉自汗、盗汗已愈，心悸、烦热大减，颈部肿块已见消退，乳中结节，右乳头渗水，舌苔薄白，脉细弦。拟原方加减再进15剂。

海藻20g，昆布10g，郁金10g，枳实10g，青皮10g，橘核15g，玄参15g，浙贝30g，生牡蛎30g，炮甲15g，三棱6g，莪术6g，蒲公英20g，炒麦芽20g。15剂，水煎服。

五诊（2006-06-14）：颈部肿块已明显消减，但乳头仍渗水，舌红苔薄黄，脉细数。改拟海藻消瘰丸合黄芪透脓散加味治之。

海藻20g，昆布10g，郁金10g，枳实10g，青皮10g，橘核15g，玄参15g，浙贝30g，生牡蛎30g，炮甲15g，三棱6g，莪术6g，炒麦芽30g，黄芪30g，当归尾10g，皂刺10g，煅乳香10g，煅没药10g。15剂，水煎服。

六诊（2006-06-30）：诉乳头渗水已止，颈部肿块已近全消，舌苔薄黄，脉细。拟海藻消瘰丸加味再进15剂，善后收功。

海藻20g，昆布10g，郁金10g，枳实10g，青皮10g，橘核15g，玄参15g，浙贝30g，生牡蛎30g，炮甲15g，三棱6g，莪术6g，夏枯球10g。15剂，水煎服。

> **按** 甲状腺功能亢进，中医归属"瘿病"的范畴。其病因以肝郁、痰凝为主，继之郁而化火，肝火旺盛，内炽伤阴。本案患者始就诊时是典型的阴虚火旺致自汗、盗汗、烦热之候，故主以当归六黄汤以滋阴泻火；待阴虚火旺平定之后，则改拟海藻消瘰丸专消甲状腺肿大，以治其本。如此则肝郁舒，痰凝散，则病自愈。

脱疽案

【案一】

◇病例卡片◇

肖某，女，56岁，长沙人。门诊病例。

初诊（2006-02-08）：诉半个月前左足大趾受轻微外伤，未予重视。近日病情严重，左足大趾红肿痒痛，抓破后渗水。诊见左足大趾皮肤紫黑，数个小溃破口，按之痛甚，其破溃处渗出黄水。舌红，苔薄黄，脉滑。

辨证：湿热瘀阻。

治法：清热利湿，化瘀止痛。

主方：萆薢渗湿汤加味。

萆薢15g，薏苡仁15g，黄柏10g，土茯苓15g，丹皮15g，泽泻10g，滑石15g，通草6g，炮甲15g，人工牛黄10g，甘草5g。7剂，水煎服。

外治：冰片6g，硼砂15g，炉甘石15g，黄连20g。共研粉，外敷患处，包扎。每日换药2次。

二诊（2006-02-17）：诉经中药内服外敷治疗后，左足大趾肿痛明显减轻，溃口渗水减少。诊见局部紫黑减轻，舌红，苔薄黄，脉滑。拟上方合四妙勇安汤内服。

萆薢15g，苦参10g，黄柏10g，土茯苓20g，滑石15g，泽泻10g，薏苡仁15g，丹皮10g，炮甲15g，通草6g，银花30g，玄参15g，当归15g，甘草10g。10剂，水煎服。外敷药同上法。

三诊（2006-03-01）：诉左足大趾痒痛明显减轻，但仍红肿渗水。诊见其局部紫黑明显好转，红肿较前减轻，溃破处少许渗水，舌红，苔薄黄，脉细。拟上方再进10剂，另用熊胆粉6g，装胶囊，每日吞服1粒。外用药改用苦参50g，黄柏40g，青蒿40g。煎水外洗，每日1次。

病愈。

> **按** 患者左足大趾外伤后，湿热之邪乘虚侵袭局部，瘀阻脉络，局部气血不从，失去濡养，故发黑，肿痛。故用草薢渗湿汤合四妙勇安汤清热利湿，解毒止痛。配合外用药解毒化湿，一洗一敷。用方贴切，诸症皆除。

【案二】

◇病例卡片◇

魏某，女，74岁，山西运城人。门诊病例。

初诊（2006-05-31）：诉右手食指溃烂并疼痛，红肿，10年不愈。患者甚是痛苦，多处求医，效皆不显。诊时见其右手食指溃烂，并渗脓血，红肿如槌，疼痛如刺，痛处发热，舌苔薄黄，脉滑数。

辨证：热毒炽盛。

治法：清热解毒，活血透脓。

主方：四妙勇安汤合黄芪透脓散。

金银花30g，玄参20g，当归15g，甘草10g，黄芪30g，炮甲15g，皂刺10g，黄连3g，黄柏10g，煅乳香10g，煅没药10g。10剂，水煎服。

同时以三黄二香散外敷之：黄连15g，黄柏15g，生大黄10g，煅乳香15g，煅没药15g。调敷于红肿处。

二诊（2006-06-13）：手指溃烂、红肿显减，疼痛亦减，但一身疼痛，口渴，舌红，苔薄黄，右脉弦数，左脉细。仍拟原方加味治之。

金银花30g，玄参20g，当归15g，甘草10g，黄芪30g，炮甲15g，皂刺10g，煅乳香10g，煅没药10g，天花粉20g，赤小豆15g，海桐皮10g，秦艽10g，片姜黄10g，炙远志10g。15剂，水煎服。

三诊（2006-06-30）：手指溃烂基本消除，疼痛亦止，仅略有红肿，一身疼痛已愈，口渴缓，脉细数。拟原方加减再进10剂，善后收功。

金银花30g，玄参20g，当归15g，甘草10g，黄芪30g，炮甲15g，皂刺10g，煅乳香10g，煅没药10g。10剂，水煎服。

> **按** 《医宗金鉴·外科心法要诀》云："痈疽原是火毒生，经络阻隔气血凝。"脱疽多发于手指与足趾，由于热毒炽盛，灼腐手足指（趾）所致。以治脱疽之方四妙勇安汤清热解毒，活血止痛；合黄芪透脓散，托里解毒，透脓外出。两方合而治之，火热除，脓毒清，使脱疽愈。

乳癖案

【案一】

◇病例卡片◇

邓某，女，32岁，湖南省怀化市某中学教师。门诊病例。

初诊（2005-10-20）：10天前因单位琐事感心情不畅，偶尔在左乳房处触及一包块，约蚕豆大小，质软，活动，轻触痛，未做特殊处理。1天前因家庭纠纷，心情郁闷加重，左乳房包块处胀痛，触之疼痛明显，伴腹胀，大便不爽，并喜太息，月经周期正常，量不多，色暗有块。患者精神欠佳，查左乳房外上侧触及约乒乓球大小的包块，质中等，明显压痛，可移动，与周围组织无粘连。舌红，苔薄少，脉弦滑。

辨证：肝气郁滞，痰瘀交阻。

治法：疏肝解郁，化痰散结。

主方：疏肝消瘰丸加减。

三棱10g，莪术10g，炮甲15g，玄参15g，生牡蛎20g，浙贝20g，夏枯草10g，柴胡10g，酒白芍10g，枳实10g，青皮10g，香附10g，郁金15g，甘草6g，黄药子8g，川芎10g。10剂，水煎服。

二诊（2005-11-03）：服药后，左乳房胀痛减轻，心烦郁闷消除。查左乳房外上侧处包块大小同前，但质已明显趋软，压痛已不明显。舌淡红，苔薄白，脉弦细。仍拟疏肝解郁、化痰散结之法，以疏肝消瘰丸加减治之。

当归10g，川芎10g，柴胡10g，黄药子8g，香附10g，浙贝20g，郁金

10g，炮甲15g，青皮10g，橘核15g，三棱10g，莪术10g，甘草6g，白芥子15g，赤芍10g，生牡蛎20g，夏枯草10g。10剂，水煎服。

三诊（2005-11-12）：诉乳中胀痛消失，乳中结块减小，舌脉如前，继续以上方再进10剂。

四诊（2005-11-24）：患者5天前月经至，3天净，色淡红，无块，量不多，查左乳房部包块已基本消散。舌淡红，苔薄白，脉弦细。仍以疏肝解郁、化痰散结为法，再拟疏肝消瘰丸加减，制成蜜丸，以善后巩固。

玄参20g，浙贝80g，牡蛎50g，炮甲150g，橘核30g，香附50g，三棱50g，莪术50g，郁金40g，当归40g，酒白芍30g，柴胡30g，青皮30g，甘草20g。制成蜜丸，如黄豆大小，每日吞服2次，每次吞服30丸。

> **按** 乳癖之疾，多是气滞、血瘀、痰阻互结于乳房而发。肝主疏泄，喜条达，情志不遂，疏泄失常，则气滞不利，并酿生痰浊。肝藏血，肝气郁结则血随气郁而为气滞血瘀。乳房为肝经所经之所，乳房结块，并有胀痛。治当疏肝解郁，化痰散结。此案采用柴胡疏肝散与消瘰丸合方而成疏肝消瘰丸，重在疏肝解郁，化痰散结，佐三棱、莪术、炮甲等活血化瘀之品，旨在加速祛瘀散结之功用。

【案二】

◇病例卡片◇
　　周某，女，31岁，长沙市人。门诊病例。

初诊（2005-05-25）：双乳胀痛，月经期前后明显加重，自己触摸乳中有少许肿块，伴有失眠、鼻塞等症，舌红，苔薄白，脉细。
辨证：痰凝气滞。
治法：化痰行气，宣肺通鼻，兼以安神。
主方：消瘰丸、酸枣仁汤合苍耳子散。

玄参15g，浙贝30g，生牡蛎30g，苍耳子20g，辛夷15g，白芷15g，薄荷10g，炒枣仁40g，川芎10g，知母10g，茯神15g，甘草6g。10剂，水煎服，每日1剂。

二诊（2005-06-15）：诉失眠与鼻塞等症状均显减，但双乳尚有结节，查右乳结节明显，质中等，压痛显，舌苔薄白，脉弦。拟疏肝消瘰丸治之。

当归10g，川芎10g，赤芍10g，炮甲15g，三棱10g，莪术10g，橘络15g，白芥子15g，橘核15g，王不留行20g，郁金15g，青皮10g，浙贝20g，炒全瓜蒌10g，甘草6g，炒枣仁30g。10剂，水煎服，每日1剂。

三诊（2005-07-15）：诉服用上方10剂后，乳中肿块略减，于是又自服原方10剂。现乳中肿块明显减小，但自觉双乳中偶有刺痛感，舌红，苔薄白，脉弦。原方加减治之。

当归10g，川芎10g，赤芍10g，柴胡10g，香附10g，炮甲15g，延胡索20g，橘络15g，浙贝15g，三棱10g，莪术10g，青皮10g，郁金15g，甘草10g，煅乳香10g，煅没药10g。15剂，水煎服，每日1剂。

> **按** 乳中胀痛，并有结节，多系肝郁所起，痰气瘀结，所以治疗上主要疏肝行气、化痰消结。以疏肝消瘰丸加味治之，屡获显效。

乳泣案

◇病例卡片◇

周某，女，36岁，长沙市人。门诊病例。

初诊（2006-08-27）：诉近1个月来双乳自然渗出乳汁。询已育有一女，10岁。诊时见精神疲乏，双乳渗乳汁，色白，量不甚多，乳房萎缩，舌苔薄白，脉细。

辨证：气血亏虚，失于固摄。

治法：补气养血，收敛固涩。

主方：十全大补汤合黄芪龙牡汤。

西洋参片10g，茯苓15g，炒白术10g，炙甘草10g，肉桂3g，当归10g，白芍10g，熟地10g，川芎6g，黄芪30g，煅龙骨30g，煅牡蛎30g，炒麦芽30g。10剂，水煎服。

二诊（2006-09-08）：诉双乳渗乳汁已大减，诊时见双乳仅渗出极少量乳汁，精神转佳，舌苔薄白，脉细。拟原方再进15剂。

患者半个月后复至，其病已愈。

按 《医宗金鉴》云："产后乳汁暴涌不止者，乃气血大虚，宜十全大补汤。"本案患者既不是产后，亦非乳汁暴涌不止，但从症状上分析属气血亏虚之候，故以十全大补汤补益气血，并合黄芪龙牡汤增强收敛固涩之功，则乳汁自不渗出。

乳痈 案

◇病例卡片◇
　　陈某，女，30岁，长沙市人。门诊病例。

　　初诊（2004-07-07）：诉3天前右侧乳房开始胀痛，而后出现红肿，痛处有发热感。诊时见右乳红肿，伴一身发热，微恶寒，胸乳部疼痛较甚，舌苔薄黄，脉数。

　　辨证：瘀热乳痈。

　　治法：清热消痈。

　　主方：瓜蒌牛蒡汤加减。

　　炒瓜蒌10g，牛蒡子10g，金银花30g，连翘15g，蒲公英60g，黄芩10g，栀子10g，浙贝30g，炮甲15g，皂刺10g，煅乳香10g，煅没药10g，甘草10g。7剂，水煎服。另：芙蓉花100g碾粉合如意金黄散100g，每次各取15g，麻油调敷于患处。

　　二诊（2004-07-15）：乳房红肿已消80％，发热及疼痛均止，舌苔薄黄，脉细略数。症已愈大半，拟原方再进7剂，善后收功。

　　炒瓜蒌10g，牛蒡子10g，金银花20g，连翘15g，蒲公英30g，浙贝20g，炮甲15g，皂刺10g，煅乳香10g，煅没药10g，甘草10g。7剂，水煎服。

按 《傅青主女科》云："乳头属足厥阴肝经，乳房属足阳明胃经。若乳房壅肿，结核色红……此属胆胃热毒，气血壅滞，名曰乳痈。"《医宗金鉴·外科心法要诀》亦云："乳疽乳痈乳房生，肝气郁结胃火成。"显然，此证总属肝气郁结，胃热壅滞而成。取《医宗金鉴·外科心法要诀》中瓜蒌牛蒡汤加减，临床应用效果极佳。

湿疹案

◇病例卡片◇

朱某，男，45岁，长沙市人。门诊病例。

初诊（2004-09-01）：双下肢反复瘙痒，抓破后渗黄水液，发有红色疹，3年不愈。双下肢见皮下多处结节，皮肤色素沉着，左腿股连及左臀髎部疼痛。X线及CT检查示左侧股骨头坏死。舌苔薄黄滑，脉细弦。

辨证：湿热疹。

治法：清热利湿除疹。

主方：消风散合萆薢渗湿汤。

苦参10g，苍术4g，知母10g，生石膏30g，荆芥6g，防风6g，牛蒡子30g，白鲜皮15g，木通6g，甘草10g，当归尾10g，生地10g，黄连3g，萆薢10g，黄柏10g，薏苡仁20g，丹皮10g，土茯苓30g，滑石20g，泽泻10g，紫草10g。10剂，水煎服。

二诊（2004-09-12）：下肢湿疹已减，但左侧股骨头疼痛较显，舌苔薄黄，脉弦细。再拟前方加减治之。

延胡索10g，苦参10g，苍术4g，知母10g，生石膏30g，荆芥6g，防风6g，牛蒡子30g，白鲜皮15g，木通6g，甘草10g，当归尾10g，生地10g，黄连3g，萆薢10g，黄柏10g，薏苡仁20g，丹皮10g，土茯苓30g，滑石20g，泽泻10g，紫草10g，煅没药10g。10剂，水煎服。另：熊胆粉6g，装胶囊10个，每日吞服1个。

三诊（2004-09-22）：湿疹明显减少，腿疼略减，但近日食少，疲乏，舌苔薄黄，脉细。拟四妙散合四君子汤加味治之。

党参10g，炒白术10g，茯苓15g，苍术6g，黄柏8g，牛蒡子10g，紫草10g，蝉蜕10g，甘草10g，川牛膝20g，薏苡仁20g，神曲（布包）10g。15剂，水煎服。

四诊（2004-10-05）：患者精神转佳，食纳已增，腿痛亦明显减轻，湿疹瘙痒基本消失，下肢皮色变浅。守原方再进10剂后，诸症基本消失。

按 此患者湿疹3年，用消风散合萆薢渗湿汤加减，清湿热止痒，其效颇佳。然患者兼有下肢疼痛，且见食少疲乏，属气虚而兼湿热痹痛，改用四君子补脾气；四妙散治湿热之痹痛，使诸症皆愈。可见，临证辨治，必须灵活化裁。

丹毒案

◇病例卡片◇

陈某，男，50岁，湖南石门县人。门诊病例。

初诊（2004-06-08）：诉20天前左腿腓肠肌部瘙痒较甚，搔抓后变为微红色，浮肿，随即去当地人民医院就诊，经抗生素等治疗半个月未见好转，并且病情越来越严重，经人介绍前来就诊。诊时见左腿腓肠肌部约手掌大一块红赤而肿，如丹涂之状，并痛痒甚，舌苔黄腻，脉滑。

辨证：湿热下注。

治法：清热解毒，利湿消肿。

主方：萆薢渗湿汤加减。

萆薢15g，苦参10g，黄柏10g，泽泻10g，防己10g，紫草15g，白鲜皮10g，大青叶10g，青黛粉（纱布包）10g，土茯苓30g，赤小豆20g，赤芍10g，丹皮10g，金银花20g。15剂，水煎服。另：熊胆粉14g，装30个胶囊，每日吞服2个。

二诊（2004-06-24）：诉下肢腓肠肌部红肿已消，现仅稍感麻木和瘙痒，舌苔薄黄，脉滑。湿热之毒已除大半，拟原方化裁再进10剂。

苦参10g，黄柏10g，紫草10g，白鲜皮15g，大青叶10g，土茯苓20g，赤芍10g，赤小豆20g，丹皮10g，当归尾10g，红花3g，炮甲15g，川牛膝15g，苍术4g。10剂，水煎服。另：熊胆粉10g，装胶囊20个，每日吞服2个。

三诊（2004-07-15）：诉服完上方10剂后已痊愈，但近日工作较忙，需在工地上指挥工程，饱受炎热劳累之苦，下肢丹毒复发，复见红肿，但病势较前轻微。嘱其服药期间尽量避免食辛辣之品、饮酒及受热与劳累。

苦参10g，黄柏10g，紫草10g，大青叶10g，土茯苓20g，赤芍10g，赤小豆15g，丹皮10g，当归尾10g，红花3g，炮甲10g，川牛膝15g。10剂，水煎服。另：熊胆粉10g，装胶囊20个，每日吞服2个。

> **按** 孙思邈云："丹毒一名天火，肉中忽有赤色，如丹涂，其大如掌，甚者遍身，有痒有痛，而无定处。"丹名虽多，其理则一也。诸丹总属湿热，夹风火而成。《素问·至真要大论》云："诸病胕肿，疼酸惊骇，皆属于火。"《素问·阴阳应象大论》云："热胜则肿。"丹毒来势急迫，病势剧烈，务必诊断明确，方药精准，才能药到病除。

皮肤瘙痒 案

初诊（2004-05-03）：诉患皮肤瘙痒已近10年，反复发作，遇饮酒及食辛辣之品后更甚，甚则瘙痒难耐，痛苦不堪，多处求医均未效，服激素类等抗过敏药后稍事缓解，但过段时间又复发。诊时见全身皮肤粗糙，红色痒疹成块成片，瘙痒甚，伴口苦，舌苔黄腻，脉滑数。

辨证：风邪犯表，火毒炽盛。

治法：清热解毒，疏风止痒。

主方：消风散合三黄解毒汤。

荆芥6g，防风6g，苦参10g，苍术3g，蝉蜕15g，知母10g，生石膏30g，川木通6g，牛蒡子10g，当归尾10g，生地20g，甘草10g，黄芩10g，黄连4g，黄柏10g，白鲜皮15g，紫草10g，红花3g，浮萍10g，僵蚕10g，刺蒺藜15g，黑芝麻20g。15剂，水煎服。另：熊胆粉20g，装45个胶囊，每日吞服3个。

二诊（2004-06-09）：诉风疹块显减，瘙痒亦大减，但遇热仍作，皮肤粗糙，口不苦，舌苔薄黄，脉数。拟原方加减再进15剂。

荆芥6g，防风6g，苍术3g，蝉蜕10g，知母10g，生石膏20g，当归尾10g，生地20g，甘草10g，黄芩10g，黄连3g，黄柏10g，白鲜皮15g，紫草10g，红花3g，刺蒺藜15g，黑芝麻20g，乌梢蛇肉15g。15剂，水煎服。另：熊胆粉14g，装30个胶囊，每日吞服2个。

三诊（2004-06-25）：风疹块已痊愈，现仅见皮肤略为干燥，拟原方再进10剂，嘱其少饮酒和少食辛辣之品，以免复发。

> **按** 风疹，多因风热之邪侵袭人体，浸淫血脉，内不得疏泄，外不得透达，郁于肌肤腠理之间所致。本案患者全身风疹块色红，且成块成片，伴口苦，舌苔黄腻，脉滑数，知其并非一般风热之证，属火毒炽盛，非单独消风散能治愈，故合三黄解毒汤清泻火毒。其火毒清，风邪解，症自平矣。

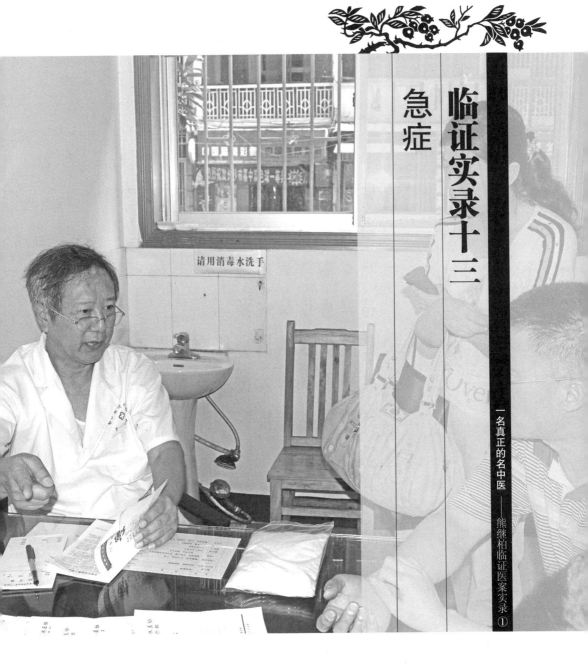

临证实录十三

急症

一名真正的名中医——熊继柏临证医案实录①

◎ 暴烈头痛呕吐案

◎ 持续高热黄疸案

◎ 持续高热身痛案

◎ 胆囊切除术后小便癃闭案

◎ 腹腔手术后大便不通案

◎ 高热并发斑疹案

◎ 急暴呕血案

◎ 痢疾下血发热案

◎ 瘰疬高热案

◎ 呕血并脘腹胀痛案

◎ 小儿急性乳蛾高热案

◎ 小儿频频抽搐案

暴烈头痛呕吐 **案**

◇病例卡片◇

　　杨某，男，70岁，长沙市某工厂退休工人。某医院会诊病例。

　　初诊（2005-05-20）： 患者10日前头部受外伤，当时头皮有数处红肿，经医院外伤治疗数日，其红肿已基本消退，但旋即出现头痛、呕吐，经CT等检查，确诊为蛛网膜下腔出血。经用西药1周以来，未能控制病情，且头痛与呕吐愈来愈重，特邀中医会诊。诊见患者因头痛难忍而阵阵呼叫哀嚎，哀嚎之极则呈昏睡状态。昏沉一阵之后又复呼叫哀嚎，且频发呕吐，并呕出黄水，饮食难下。伴见手足厥冷，爪甲青紫。待其哀嚎略减时，询其疼痛部位，患者能清醒地回答：满头胀痛欲裂，尤其是巅顶部疼痛，如锥扎一般。并诉其呕吐之物均是苦水。询其饮食及大便情况，家人回答：近1周以来未曾进食，亦不曾大便。察其舌，质淡而有瘀点，苔黄而厚腻，脉沉细。

　　辨证： 痰瘀互结兼风火上逆。

　　治法： 祛瘀降逆止痛。

　　主方： 通窍活血汤合旋覆代赭石汤加减。

　　川芎10g，赤芍10g，桃仁10g，川红花4g，旋覆花（纱布包）15g，代赭石30g，僵蚕20g，蜈蚣（去头足）1只，法半夏15g，竹茹20g，酒大黄10g，甘草6g，葱白1匙。4剂，水煎服。另：麝香3g，分8次冲服，每日冲服2次。并以芙蓉花树的细须根，连皮带根捣烂如酱，外敷于头顶部。

　　2005年5月24日患者家属前来告知，患者头痛显减，呕吐明显减轻，大便已通,并已进少许饮食。嘱以原方再进4剂。

二诊(2005-05-27):头痛、呕吐基本控制,仅觉头顶部尚有隐痛,患者已不再呼叫,但觉头晕,恶心,大便溏。若站立行走时,则觉天旋地转,恶心欲呕。舌苔转薄黄腻,舌边有瘀点,脉沉细。再拟通窍活血汤合天麻温胆汤,祛瘀化痰,定眩止痛。

川芎10g,赤芍10g,桃仁10g,红花4g,天麻15g,僵蚕15g,代赭石20g,陈皮10g,法半夏10g,茯苓15g,枳实10g,竹茹15g,甘草6g,葱白1匙。10剂,水煎服。另:麝香3g,分10次冲服,每日冲服1次。

三诊(2005-06-06):患者头痛、呕吐全止,头晕、恶心显减,已能站立行走,但头顶部尚时有胀感,舌苔薄白稍腻,脉转细缓。拟原方化裁以收其功。

天麻20g,僵蚕15g,陈皮10g,法半夏10g,茯苓15g,枳实10g,竹茹10g,川芎10g,赤芍10g,桃仁10g,红花3g,白芷10g,甘草6g。10剂,水煎服。

> **按** 《内经·厥病》云:"真头痛,头痛甚,脑尽痛,手足寒至节,死不治。"此证头痛因外伤所起,且其痛如刺,舌上又有瘀点,属瘀血无疑。又因其舌苔厚腻,当属痰瘀互结,故取通窍活血汤加法半夏。然其胀痛尤以巅顶部为甚,厥阴风亢也;又兼呕吐黄水、苦水,而且大便不通,阳明火逆也;故复取旋覆代赭石汤加大黄、竹茹、天麻、僵蚕、蜈蚣。因证施方遣药,故取速效。

持续高热黄疸 **案**

◇病例卡片◇

　　孟某，女，26岁，湖南省长沙市某大学教师。某医院会诊病例。

　　初诊（1999-01-26）：患者因发热畏寒5天，伴皮肤、巩膜发黄，于1998年12月26日住入某院传染科病房，初步诊断为病毒性肝炎（急性黄疸型）。12月29日晚，患者发热，体温达39.3℃，伴明显畏寒，并出现鼻衄。此后持续发热，白天体温在38℃~38.5℃之间，每于傍晚时热势上升，从30日晚体温高达39.8℃以后，连续数日晚上体温均在39.8℃~39.9℃之间，黄疸亦逐步加重，伴有颈部浅表淋巴结肿大。31日患者眉间出现0.2cm×0.3cm大小的疱疹。同时发现肝区叩击痛，肝大至肋缘下2.5cm，脾大，患者兼有呕吐，鼻衄，呕出痰涎中夹带血丝。1999年1月4日，患者体温上升，夜间体温高达40.4℃，伴有轻度寒战。1月5日全院大会诊：患者持续高热，畏寒，黄疸，浅表淋巴结肿大，脾肿大，查血象不高。考虑为沙门氏菌感染，不排除血液系统疾病。1月6日骨髓涂片报告：骨髓增生活跃。诊断为：噬血综合征；病毒性肝炎。1月10日，患者晚间体温突然升到40.6℃，1月12日将患者转入血液科病房，当日下午，患者体温高达41.5℃，医院决定发病危通知。1月14日，医院组织全院大会诊。

　　这里节选一段该医院会诊原始记录："该患者以发热20余天，黄疸进行性加重为突出表现，体查皮肤、巩膜中重度黄染，淋巴结肿大，肝大，脾脏轻度肿大，目前肺部有啰音，实验室检查血象示轻度贫血，肝功能明显受损，呈胆酶分离，组织细胞溶解指标均升高明显，患者骨髓血表现噬血网状细胞增多，占7%，左腋淋巴结活检示噬血现象……根据病人的目前资料，诊断可肯定为噬血细胞综合征。"此后，由于患者病情并无缓解，高热持续不降，医院又连续组织了数次全院大会诊。1月26日，全院第5次大会诊原始记录节录："患者自传染科转入血液科后，先后用泰能、阿洛西林、替硝唑、阿昔洛韦、地塞米松等，发热仍不能控制……患者为青年女性，多浆膜腔损害，肝损害，网状细胞吞噬红细胞现象，噬血综合征诊断成立。"鉴于患者高热、黄疸月余不退，病情危重，医院再次发出病危通知，并拟请中医会诊。

诊见患者高热，皮肤灼热如火，脘腹部灼热尤甚，询及每日上午体温39℃，从下午5点后热势迅速上升至40℃，入夜则热势高达40.5℃，甚至41℃，最高达到41.5℃。全身皮肤深黄，目睛深黄，黄色鲜明，小便色黄赤，大便略溏，面额部、颈部、胸部及双腿部散发红紫色斑疹，兼齿衄，时而呕逆，并伴有轻度畏寒。患者神志尚清，但夜晚高热时则呈昏睡状态，精神极度疲惫，语言低微而不续。询及每日所进流汁甚少。舌色红绛，舌根部有少许薄黄苔，脉细数而疾。

辨证：热毒伤血，高热并瘀热发黄。

治法：凉血、清热、退黄。

主方：犀角地黄汤合茵陈蒿汤。

生地30g，丹皮15g，白芍10g，茵陈30g，栀子炭15g，生大黄5g，竹茹10g，白茅根10g。5剂，水煎服。另：犀角15g，磨粉冲服。嘱每日服药4次，每日1剂。

二诊（1999-01-31）：上方服至第3剂，患者热势明显下降，从早到晚体温均在37.6℃~38.5℃之间，服完第5剂，患者体温已控制在38℃以下，鼻衄、呕逆均止，面部、胸部斑疹略见减少，但黄疸未减，小便色仍深黄，大便较溏，舌色红绛，脉转细数。仍拟原方再进5剂。

三诊（1999-02-03）：患者今日下午突然发热，热势上升至38.5℃，病人家属非常惊慌，故速带其求诊。诊见发热，伴畏寒，头两侧及额前疼痛，时欲呕逆，口干、口苦，并觉鼻塞。原来患者因高热病重已卧床1月余，热退之后，精神转佳，要求到病室外的走廊上站一站，走一走。由于室内开着暖气，与室外的温差较大，而患者此时的体质已极其虚弱，于是仅数分钟时间就感受了风邪，遂复有发热、畏寒、头痛之状。乃告知病人家属，此感风所致，并无大碍，遂处小柴胡汤合银翘散治之。并嘱停前药，先服此方。

党参15g，柴胡15g，黄芩10g，法半夏6g，银花10g，连翘10g，荆芥10g，薄荷10g，牛蒡子10g，芦根10g，桔梗10g，甘草6g。2剂，水煎服。

四诊（1999-02-07）：患者数日以来，体温已趋正常，无畏寒、头痛、呕逆、鼻衄等症，面、胸、腿部斑疹已消退大半，食纳已增，精神转佳。黄疸亦见减轻，但目睛尚深黄，口微苦，小便黄，舌苔转薄黄，脉仍细数。改拟《千金》犀角散加减。

茵陈50g，栀子炭10g，黄连4g，丹皮15g。10剂，水煎服。另：犀角15g，磨粉冲服。

五诊（1999-02-17）：患者诸症悉愈，目睛中尚有轻度黄染，精神尚未完全恢复，时觉口干，舌红，苔薄，脉细。拟一贯煎加茵陈治之。

沙参15g，麦冬15g，当归10g，生地10g，白芍10g，枸杞子10g，川楝子10g，茵陈15g。嘱服15剂，善后收功。

按 此证持续高热1个月之久，甚则高达41.5℃，且兼重度黄疸，其危急之情自不待言。然其高热不休，却并无大渴、大汗，舌苔并不黄燥，知其热炽已不在气分。兼鼻衄、斑疹，且发热入夜必甚，舌色红绛，纯属一派热入血分之证候。叶天士云："入血就恐耗血动血，直须凉血散血。"故取犀角地黄汤为主方。又黄疸一般当属湿热，而此证黄疸则为《金匮要略》所言，是"瘀热以行"，故取清热凉血之法。若以利湿之常法治之，则愈伤阴血也。

持续高热身痛 案

　　陈某，女，20岁，益阳市某小学教师。门诊病例。

　　初诊（2005-04-30）：诉起病发热，身痛，在当地医院治疗数日未效，随即转省级某大医院住院治疗。每天高热达40℃，一身酸痛，持续20天高热不退，身痛不止，且近日来其四肢散发红色丘疹，医院怀疑为白血病，遂来门诊求治。诊见患者高热灼手，自诉一身酸痛难忍，四肢散发小红疹点，伴轻度畏寒，口苦，舌苔黄腻，脉濡数。

　　辨证：湿热痹。

　　治法：清宣湿热。

　　主方：宣痹汤。

　　滑石30g，连翘15g，薏苡仁20g，赤小豆20g，杏仁10g，法半夏10g，蚕沙10g，山栀子10g，黄芩10g，海桐皮10g，香薷5g，紫草10g。7剂，水煎服。

　　二诊（2005-05-06）：发热畏寒已减轻，热势由原来40℃降至38℃左右，身痛显减，但四肢发红疹渐多，舌苔仍黄腻，脉仍濡数。改拟新加香薷饮合黄芩滑石汤，透表清湿热。

　　香薷6g，扁豆10g，厚朴10g，银花15g，连翘15g，黄芩10g，滑石30g，通草6g，杏仁10g。7剂，水煎服。

　　三诊（2005-05-13）：诉发热明显减轻，每日白昼体温正常，但入暮后，从21时前后开始发热，体温在38℃左右，至次日凌晨5～6点钟发热自行消退。身痛已止，畏寒亦止，但四肢红疹如故。舌苔转为薄黄，脉转濡细。此时湿热已清，呈现出热入阴分，夜热早凉证候。改拟青蒿鳖甲汤加味治之。

青蒿10g，炒鳖甲20g，生地10g，知母10g，丹皮15g，地骨皮15g，黄芩10g，滑石20g，紫草10g，连翘10g，大青叶10g。7剂，水煎服。

四诊（2005-05-20）：夜热已止，身发红疹亦显退，舌苔薄黄，脉细。嘱以原方再进7剂以善后之。

> **按** 本案患者高热持续20余日，仍伴畏寒之状，且一身酸痛较甚，是邪客肌腠之征。又见其舌苔黄腻，脉象濡数，为湿热之特点。与吴鞠通所云"湿聚热蒸，蕴于经络，寒战热炽，骨骱烦疼……病名湿痹"之证相符，故以宣痹汤治之而获效。

胆囊切除术后小便癃闭 案

　　初诊（2000-07-05）：诉患胆结石合并胆囊炎，于6月2日在医院做胆囊切除术。术前就患有小便淋漓不畅病证，手术后小便滞涩不畅明显加重。从6月10日开始，小便点滴不通，医院遂行导尿，1日后小便仍不通，又复导尿，如此反复导尿。每当抽去导尿管之后，小便依然不通，于是持续导尿，并将导管固定，长达20余日。诊询患者右胁下隐隐胀痛，左侧少腹胀痛，大便秘结，口中泛酸味，不欲食，导出小便其色深黄，舌苔黄腻，脉数。

　　辨证：湿热癃闭。

　　治法：清泻湿热，化气通闭。

　　主方：滋肾通关丸合倒换散。

　　处方1：肉桂片3g，黄柏15g，知母15g，车前子30g，滑石40g，猪苓15g。7剂，水煎服。

　　处方2：生大黄30g，荆芥30g。合碾细粉，用开水冲服，每日冲服2次，每次冲服10g。

　　二诊（2000-07-11）：诉服上方第4天，患者欲小便，并自行拔出了导尿管。现小便已畅通，但尿量尚少。大便亦随之畅通，左侧少腹部尚有胀痛感。舌苔薄黄腻，脉数。改拟滋肾通关丸合金铃子散加味再进7剂。

　　肉桂片3g，黄柏15g，知母15g，川牛膝15g，车前子30g，滑石30g，猪苓15g，石韦15g，川楝子10g，延胡索10g。7剂，水煎服。

> **按**　《素问·标本病传论》云："膀胱病，小便闭。"本案患者虽为手术之后出现癃闭，但其少腹胀痛，舌苔黄腻而脉数，显系湿热阻滞膀胱，致使气化不利所致，故取加味滋肾通关丸，泻火化气利水。倒换散出自《宣明论》，专治癃闭，取"上窍通，下窍泄"之义。临床用之，每取捷效。

腹腔手术后大便不通 案

◇病例卡片◇

　　黄某，女，52岁，湖南衡阳市人。某医院会诊病例。

　　初诊（2001-06-16）：患者患子宫癌，于5月25日在医院做子宫切除术，手术较顺利，并经检查证实癌细胞未见扩散。但手术后至今已20余天，始终未解大便，仅转几次矢气，腹胀、腹痛，不能进食。近10日来，小便亦点滴不通。身发低热，体温在37.5℃～38℃之间。医院组织数次会诊，并几次邀请外院专家前来会诊，诊断结论一致：术后肠粘连；肠梗阻。解决的办法是再行剖腹手术。但患者精神极其疲乏，体质虚弱，患者及其家属均拒绝再次手术。诊见患者卧于病榻之上，腹部胀大如鼓，口中呻吟不止，面呈痛苦之状。询及腹胀、腹痛难忍，大便不通，小便全靠导尿。时而恶心欲呕，口干，不能进食。扪其腹部，尚不坚硬，且叩之有声，并非板状。舌淡红，苔黄厚而燥，脉沉滑。

　　辨证：腑实燥结。

　　治法：通腑泻下。

　　主方：大承气汤。

　　生大黄30g，炒枳实20g，炒厚朴15g，竹茹20g，芒硝（冲服）10g。2剂，水煎服。嘱其频煎频服，每1小时服1次药，昼夜连服，待大便通时即停服。

　　6月17日下午，患者家属电话告知，患者于16日晚11点开始服药，至17日清晨7点，已服药7次，今早7点半，患者腹中响鸣，并呼腹痛较甚，遂用热毛巾做了几次热敷，约数分钟后，连转数次矢气。8时许，患者坐卧不宁，众人便扶着她在床边走了几步，突然病人要求解大便，一次排出大便约大半痰盂之多，奇臭无比，从上午8点到12点，连续排大便5次，小便随之畅通。

二诊（2001-06-18）：患者大小便已通，下腹部胀而不痛，已能进食少许，低热已退，口苦，舌苔黄腻，脉细而滑。拟加减连朴饮治之。

黄连3g，厚朴30g，法半夏10g，广木香6g，炒枳壳10g，鸡内金10g。5剂，水煎服。

三诊（2001-06-23）：诉腹胀已除，大小便正常，食纳尚少，口中转淡，精神疲乏，舌苔薄白，脉细。改拟香贝养荣汤善后。

西洋参片10g，炒白术10g，茯苓10g，当归10g，白芍10g，熟地10g，陈皮10g，桔梗10g，浙贝20g，香附10g，鸡内金10g，炒枳壳10g，甘草6g。15剂，水煎服。

按　腹胀、大便不通，法当急下。《伤寒论》云："少阴病……腹胀不大便者，急下之，宜大承气汤。"既然为急下，则方宜峻而药宜重。若以轻缓之剂徐徐下之，则不唯实结难通，且易挫伤正气。要知，以峻猛之剂治急暴之症，贵在神速。

高热并发斑疹 案

◇病例卡片◇

屈某，女，19岁，湖南永州某学校学生。门诊病例。

初诊（2005-11-02）：诉身发高热40余日，每日热势均高达40℃，全身发斑疹，在省级某医院住院治疗40余日，高热、斑疹均未减退，医院诊断尚无确切结论。诊见身热如火，一身遍布红紫色斑疹，大者成块，小者如粟状，伴鼻衄，齿衄，口渴欲冷饮，口中苦，舌红，苔黄，脉滑数有力。

辨证：热邪炽盛，气血两燔。

治法：清热泻火，凉血解毒。

主方：清瘟败毒饮。

生石膏30g，生地15g，水牛角片30g，炒山栀10g，连翘15g，黄连4g，黄芩10g，知母15g，桔梗6g，赤芍10g，玄参10g，丹皮10g，淡竹叶10g，白茅根15g，甘草6g，羚羊角片6g。10剂，水煎服。

二诊（2005-11-12）：诉服药至第5剂，高热渐退，服至第10剂，高热已基本消退，全身斑疹亦已明显减少，鼻衄、齿衄已止。望舌色，仍质红苔黄，脉仍滑数。处以原方加减再进7剂。

生石膏30g，生地15g，水牛角片30g，炒山栀10g，连翘10g，黄连3g，黄芩10g，知母10g，赤芍10g，玄参10g，丹皮10g，淡竹叶10g，大青叶10g，紫草10g，甘草6g。7剂，水煎服。

三诊（2005-11-19）：患者发热全退，斑疹全消，尚感口渴，疲乏，手足心微热，舌苔薄黄，脉转细数。此乃余热未清，改拟竹叶石膏汤以尽之。

参须10g，麦冬30g，淡竹叶10g，天花粉10g，生石膏15g，丹皮10g，地骨皮10g，甘草6g。10剂，水煎服。

按　本案患者高热口渴并发斑疹，又见齿衄、鼻衄，是热邪既炽气分，又伤营血。余师愚《疫证条辨》云："若热至遍体炎炎……而疹自透……宜清瘟败毒饮增石膏、丹皮、芩连。"本案之治，其信然矣！

急暴呕血 案

◇病例卡片◇

　　阳某，女，56岁，长沙市居民。出诊病例。

　　初诊（1997-08-07）：当晚10点，一位60岁左右的男子紧急叩我家门，开门视之，其人气喘吁吁，曰："我家老婆突然大呕血，危在顷刻，请前往急救。"询其居处离我学院不远，遂急往视之。见患者仰靠于床头，不能动弹，其被子和蚊帐上到处都有鲜血，周围有三四位妇女七嘴八舌诉说病情，原来她们是牌友。当晚正在桌上打牌时，患者连连说心里不舒服，遂呼家人送来一杯糖水，喝后不久，突然"哇"的一声，呕出大口鲜血，喷于牌桌之上，并四溅到牌友们的身上及脸上，顷刻之间，又连呕数口鲜血。众人在惊慌之中将其扶至床上，尚未卧定，又连呕数口，均呈喷射之状，全是鲜血。余视患者神志清醒，诉已在床上仰靠约10余分钟，现呕血已趋平静。但觉心中不舒，动则欲呕。询其有无肝病史？曰："不知道。"询其素日饮酒否？曰："偶饮，但其量不多。"家人曰："患者前几日曾几次言心中不舒，口中苦，但并未在意。"诊见舌红，苔薄黄，脉滑数。由于患者不能动弹，动则呕，此时抬送医院确有困难，只能速取中药，以解燃眉之急，并嘱明晨急送医院。

　　辨证：火逆呕血。

　　治则：清降实火，凉血止血。

　　主方：泻心汤合犀角地黄汤。

　　生大黄10g，黄连5g，黄芩10g，生地20g，白芍20g，丹皮10g，水牛角片40g，竹茹15g。1剂，水煎服。嘱频饮冷服。

二诊（1997-08-08）：患者家属前来告知，昨晚连服4次药，呕血已经控制，今晨患者已经起床，并未见呕血，故不准备去医院。要求再予处方。诊见患者略显疲乏，仍口苦，舌苔薄黄，脉滑数。再拟原方加减治之。

生大黄6g，黄连3g，黄芩10g，生地20g，白芍15g，丹皮10g，水牛角片30g，甘草6g。2剂，水煎服。

> **按** 《素问·至真要大论》云："诸逆冲上，皆属于火。"猝暴呕血而见口苦，心烦，舌苔黄，脉滑数者，火逆之象也。《金匮要略》指出："心气不足（定），吐血、衄血，泻心汤主之。"本案用之，其效果速。

痢疾下血发热 案

　　初诊（1989-09-15）：患者7日前入院，发热，腹痛，泄泻，日达10余次，大便中夹有脓血，有明显里急后重，诊断为痢疾。从入院第3日开始，患者大便下鲜血明显增多，日下仍达10余次，发热持续不退，仍有腹痛、里急后重感。医院诊断为中毒性痢疾。由于大便所下鲜血甚多，且发热较甚，热势持续在39℃以上，故转请中医治疗。诊见患者一身发热，胸腹部热炽如火，口干多饮，心神烦乱，躁扰不安，形体消瘦，面色淡白无华。询其大便所下纯是鲜血，并有紫红色血片，日下数十余次，腹部疼痛微胀。察其舌，舌色鲜红而无苔，全舌竟状如血染一般，且光亮少津，口唇亦鲜红，状如胭脂，脉细数而疾。

　　辨证：热伤营血。

　　治法：清热凉血养阴。

　　主方：犀角地黄汤合增液汤。

　　犀角粉（冲服）6g，白芍30g，生地30g，丹皮10g，玄参15g，麦冬30g，地榆炭20g。5剂，水煎服。

　　二诊（1989-09-20）：患者大便下血明显减少，发热亦随之减退，体温在37.5℃～38℃之间，口干、心烦明显好转，腹痛及里急后重感亦明显减轻，舌红无苔，但已非血染之状，脉转细数。血热大减，阴液已复，继以原方去玄参，加白头翁，以清热凉血止痢。

犀角粉（冲服）3g，白芍20g，生地30g，丹皮10g，麦冬20g，地榆炭20g，白头翁15g。5剂，水煎服。

三诊（1989-09-25）：大便下血已止，便中已无脓血之物，腹痛及里急后重已然消除。但口中尚感干渴，精神疲乏，舌红无苔，脉细略数。此热邪已去而胃阴未复，宜养胃阴，拟益胃汤加白芍以收功。

玉竹15g，沙参15g，麦冬20g，生地15g，白芍15g，甘草6g。10剂，水煎服。

> **按**　此证全舌鲜红无苔，光亮少津，舌上如血染，可称"胭脂红舌"，临床实在罕见，古人亦无此称述。《舌鉴辨正》曾载一种"红星舌"，谓"全舌纯红，而有深红星点，乃脏腑血分皆热"。彼此相较，此虽未见深红星点，但其全舌纯红，无苔少津，且红色极鲜，无疑为血分热甚，阴液欲竭之兆，故急以凉血、增液之法治之，是以捷效。

瘰疬高热 案

◇病例卡片◇

　　杨某，女，14岁，长沙市某中学学生。门诊病例。

　　初诊（2005-04-05）：发热5天，体温在39℃～40℃之间，双耳下及颈项下淋巴结肿痛明显，西医院诊断为急性淋巴结炎，用西药治疗后热势不减。伴恶寒口干，口苦，舌红苔黄，脉浮弦而数。

　　辨证：风热夹胆火，瘰疬高热。

　　治法：疏风热，泻胆火。

　　主方：龙胆泻肝汤合银翘散。

　　龙胆草6g，栀仁10g，黄芩10g，柴胡10g，川木通6g，泽泻6g，车前子10g，生地10g，当归尾10g，银花15g，连翘15g，薄荷10g，牛蒡子10g，板蓝根15g，甘草6g。5剂，水煎服。

　　二诊（2005-04-20）：服上方后，发热全退，但两颌下仍有肿块，疼痛明显，口微苦，舌苔薄黄，脉弦略数。改拟普济消毒饮加减治之。

　　玄参10g，浙贝15g，黄芩10g，黄连2g，陈皮10g，桔梗10g，板蓝根15g，柴胡10g，薄荷8g，连翘15g，牛蒡子10g，僵蚕10g，马勃6g，天葵子10g，甘草6g。7剂，水煎服。

　　三诊（2005-04-27）：两颌下肿块消退大半，项下尚有两个小淋巴结节，外表已无红肿之状，疼痛已止。舌苔转薄白，脉滑。改拟加味消瘰丸收功。

　　玄参10g，浙贝20g，生牡蛎15g，天葵子15g，牛蒡子15g，连翘10g，夏枯球10g。10剂，水煎服。

按　瘰疬急性发作，乃风热之邪夹痰而客于少阳之络，以致少阳胆火上逆而为患，故治此证发热务必清泻胆火，龙胆泻肝汤在所必用。

呕血并脘腹胀痛 案

杨某，女，40岁，湖南某大学教师。门诊病例。

初诊（1991-07-02）：起病3日，脘腹胀痛，昨日开始吐血，继则大口呕血，呕吐时血中夹有少许食物残渣，口苦，大便色黑而不畅。患者几年前曾患过胃痛，近2个月来，胃中偶有胀满及灼热感。舌红苔黄，脉滑数有力。

辨证：胃火气逆。

治法：降气泻火止血。

主方：小承气汤合失笑散。

生大黄10g，厚朴10g，枳实10g，炒五灵脂10g，蒲黄炭15g，白茅根20g，田七粉（冲服）20g，竹茹10g。3剂，水煎服。

二诊（1991-07-05）：呕血已止，大便色已转黄，脘腹部尚时作胀痛，口苦，舌红，苔薄黄，脉滑。乃拟原方加味再进7剂。

蒲黄炭15g，炒五灵脂10g，生大黄10g，枳壳10g，厚朴10g，香附炭10g，广木香6g，田七粉（冲服）20g。7剂，水煎服。

三诊（1991-07-12）：呕血全止，大便正常，脘腹部胀痛显减，口中尚苦，精神较疲乏，舌苔薄黄，脉滑。改拟清热理气和胃法，拟四逆散合香连丸加味，以善其后。

柴胡10g，白芍15g，枳实10g，黄连3g，广木香5g，白及片20g，田七片15g，甘草6g。7剂，水煎服。

> **按** 《内经》云："诸逆冲上，皆属于火。"猝暴呕血，且夹有少许食物残渣，舌红，苔黄，脉数，显属胃火无疑，降其气，泻其火，则止其血，此釜底抽薪之法也。

小儿急性乳蛾高热 案

初诊（1986-11-15）：起病5日，发热不休，热势甚高，上午体温39.8℃，下午40.8℃，微咳，咽痛。在某医院急诊室治疗，诊断为急性扁桃体炎。经用物理降温、抗生素与激素类药及输液治疗4昼夜，热势依然未减。诊见患儿高热，胸腹部灼热较甚，神志虽清而有沉睡感，时而烦躁不安，咽喉内两侧扁桃体明显红肿，口渴多饮，时而呕逆，大便干结，并已2日未能进食。指纹青紫，舌质红绛，无苔，脉细数。

辨证：热灼营阴。

治法：清营透热。

主方：清营汤。

玄参15g，生地15g，麦冬15g，丹参6g，银花10g，连翘10g，竹叶6g，黄连2g，水牛角片15g，生大黄4g。2剂，水煎服。

次日，患者家属前来告知，患儿服药1剂后，其热势大减，患儿沉睡亦完全解除，精神转佳，现体温已趋正常。嘱服原方第2剂，病愈。

按 舌质红绛、无苔，标志着热邪灼营。叶天士云："其热传营，舌色必绛。"热邪既灼营阴，必当清营透热，故用清营汤。并少加大黄为佐，取釜底抽薪之意。

小儿频频抽搐 案

初诊（1991-05-19）：诉半年前患乙脑，经抢救治疗后，诸症已平，惟抽搐不止，且近月来抽搐愈频，呈阵发性，每日约发作30余次，每次约数分钟。曾去几家大医院诊治，结论均为癫痫。观其抽搐发作时，四肢抽搐明显，手足指（趾）僵直，牙关紧闭，甚则角弓反张。抽搐时神志亦不清醒，但口中并无痰涎。伴手足心热，大便较干，舌红，舌苔花剥而薄，纹紫。

辨证： 阴虚风痫。

治法： 滋阴息风。

主方： 大定风珠。

生地10g，白芍12g，火麻仁6g，麦冬10g，生牡蛎10g，炒龟板10g，炒鳖甲10g，五味子2g，炙甘草5g，阿胶（烊化）10g，天麻10g，僵蚕10g，钩藤10g。10剂，水煎服。嘱其浓煎频服，每1.5日服1剂。

二诊（1991-06-04）：诉近5日以来，抽搐明显减少，每日发作1~2次。发作时仅见手足轻微掣动，并无角弓反张。患儿神志清醒，舌上仍为花剥薄苔，纹紫。疗效明显，以原法原方再进10剂。

三诊（1991-06-20）：患儿抽搐已止，精神正常，手足心热亦退，但食纳较差，舌上花剥薄苔，纹紫。再拟大定风珠加减以善后。

生地10g，白芍10g，阿胶（烊化）8g，火麻仁5g，麦冬10g，炙甘草5g，五味子2g，炒龟板8g，炒鳖甲8g，生牡蛎8g，玉竹6g。10剂，水煎服。

按 小儿抽搐，最宜辨清虚实。而乙脑后遗抽搐，每虚多实少。吴鞠通云："热邪久羁，吸灼真阴……神倦瘛疭，脉气虚弱，舌绛苔少，时时欲脱者，大定风珠主之。"此案即其验也。

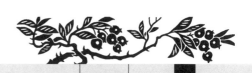

临证实录十四

疑难怪病

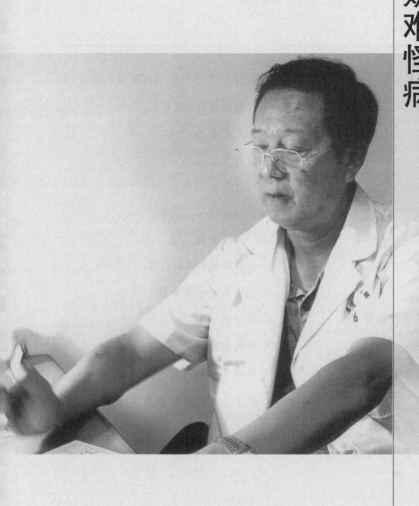

一名真正的名中医——熊继柏临证医案实录①

产后漏汗恶风寒 **案**

彭某，女，37岁，湖南省税务干部。门诊病例。

初诊（2004-06-30）：产后已5个月，从临产时感受风寒开始，出现恶风畏寒自汗，症状愈来愈甚，至今已成漏汗不止，伴见口干喜热饮，下肢厥冷而酸软无力，站立行走均感困难。患者于寒冬临产时身着棉装，至今不仅未减一件，并且还外罩风衣、风帽，特别畏风，坐必居于屋角而谨避风吹。舌苔薄白，脉虚细。

辨证：气虚自汗兼阳虚。

治法：益气敛汗，温补肾阳。

主方：玉屏风散合右归丸。

黄芪30g，炒白术15g，防风10g，熟地15g，怀山药10g，山茱萸15g，杜仲10g，当归10g，枸杞子10g，肉桂5g，制黑附片10片，鹿角胶（烊化）15g，菟丝子15g。7剂，水煎服。

二诊（2004-07-07）：服药后恶风畏寒略减，下肢厥冷明显减轻，站立及行走时，其双腿酸重无力感亦见减轻，但仍自汗不止，口干而喜热饮。舌苔薄白，脉虚细。方证已符，药已取效，拟原方合生脉散，益气生津与温阳并行。

西洋参片10g，麦冬20g，五味子6g，黄芪30g，炒白术15g，防风8g，熟地15g，怀山药10g，山茱萸15g，枸杞子15g，杜仲10g，当归10g，鹿角胶（烊化）15g，菟丝子15g，肉桂5g，制黑附片10g。10剂，水煎服。

三诊（2004-07-16）：恶风、畏寒明显减轻，口干亦减，下肢酸重无力明显减轻。漏汗虽减，然动则自汗，一身所着之风衣、风帽已卸，而棉装尚未卸一件，舌苔仍薄白，脉细。此肾阳虽已渐复而表虚失固尚然严重，必须加大益气固表敛汗之力，乃拟玉屏风散、右归丸再加人参、龙牡以治之。

西洋参片10g，黄芪30g，炒白术12g，防风6g，煅龙骨30g，煅牡蛎30g，熟地15g，怀山药10g，山茱萸15g，杜仲10g，当归10g，枸杞子10g，鹿角胶（烊化）15g，菟丝子15g，肉桂5g，制黑附片10g。15剂，水煎服。

四诊（2004-08-01）：畏风、恶寒基本消除，漏汗亦显减，但尚有阵发性自汗，汗出之后仍畏风，原一身所着之棉衣均已卸去，病人已能出户外活动，舌苔薄白，脉细。病已大减，原方再进15剂，其病痊愈。

> **按** 《金匮要略》云："新产血虚，多汗出，喜中风。"此病起于产后感风，留连5个月不愈，且漏汗不止，气虚表虚无疑。盖"卫气出于下焦"，肾阳虚者可致卫阳亦虚，此证下肢厥冷且严重乏力，其肾阳虚象显露。故以益气固表兼温补肾阳之治而获愈。

汗出偏沮 案

刘某，女，35岁，长沙市居民。门诊病例。

初诊（2004-01-04）：患左侧半身自汗而右侧半身不出汗，遇天冷时则自汗益显，伴一身畏寒，左侧上下肢明显厥冷，左半身及左肢麻木，病已3年不愈。舌淡红，苔薄白，脉细。

辨证：阳虚自汗。

治法：益气温阳，调和营卫。

主方：黄芪五物汤合桂枝加附子汤。

黄芪30g，桂枝10g，白芍10g，制黑附片6g，甘草6g，大枣10g，生姜10g。10剂，水煎服。

二诊（2004-01-14）：服药后，左半身自汗略减，一身畏寒明显减轻，左侧上下肢厥冷及麻木亦见减少。但前两日遇天气寒冷之时，自汗、畏寒仍较明显。盖方证已符，再拟原方合桂枝加龙骨牡蛎汤，以加大固表敛汗之力。

黄芪30g，桂枝10g，白芍10g，制黑附片6g，甘草6g，大枣10g，生姜10g，煅龙骨30g，煅牡蛎30g。10剂，水煎服。

三诊（2004-02-11）：诉服上方之后，诸症明显减轻，停药观察了一段时间，虽遇几次天气寒潮，而自汗、畏冷亦未见加重。询其口不渴，小便不黄。舌色仍淡红而苔薄白，脉细。乃拟原方再进10剂，以期痊愈。

按 《素问·生气通天论》云："汗出偏沮，使人偏枯。" 汗出偏沮系人身营卫失调所致，其偏汗之侧营卫气虚，易被风邪所中，故可发为偏枯。《灵枢·刺节真邪》谓："虚邪偏客于身半……营卫稍衰……发为偏枯。"此证汗出偏沮3年不愈，并表现出卫弱气虚之候，虽未出现偏枯，然已显见左半身麻木，故当温阳益气以防偏枯之患，治其未病也。

黑汗 案

◇病例卡片◇

刘某，女，35岁，湖南某医科大学教师。门诊病例。

初诊（1999-09-10）：诉遍身出黑色汗，尤以腋下、乳下及腹股沟部为甚，初起仅发现所换下的内衣、裤上有淡黑色斑块，继而发现是汗出黑色所染。病及数月，多方求治，诊断结论均为内分泌失调，但黑汗终未减少。诊见自汗而不盗汗，伴手足心热，口中微渴，舌红，苔薄黄，脉象细数。

辨证：肾阴虚热。

治法：滋肾清热止汗。

主方：知柏地黄汤合三甲散。

黄柏10g，知母10g，熟地20g，丹皮10g，山茱萸10g，泽泻10g，茯苓10g，怀山药10g，煅龙骨30g，煅牡蛎30g，炒龟板30g。10剂，水煎服。并嘱其久煎，近期忌食羊肉、狗肉与牛肉。

二诊（1999-09-23）：诉服药7~8剂时，其汗大减，黑色已无，由于恶药之味苦，后2剂药竟服用了4天时间。现药已服完，黑汗已止，原手足心热及口渴均止，舌红苔薄，脉趋细缓。由于病人害怕吃苦药，乃嘱其服用两瓶知柏地黄丸。

三诊（1999-11-30）：诉近半个月以来，黑汗复作，且又逐渐加重，乃将原方出示，向某医科大学几位有关专家咨询，众皆认为，此方中的关键药物是龙骨、牡蛎，于是单挑煅龙骨50g，煅牡蛎50g，再加入黄芪50g，水煎服之。服此方药，其味并不苦，然服用了10剂，黑汗却未见控制，只得复来求诊。诊见其舌红，苔薄黄，脉仍细而略数。仍处前方（知柏地黄汤加味）10剂，嘱其耐苦服药，方可获愈。

四诊时诉服上方未毕，黑汗已止，要求此次根治。遂嘱原方再进7剂，病愈。

> **按** 《内经》云："在藏为肾，在色为黑。"五色合五脏，黑色当属肾。《内经》又云："肾风之状，多汗恶风……其色炲。"此证自汗而见手足心热，脉象细数，显为阴虚自汗。正因其汗出黑色，故责之于肾经虚热。他医见汗止汗，以龙骨、牡蛎固涩止汗，并见自汗即误以为气虚而加用黄芪，治病未求其本也。

红汗 **案**

刘某，女，22岁，上海某大学学生。门诊病例。

初诊（2006-06-06）：诉常年发口疮，约有6年口疮病史。近半年来不仅常发口疮，而且身上出红色汗，其色淡红，兼见心烦、口渴，小便黄，望其面颧部略见红肿，询其大便较秘。舌红，苔薄黄，脉滑数。

辨证：心胃火热。

治法：清热泻火凉血。

主方：犀角地黄汤合栀子大黄汤加减。

水牛角片30g，生地30g，白芍10g，丹皮15g，炒栀子炭10g，生大黄5g，生石膏20g。10剂，水煎服。

二诊（2006-09-01）：诉服上方10剂后，汗出已不见红色，口疮亦未发，数月以来未再服药。近日复见红汗，时作时止，口舌又复生疮。诊见其面颧部仍略见红肿。询其大便秘，小便黄，口苦，舌苔薄黄腻，脉数。诸症表现仍为心胃火旺之候，再拟犀角地黄汤合泻黄散、泻心汤治之。

水牛角片30g，生地30g，白芍10g，丹皮15g，栀子炭10g，生石膏20g，藿香6g，防风6g，黄连3g，黄芩10g，生大黄8g，甘草6g。15剂，水煎服。

三诊（2006-10-04）：诉红汗全止，口疮近日未发，其面颧部红肿亦消，大小便已正常，但时觉口苦，月经先期，其量较多，舌红，苔薄黄，脉滑。仍拟泻心火、降胃火、清血热之法，拟泻心汤合生四物汤再合泻黄散加味。并嘱曰："因其口疮史较久，需持续服药，以期根治。"由于彼服汤药不便，改成散剂装胶囊吞服。

生地40g，白芍40g，当归30g，川芎15g，黄连20g，黄芩30g，生大黄30g，藿香15g，防风15g，生石膏30g，栀子炭40g，熊胆粉15g，甘草10g。1剂，合碾细粉，装入胶囊，早、晚吞服。

3个月后，患者曾以电话咨询，谓红汗、口疮均止，月经已正常。现药已服完，是否还需继续服药。询及近日手足心较热，伴有轻度腰酸、小便黄等症，嘱服知柏地黄丸，滋阴以清余热。

> **按** 红汗，或称血汗，亦称汗血。《素问·五脏生成》云："诸血者，皆属于心。"故唐容川《血证论》谓："血者心之液也……治法宜清心火。"此患者常年发口疮，且见面部红肿，大便秘结，系阳明火旺之证，《血证论》云："胃火亢盛，亦能汗血。"故取犀角地黄汤清心火，凉血热；或配泻心汤，或配栀子大黄汤，或配泻黄散，无非泻阳明胃家之火热，火清症自平矣。

三年恶寒疲乏自汗 **案**

◇病例卡片◇

　　李某，女，46岁，湖南省某建筑单位职工。门诊病例。

　　初诊（2000-08-22）：初诊时，天气炎热，患者家属走进诊室要求先关掉电风扇，只见患者身着大棉袄，由家人扶着移步走进诊室，精神极度疲乏。询其所病，患原发性甲状腺功能减退症已3年有余，长期以来服用西药甲状腺片，每日口服2片半。现症：一身明显畏冷恶寒，虽天暑炎热亦须着棉装；且全身疲乏无力，站立行走亦觉困难；伴有自汗不止，足部浮肿，腹部微胀。患者诉病之际，其神情显得很是焦虑不安。口淡不渴，舌淡红，舌苔白腻，脉细。

　　辨证：阳虚寒凝。

　　治法：温阳益气。

　　主方：阳和汤合防己黄芪汤。

　　黄芪30g，炒白术10g，汉防己8g，肉桂6g，干姜炭6g，麻黄根3g，白芥子10g，熟地15g，鹿角胶（烊化）15g，茯苓皮15g，大腹皮10g，炙甘草10g。5剂，水煎服。

　　二诊（2000-08-27）：诉服药后浮肿及腹胀显减，恶寒畏冷略见减轻。但自汗未减，精神仍疲乏。口中淡而不渴，舌苔仍薄白腻，脉细。药已取效，宜加大温阳力度，仍拟原方加减再进10剂。

　　黄芪30g，炒白术10g，汉防己8g，肉桂6g，干姜炭6g，麻黄根3g，制黑附片6g，熟地15g，鹿角胶（烊化）15g，白芥子10g，炙甘草10g。10

剂，水煎服。

三诊（2000-09-06）：服药后，全身恶寒、畏冷明显减轻，疲乏及自汗略减，口仍不渴，舌苔转薄白，脉细。改拟阳和汤合玉屏风散治之。

黄芪30g，炒白术10g，防风5g，肉桂6g，干姜炭6g，麻黄根3g，制黑附片6g，熟地15g，鹿角胶（烊化）15g，白芥子10g，炙甘草10g。10剂，水煎服。

四诊（2000-09-16）：恶寒、畏冷明显好转，穿过整个热天的大棉袄已然脱掉，换上了毛线外衣。仍时有自汗、畏风、疲乏等症，口仍不渴，舌苔薄白，脉细。改拟桂枝新加汤合玉屏风散，益气固表，以止其汗。

红参片10g，黄芪30g，炒白术10g，防风5g，桂枝5g，白芍10g，炙甘草10g，大枣10g，生姜3片，茯苓15g。10剂，水煎服。

五诊（2000-09-26）：恶寒、畏风已除，自汗已止，精神转佳。现仅觉双下肢时感畏冷、无力，舌苔薄白，脉细。此时宜益气温阳固本，改用参芪右归丸做成丸剂，缓缓图治，以善其后。

红参片60g，黄芪60g，熟地50g，怀山药50g，山茱萸50g，杜仲30g，当归30g，枸杞子30g，鹿角胶100g，菟丝子30g，肉桂30g，制黑附片30g。合碾细末，和蜜为丸如黄豆大，嘱早、晚用温开水吞服，每次服用30g。

> **按** 阳和汤本为治阴疽之主方。而本证的病机不仅在于表虚不固，更主要在于阳虚寒凝，故而借用阳和汤，取其温经解凝之功用。习古方者，贵在变通运用也。

肺部肿块 **案**

周某，男，27岁，浏阳市某医院职工。门诊病例。

初诊（2004-08-25）：自觉左侧背部胀闷不舒，继而出现呼吸不利，并时发盗汗。留连1月余，诸症渐显，遂连续做胸部X线检查及CT扫描，数次检查结果均为：左肺部一肿块，约鸡蛋大小。进一步做肺穿刺检查，结论为肺部结核球，并建议手术治疗。由于患者及其亲属均拒绝手术，要求中医治疗而就诊。诊见咳嗽不显，仅觉呼吸不利，左背部明显胀闷但并不疼痛，左胸部每于劳累时觉有轻微胀闷感，兼见盗汗，口苦。舌苔黄厚腻，脉滑略数。

辨证：痰热结聚胸肺。

治法：清痰热，散瘀结。

主方：小陷胸汤合苇茎汤、犀黄丸。

黄连3g，法半夏10g，炒瓜蒌10g，芦根15g，生薏苡仁20g，桃仁10g，炒冬瓜仁20g，煅乳香10g，煅没药10g，浙贝30g，白芥子20g，三棱10g，莪术10g。15剂，水煎服。另：犀牛黄3g（每日冲服1次，每次0.2g），麝香3g（每日冲服1支，每支0.2g）。

二诊（2004-09-15）：诉左背部胀闷感略见减轻，余症未减，舌苔已转薄黄腻，脉滑。仍拟原方加味再进15剂。

黄连3g，法半夏10g，炒瓜蒌10g，芦根15g，生薏苡仁20g，桃仁10g，炒冬瓜仁20g，煅乳香10g，煅没药10g，浙贝30g，白芥子20g，三棱10g，莪术10g，炮甲10g，生牡蛎20g。15剂，水煎服。另：犀牛黄3g，麝香3g，照前法冲服。

三诊：（2004-10-05）：诉诸症明显减轻，本周之内连做2次胸片检查，发现左肺部结块已减去一半，原结节状吸收减少，边缘清晰。患者及家属均喜出望外。其左背部尚有闷胀感，口苦显减，呼吸已趋畅快，盗汗已止。舌苔薄黄，脉滑。药达病所，击鼓再进，仍拟原方15剂，水煎服。

四诊（2004-11-07）：诉服上方15剂后，益觉症状减轻，遂又继服15剂，此间共服完上方30剂。昨日做胸肺部CT检查，发现原左肺部结块已消减80%，所有症状均基本消除，惟左侧背部尚偶有不适感，舌苔转薄白，脉滑。病去大半，仍拟前方加减，以图根治。

黄连2g，法半夏10g，炒瓜蒌10g，芦根10g，生薏苡仁15g，桃仁6g，炒冬瓜仁15g，煅乳香6g，煅没药6g，浙贝20g，白芥子15g，炮甲10g，生牡蛎15g，白花蛇舌草20g。15剂，水煎服。另：犀牛黄3g（每日冲服1次，每次服0.2g），麝香3g（每日冲服1支，每支0.2g）。

五诊（2004-12-04）：诉服完上方15剂，又自增添10剂，此间共服药25剂。现诸症消失，昨日已做CT检查，确诊左肺部结块已完全消除，特来告知，并要求服药巩固善后。乃拟培土生金法，用加味六君子汤扶正以祛邪。

党参20g，炒白术10g，茯苓15g，陈皮10g，法半夏10g，甘草6g，浙贝20g，白花蛇舌草20g。嘱服15剂，即可停药。

按 肺部结块，既非肺痈，亦非结胸。然选方却是治小结胸之小陷胸汤，治肺痈之苇茎汤，并施以清热解毒、散瘀消结之犀黄丸。关键在于针对其痰热结聚胸肺形成瘀阻的病机所在。因证选方，方证合拍，自然获效。

腹部手术后阴冷如扇 **案**

初诊（2005-07-10）：诉3个月前在医院做宫颈息肉切除术，术后觉少腹部疼痛，并觉腹部明显畏冷。几经治疗，其少腹部疼痛已见减轻，但少腹部畏冷却有增无减，且阴部尤其畏冷，成天犹如冷风所扇之状。阴部不仅畏冷，而且伴有拘缩之感。询其小便清长，口不渴，兼有腰酸痛。舌苔薄白，脉沉细。

辨证：寒滞肝脉。

治法：温肝脉，散寒气。

主方：暖肝煎。

当归15g，官桂10g，乌药15g，沉香10g，小茴香6g，茯苓10g，枸杞子10g，制黑附片10g。7剂，水煎服。

二诊（2005-07-17）：诉少腹部畏冷减轻，尤其是阴部冷风所扇之状明显减轻，询其口不渴，小便不黄，舌苔仍薄白，脉细。拟原方再进7剂。

当归15g，官桂6g，乌药10g，沉香10g，小茴香6g，茯苓10g，枸杞子15g，制黑附片6g。10剂，水煎服。

三诊（2005-08-01）：诉阴部畏冷显减，其如冷风所扇之状已基本消失，但腰部尚酸痛，兼时有脚挛急，近日略感口渴。舌苔薄白，脉细。

改拟暖肝煎合芍药甘草木瓜汤加味治之。

当归15g，官桂6g，乌药10g，沉香8g，小茴香6g，茯苓10g，枸杞子15g，白芍20g，木瓜20g，甘草10g，炒鹿筋10g，杜仲15g。10剂，水煎服。

四诊（2005-08-11）：诉少腹及阴部畏冷感已完全消失，脚挛急已止，腰部酸痛已显减。但觉精神较显疲乏，口微渴，舌苔转薄黄，脉细。改拟归芍地黄汤加参，滋补肝肾兼以益气，善后巩固之。

西洋参片10g，熟地15g，当归10g，白芍10g，怀山药10g，茯苓10g，丹皮10g，山茱萸10g，泽泻10g，杜仲20g，乌药10g。10剂，水煎服。

> **按** 《金匮要略》曾载"少腹如扇"一证，曰："妇人妊娠六七月……腹部恶寒者，少腹如扇，所以然者，子脏开故也，当以附子汤温其脏。"是指妊娠而子脏开，寒冷之气乘虚入腹所致之证。本案阴冷如扇则是由腹腔手术之后，寒冷之气乘虚入腹所致之证，与《金匮要略》所述基本相同。《素问·举痛论》云："寒气客于厥阴之脉，厥阴之脉者，络阴器，系于肝，寒气客于脉中，则血泣脉急，故胁肋与少腹相引痛矣。"少腹及阴部为足厥阴肝脉所系，故本案"阴冷如扇"，取暖肝煎加附子，温肝脉以散寒气也。

肛门渗水 案

◇病例卡片◇

曾某，男，56岁，长沙市民。门诊病例。

初诊（2000-03-14）：诉去年10月患泄泻，日泻4～6次，经治疗半年之久，泄泻基本控制，但食后腹胀，饮食生冷或食量稍多则大便溏泻，平时肛门处成天有水液渗出，其色略黄，每天都必须换内裤若干次，肛门部无明显坠感。曾去医院检查数次，既未发现痔疮，又未发现瘘管。钡灌肠检查：大肠无器质性病变。舌苔白滑，舌体较胖，脉象虚细。

辨证：脾胃虚寒夹水湿下注。

治法：温中健脾利湿。

主方：真人养脏汤合五苓散。

党参15g，广木香6g，诃子肉10g，炒肉豆蔻8g，炒白术10g，干姜5g，肉桂6g，茯苓15g，猪苓10g，泽泻10g，甘草6g。7剂，水煎服。

二诊（2000-03-21）：诉服药后，肛门渗水明显减少，但肛门部仍成天感到湿润，用卫生纸擦拭，尚可见到少量黄色液状，食后腹部仍觉痞胀不舒，舌仍淡胖，舌上滑苔已去，苔转薄白，脉细。此水湿已去，当着力温中健脾。改拟香砂异功散合真人养脏汤加减。

党参15g，炒白术10g，茯苓15g，陈皮10g，砂仁10g，广木香6g，甘草6g，诃子肉10g，炒肉豆蔻8g，肉桂5g，干姜6g。10剂，水煎服。

三诊：（2000-04-01）：诉肛门渗水进一步减轻，但停药仅1日，因偶食水果后又复大便溏泻，肛门虽未渗水但成天感到湿润，舌淡胖，苔薄白，脉细。改拟香砂异功散合四神丸，脾肾同治。

党参15g，炒白术10g，茯苓15g，陈皮10g，砂仁10g，广木香6g，甘草6g，炒固子15g，吴茱萸4g，炒肉豆蔻10g，五味子6g。10剂，水煎服。

四诊（2000-04-16）：诉肛门渗水完全控制，肛门已无湿润感，大便亦已正常，食后腹胀明显减轻，舌苔薄白，脉细。病既然已愈，以原方再进10剂，巩固疗效。

> **按** 此证虚实夹杂，既见脾胃虚寒，又兼水湿下注，而用健脾温中兼利湿之法，虽取效而未能全果。后改拟脾肾同治，方获痊愈。盖脾病及肾，如《素问·玉机真藏论》所述："五脏有病，则各传其所胜也。"

黑疸**案**

◇病例卡片◇
　　张某，男，64岁，湖南省林业部门离休干部。门诊病例。

　　初诊（2000-11-08）：患者因患黄疸、腹胀，从4月25日～9月28日在省级某大医院住院治疗156天，诊断为：胆汁淤积性肝硬化；慢性胆囊炎并胆囊多发性结石；糖尿病（Ⅱ型）。由于病情不断发展变化，肝功能损害严重（血清谷丙转氨酶253.8U/L），B超发现脾静脉增宽，黄疸逐渐加深，并出现严重黑疸，于是出院转请中医治疗。诊见患者整个面色黧黑，黑色甚暗而状如烟煤，人望之莫不感到惊愕。目黄，身黄，尿黄，兼见齿衄，鼻衄，伴心烦善饥，两胁及少腹胀痛，大便溏泻，足胫微肿，精神十分疲乏，口苦，舌苔黄滑腻，舌质紫暗，脉细数。

　　辨证：湿热夹瘀阻。

　　治法：清湿热，祛瘀阻。

　　主方：栀子柏皮汤合茵陈四苓散加味。

　　茵陈30g，茯苓15g，猪苓10g，泽泻10g，炒白术10g，栀子炭10g，黄柏10g，丹皮15g，赤芍10g，茜草炭15g，白茅根15g，田七粉（另包，冲服）15g。7剂，水煎服。

　　二诊（2000-11-15）：目黄、身黄略见减轻，腹胀、足肿明显减轻，鼻衄已止。但黑疸未减，齿衄仍作，两胁下仍胀痛，心烦，口苦，大便溏，舌紫，苔黄腻，脉仍细数。药已取效，拟原方再进7剂。

三诊（2000-11-22）：目黄、身黄明显减轻，面色黯黑略见转淡，但眼圈四周及鼻两旁黑色仍显深暗，足肿全消，齿衄间作，小便仍黄，两胁下尚有隐痛。舌苔转薄，黄白相兼，舌质尚紫，脉仍细数。治法不变，再拟前方加减治之。

茵陈20g，茯苓15g，猪苓10g，泽泻10g，炒白术10g，黄柏10g，栀仁10g，丹皮10g，桃仁10g，赤芍10g，茜草炭15g，藕节10g，炒鳖甲20g，田七粉（另包，冲服）15g。10剂，水煎服。

四诊：（2000-12-02）：面部黑疸明显消退，惟两目眶部暗黑较显，目睛微黄，身黄已明显消退，齿衄已止，胁痛腹胀亦止。大便微溏，小便仍黄，食纳较差，舌苔转薄黄白腻，脉转缓象。诸症悉减，效不更方，拟原方再进10剂。

五诊（2000-12-12）：黑疸明显消退，目眶部黑色明显转淡，目黄、身黄基本消退，但觉脘痞食少，精神疲乏，小便尚黄，口中转淡，舌苔薄白腻，脉细缓。此热虽去而湿未尽，改拟化湿祛瘀法，选三仁汤加减善后。

茵陈20g，薏苡仁20g，杏仁10g，白蔻仁6g，厚朴10g，通草6g，滑石15g，法半夏10g，丹皮10g，赤芍10g，栀仁6g，田七片15g。10剂，水煎服。

> **按** 《诸病源候论》云："夫黄疸、酒疸、女劳疸，久久多变为黑疸。"《张氏医通》并云："黄疸证中，惟黑疸最剧。"此证因黄疸久治不愈而转为黑疸，且黑色甚重。然其脉、舌、症均呈湿热阻遏之候。朱丹溪曾云："疸不用分其五，同是湿热。"故治法始终以清湿热为主，兼以祛瘀凉血，可谓治黑疸之临证一得。

肌肉深部多发性脓肿 案

◇病例卡片◇

李某（译名），男，39岁，科威特人。门诊病例。

初诊（1997-09-05）：患者3年前发病，在其前后阴周围部位及腹股沟部、腋窝部、颈部几处的肌肉深层频发肿块，发则持久不溃，疼痛难忍，伴全身低热。由于服药未能控制，每发则必须在局部手术切开，从肌肉深部排脓。由于连续不断地发作，先后已切开过30余刀，西医诊断结论为多发性深部脓疡。就诊时，见患者前阴左侧腹股沟部发一肿块尚未切开，疼痛明显，左腿屈伸不利，行步困难。其右侧腹股沟部有一切开的刀口尚未愈合，还贴有敷料。察其近发之肿块局部硬肿而不红，且并不灼热，但疼痛拒按。并见患者体质衰弱，精神疲乏，声低息短，行步艰难，且身发低热，食纳颇少。舌淡紫，苔黄白相兼而薄腻，脉象虚细略数。

辨证：气虚夹瘀。

治法：扶正气，补气血。

主方：香贝养荣汤。

党参30g，炒白术10g，茯苓15g，当归10g，熟地10g，川芎6g，酒炒白芍10g，陈皮10g，桔梗10g，香附10g，浙贝30g，薏苡仁15g，甘草8g。10剂，水煎服。

二诊（1997-09-15）：患者精神转佳，食纳显增，低热亦退，舌苔薄黄腻，脉细略数。

治法：补气透脓，活血化瘀，兼清湿热。

主方：透脓散合二妙散再合犀黄丸。

处方1：黄芪30g，当归10g，川芎8g，炮山甲15g，皂刺10g，银花30g，浙贝30g，苍术6g，黄柏10g。10剂，水煎服。

处方2：煅乳香30g，煅没药30g，犀牛黄3g，麝香3g。合碾细粉，装入胶囊吞服。

三诊（1997-09-25）：其左侧腹股沟部一肿块已自行消散，右侧腹股沟部切开的伤口亦已愈合。现行步正常，精神、饮食转佳。舌苔薄黄，脉细。患者要求回国。遂以上方60剂，西黄丸1料，嘱带药回国继服2个月。

1997年12月1日，患者从科威特来电，谓病已向愈，数月以来，未见再发肿块，现精神、饮食均属正常。要求再寄去中药，服用1个月。

1998年3月，科威特来专人告知：患者病已痊愈。并到处宣传，称其病是中国的一位中医治好的。

> **按** 肌肉深部脓肿不透，中医外科称之为"无头疽"。本案患者病已3年不愈，正气大亏，无力托毒。《素问·汤液醪醴论》云："形弊血尽而功不立者何……神不使也……针石，道也。精神不进，志意不治，故病不可愈。"为此，必先扶其正气，使正气得复方可祛邪。本案先用香贝养荣汤，即此意也。又因患者脓肿多发于阴部，且见舌苔黄白而腻，是湿热羁留、形成瘀阻之征，治必祛瘀阻，清湿热，后用透脓散、二妙散及西黄丸，即此意也。

久泻并脱发 案

　　周某，男，37岁，浏阳市某单位职工。门诊病例。

　　初诊（1997-09-03）：诉患泄泻10年之久，不论春夏秋冬，从未间断，少则每日泻3～4次，多则每日泻7～8次，伴有轻度腹满，泻出稀溏便。若遇饮食不适，或稍事劳累，则泄泻必然加重，甚则肠鸣腹痛，大便中常夹有未消化之食物残渣。由于长期泄泻，体质逐渐衰弱，不仅精神疲乏，形体消瘦，食纳减少，而且近半年来，头发逐渐脱落，数月之内，头发几乎已经脱光，眉毛全部脱落。就诊时，见患者面色淡白无华，精神疲乏，形体瘦弱，声低息短，头部只有稀疏几根毛发，眉毛已全部脱光，其整个形象就是一个弱老头状态。舌淡，苔薄白，脉沉细。

　　辨证：清气下陷。

　　治法：益气升清，温中固摄。

　　主方：升阳益胃汤合桃花汤。

　　党参15g，黄芪15g，炒白术10g，法半夏10g，陈皮10g，茯苓15g，泽泻10g，防风10g，羌活10g，柴胡10g，葛根15g，白芍10g，赤石脂15g，干姜6g，大枣6g，甘草6g，粳米1小汤匙。10剂，水煎服。

　　二诊（1997-09-13）：诉服药后泄泻减轻，每日泻2～3次，大便较溏，但大便中未消化之食物残渣已明显减少，精神及饮食均已增强，舌脉如前，拟原方再进10剂。

三诊（1997-09-23）：诉泄泻已止，大便尚溏，饮食、精神明显增进，但饮食稍多之后，脘腹中出现轻度响鸣。舌苔薄白，脉细。仍拟前方加味再进10剂。

党参15g，黄芪15g，炒白术10g，法半夏10g，陈皮10g，茯苓15g，泽泻10g，防风10g，羌活6g，柴胡10g，葛根15g，白芍10g，赤石脂15g，干姜5g，砂仁10g，神曲10g，大枣6g，甘草6g，粳米1小汤匙。10剂，水煎服。

四诊（1997-10-05）：诉大便已经正常，精神明显好转，饮食明显增进，食后脘腹部已无不适感，舌苔薄白，脉细。拟上方再进10剂，巩固疗效。

五诊（1997-10-15）：近旬以来，泄泻未见复发，大便完全正常。精神、饮食进一步好转，但头发、眉毛仍未见长出，舌苔薄白，脉细。改拟参苓白术散加鹿茸，补脾气，益肾精。

白人参80g，炒白术60g，茯苓60g，炒薏苡仁60g，砂仁40g，桔梗40g，扁豆60g，白莲子50g，怀山药60g，鹿茸50g，甘草30g。合碾细粉，和蜜为丸，如黄豆大，早、晚吞服，每次吞服30丸。

次年2月，患者专至门诊告知，其泄泻已愈，头发、眉毛均已全部长出矣。

> **按** 本案患者久泻不止，且大便中常水谷相杂，又伴一派气虚症状，据《素问·阴阳应象大论》所云："清气在下，则生飧泄。"故辨证为清气下陷之泄泻，用升阳益胃汤者，是为升提止泄之法；用桃花汤者，是为温中固摄之法。又患者久泻之后，出现严重脱发，是由脾损及肾也。盖"精生于谷"，"精不足者，补之以味"。故以参苓白术散补其脾气，益其饮食；加鹿茸以大补精血，如是则泄泻止而头发生。

咳喘并发昏厥 **案**

初诊（2005-11-09）：患咳嗽、气喘10年，反复发作。近1年来，咳嗽、气喘明显加重，兼见胸闷，咳吐痰涎甚多，且咳与喘并作。每于咳喘较甚时则发昏倒，不省人事，一般每日发作1次，甚则日发数次。每次昏倒时间约数分钟左右。询其昏倒时四肢并不抽搐，但口中多痰涎，时觉咽痒，口苦而不甚渴。兼见两侧头痛，头晕，舌苔厚腻而黄，脉滑数。

辨证：痰热咳喘，兼痰浊蒙蔽心神。

治法：清心涤痰，止咳平喘。

主方：加减涤痰汤合小陷胸汤。

　石菖蒲30g，炙远志15g，陈皮10g，法半夏15g，茯苓30g，枳实10g，胆南星6g，甘草6g，黄连3g，炒瓜壳10g，桑白皮20g，川贝母15g，杏仁10g。15剂，水煎服。

二诊（2005-11-25）：咳嗽明显减轻，胸闷显减，气喘略减，咳痰仍多，咳时两侧头部仍然疼痛，昏倒次数已明显减少，舌苔转薄黄腻，脉仍滑数。药已取效，步原法原方，并加入三子养亲汤再进15剂。

　石菖蒲20g，炙远志10g，陈皮10g，法半夏15g，茯苓15g，枳实10g，胆南星6g，甘草6g，黄芩6g，炒瓜壳10g，苏子10g，白芥子10g，葶苈子10g，桑白皮20g，川贝母15g，杏仁10g。15剂，水煎服。

三诊（2005-12-09）：咳喘基本平定，痰亦大减，昏倒已不再作，但仍兼头晕而两侧头痛。舌苔转薄白腻，脉滑。此时咳喘虽平，尚需进一步肃清痰浊，以根治其昏厥。改拟涤痰汤合三子养亲汤加减治之。

石菖蒲15g，炙远志10g，陈皮10g，法半夏10g，茯苓15g，枳实10g，胆南星6g，甘草6g，苏子10g，白芥子10g，葶苈子10g，杏仁10g，川芎10g，白芷10g，天麻15g。15剂，水煎服。

四诊（2005-12-25）：诸症悉平。患者要求服药巩固疗效，以期根治。舌苔薄白，脉滑。仍拟第三诊处方，再进15剂。

> **按** 咳嗽气喘，常见病也；然咳喘而见昏厥，罕见病也。《素问·厥论》曾载："手太阴厥逆，虚满而咳，善呕沫。"本案患者咳喘痰多，舌苔厚腻，显是痰浊为患，故断为痰浊蒙蔽心神之证。始终以涤痰汤为主方，是此病治愈的关键所在。

老妇乳衄 案

初诊（2004-05-16）：患左侧乳头渗血，连续4个月不愈，每日需用纱布易换数十次，换下的纱布均被鲜血所染。医院B超发现其左乳腺导管异常，并建议手术治疗，因病人年迈不愿做手术，故前来就诊。观察其乳头在3分钟之内约有数颗血珠渗出，血色鲜红，乳头并无红肿疼痛，左乳房略有胀痛感，但乳中并无结节肿块。询其右乳则一切正常。过去曾有胃炎病史，现胸中常有灼热嘈杂感，伴心烦，口苦，口干欲饮，大便较干，小便略黄，舌红，苔薄黄腻，脉细数。

辨证：血热乳衄。

治法：凉血止血。

主方：十灰散合犀角地黄汤。

水牛角片30g，生地20g，白芍10g，丹皮10g，生大黄5g，小蓟10g，栀子炭10g，蒲黄炭（纱布包）15g，茜草炭15g，白茅根15g，侧柏炭10g，荷叶10g，棕榈炭（纱布包）15g。10剂，水煎服。

二诊（2004-05-26）：服药后乳头出血约减少1/3，左乳房中仍时有胀痛感，心烦及胸中灼热明显减轻，舌红，苔薄黄，脉细。药已取效，效不更方，拟原方加味再进10剂。

水牛角片30g，生地20g，白芍10g，丹皮10g，栀子炭10g，生大黄4g，小蓟10g，蒲黄炭（纱布包）15g，茜草炭15g，白茅根15g，侧柏炭10g，棕榈炭（纱布包）15g，田七粉（纱布包）20g。10剂，水煎服。

三诊（2004-06-05）： 左乳头出血已止，胸中灼热感亦除，左乳房胀痛感明显减轻，舌红，苔薄黄，脉细。药已中病，再拟原方加味，进一步巩固疗效，以期痊愈。

水牛角片30g，生地20g，白芍10g，丹皮10g，栀子炭10g，生大黄3g，小蓟10g，蒲黄炭（纱布包）10g，茜草炭15g，白茅根15g，侧柏炭10g，棕榈炭（纱布包）10g，田七粉（纱布包）20g，蒲公英20g。10剂，水煎服。

> **按** 乳头属肝，乳衄多为肝郁所致。老妇乳衄，临床少见，而本证具备一派火热征象，当属心、肝郁热，迫血妄行，故以凉血止血之方药而获效。

眉额部定时疼痛 **案**

田某，男，70岁，湖南省某机关职工。出诊病例。

初诊（2000-08-10）：其家人前来告知，患者头痛约1个月不愈，每天从太阳升起时开始发作，整个白天疼痛不休，直至日落黄昏时，头痛即停止。1个月来，不仅头痛未止，而且视力下降。去医院诊治，结论为血管神经性头痛伴老年性白内障。由于天气炎热，患者畏惧阳光，余遂乘车前往视之，见患者躺于卧榻，正在用冷水毛巾敷其头额部。询其头痛部位，答曰："头额部连及目眶，尤以眉骨部为甚，其他处均不见疼痛。"每日定时发作，早晨6点半太阳升起时，头痛准时开始，下午6点半太阳落下时，头痛准时停止。疼痛难忍，初服索米痛片（去痛片）尚可控制少许，久服却不能取效，每天只得以冷水毛巾频频敷之，以求痛势缓解。头额疼痛时伴有目胀，且头额疼痛1个月来，视力明显下降，畏光，目蒙，目中有干涩感，口中微苦，夜寐欠安，其他正常。舌淡红，苔薄黄，脉细。

辨证：肝血不足，虚热头痛。

治法：养肝血，清虚热。

主方：生熟地黄汤。

生地20g，熟地20g，当归身15g，白芍15g，柴胡10g，黄芩10g，黄连3g，天冬15g，地骨皮10g，枳壳6g，菊花10g，葛根20g，五味子6g，甘草6g。10剂，水煎服。

二诊（2000-08-20）：诉头额痛仍定时发作，但痛势减半，目胀显减，目中尚有蒙涩感，视力仍未改善。舌脉如前，仍拟上方再进10剂。

三诊（2000-08-30）：诉头额痛已止，但每从太阳升起时觉头额部有一种昏沉感，直至下午日落之前即自行消失。目蒙目涩近日显减，视力较前略有改善。口苦已止，但精神较疲乏，睡眠较差。舌苔薄黄，脉细。再拟前方加减治之。

西洋参片10g，生地20g，熟地20g，当归身15g，白芍15g，柴胡10g，黄芩10g，天冬10g，地骨皮10g，炒枣仁20g，菊花10g，草决明20g，天麻15g，甘草6g。10剂，水煎服。

四诊（2000-09-09）：患者自己来门诊就诊，头痛全止，头部昏沉感亦已解除，睡眠转佳。惟视力未见明显改善。舌苔薄黄，脉细。拟补肝汤善后，并嘱服1个月的明目地黄丸，同时嘱其近日用餐时，可多食一点鸡肝，以期改善视力。

当归10g，白芍10g，川芎10g，生地20g，炒枣仁20g，木瓜10g，麦冬15g，草决明20g，甘草6g。10剂，水煎服。

> **按** 白日定时头额部疼痛，《审视瑶函》称为阴邪风症，谓"此症专言额角板骨，及眉棱骨之病也，发则多为六阳用事之时"。又云："生熟地黄汤：治目不光明，眉骨痛甚，此系肝虚，法当养血凉血益血。"本案用之，其效卓然。

忍小便则手掌心胀痛 案

◇病例卡片◇

郑某，女，68岁，长沙市人。门诊病例。

初诊（2006-05-28）：诉其小便较频，有尿必解，若稍忍不尿，则立觉双手掌心与手腕相连接的部位疼痛，而且胀痛逐渐加重，只要解完小便，其胀痛则随之消失。由于稍有延缓不尿则手掌心胀痛，故不得不频频入厕小便，昼夜如此，每隔1～2小时必须上一次厕所，病已1月余不愈。曾去医院做过多次检查：膀胱未发现任何病变，尿检无任何异常，手掌部位经几次照片亦未发现异常。诊断不明，用消炎、止痛药治疗无效。询其小便色清不黄，小便时并无灼热涩痛感，察其手掌部并无红肿发热之象。舌色淡紫，舌苔薄白，脉细。

辨证：膀胱气化不利，水气凌心，影响经脉。

治法：化气行水，兼通心脉。

主方：五苓散加丹参。

丹参30g，茯苓20g，炒白术10g，猪苓10g，泽泻10g，桂枝6g。7剂，水煎服。

二诊（2006-06-04）：诉服药后手掌心胀痛大减，小便次数明显减少。患者自己试探着强忍尿时，其手掌心胀痛亦较轻微。舌脉如前，仍拟原方加味治之。

丹参30g，茯苓20g，炒白术10g，猪苓10g，泽泻10g，桂枝6g，琥珀（纱布包，同煎）6g。7剂，水煎服。

三诊（2006-06-11）：诉上述病症已经痊愈，现觉精神疲乏，略感腰酸，舌苔薄白，脉细。改拟益气补肾之法，用加参地黄汤。

西洋参片10g，丹参15g，熟地15g，怀山药10g，茯苓15g，泽泻10g，丹皮10g，山茱萸10g。10剂，水煎服。

按 手掌为神门、劳宫所处之位，手少阴心经与手厥阴心包经所过之部。《灵枢·经脉》云："心手少阴之脉……入掌内后廉……心所生病者，掌中热痛。"又云："心主手厥阴心包络之脉……入掌中……是动则病手心热。"小便者，膀胱所主；膀胱者，肾所主。若膀胱气化不利，致水气盛，水盛可以凌心。而此案患者并无心下悸等水气凌心的症状，而是突出表现为忍小便则掌中胀痛。掌中者，心经经脉所达之位也。如此推敲，岂不是由于水气所凌，影响到心经经脉所致的掌中胀痛吗？因此，取五苓散化气利水，并重加一味丹参，入心脉以达到通络止痛的目的。本案的治验，又一次证实了依据中医经典理论指导临床辨证论治的可靠性。

乳腺癌术后一侧手臂肿胀不遂 案

◇病例卡片◇

　　刘某，女，49岁，蓝山县人。门诊病例。

初诊（2005-05-15）：诉1年前于右乳房做乳腺癌切除术，术后右手臂肿胀麻木，不能抬举，不能弯曲。并逐渐发展为右手不能动作，右手指亦痿软无力，一切活动包括穿衣服、写字、吃饭拿筷子，均由左手包办，病已1年余不愈。诊见其右手肿胀较甚，皮色略紫，西医称其为象皮肿。右手麻木，有知觉，但不能动作。双腿在蹲下时感到疼痛，伴清晨卧醒时自汗，口微渴，手足心热。舌苔薄黄，脉细。

辨证：血络瘀滞不通。

治法：通经活络祛瘀。

主方：补阳还五汤合虫藤饮

　　黄芪30g，当归尾10g，赤芍10g，川芎10g，桃仁10g，红花4g，地龙10g，炮甲10g，煅乳香10g，煅没药10g，全蝎10g，鸡血藤20g，忍冬藤15g，丝瓜络15g。15剂，水煎服。

二诊（2005-05-31）：诉服药后，右手指牵拉时略感有力，右手臂麻木已见减轻，右手仍不能动，肿胀未减。舌脉如前，拟原方再进15剂，静观其变。

三诊（2005-06-14）：诉服药后已明显取效，右手麻木显减，手臂已能轻微活动，右手已试探着能拿筷子，但尚无力，手指并不灵活，右手臂肿胀度略减，舌脉如前。仍拟原方再进30剂。同时嘱病人家属帮病人右臂每天做几次轻微的屈伸运动。

四诊（2005-07-20）：前症显减，右手已能自行抬举，右手指已有握力，已能拿筷子吃饭，只是右手尚感觉无力，整个右手臂的肿胀已明显消减。舌脉同前，守原方加减再进30剂。

黄芪40g，当归尾10g，川芎8g，赤芍10g，桃仁6g，红花3g，地龙10g，僵蚕10g，炮甲10g，鸡血藤15g，忍冬藤15g，丝瓜络10g。30剂，水煎服。

五诊（2005-09-10）：右手已基本恢复正常，其肿胀、麻木完全消除，活动自如。但近日来觉疲乏，头晕，目胀，手足心烦热，舌红，苔薄黄，脉细。此为病后虚弱正气未复之象，治当益气以养血，用益气聪明汤加味调治之。

西洋参片10g，黄芪30g，白芍10g，当归10g，葛根20g，蔓荆子10g，黄柏4g，天麻15g，地骨皮15g，炙甘草10g。15剂，水煎服。

> **按** 治久病必须有守有方，不可"朝令夕改"，此证之治愈，贵在持守。然《素问·五常政大论》云："小毒治病，十去其八……无使过之，伤其正也。"故俟其病症显减之后，便去掉方中具有小毒之全蝎，而改用僵蚕，即此意也。

少腹胀满小便频数 案

胡某，女，42岁，湖南省某机关职工。门诊病例。

初诊（2002-03-07）：患者自诉在1个月前，某日下午7时开始与朋友们打牌，直至次日凌晨1时许。由于当晚兴致特别高，其间只顾喝茶水，竟忘入厕小便，下牌桌后方觉小腹甚胀，小便急迫，慌忙入厕小便。但排完小便之后，仍觉少腹膀胱部胀满不舒。次日，其少腹胀满不舒逐渐明显，且每次解小便之后，仍觉小便未净，以致频频入厕，小便次数明显增多，白日尚可忍受，待至夜晚则因小便次数过多而严重影响睡眠。如果强忍不尿，甚则小便自遗。经医院检查，结论为膀胱炎。但经用中西药治疗月余，其少腹胀满、小便频数均未见减轻。诊见患者精神明显疲乏，舌淡，苔薄白而滑，脉细缓。

辨证：气化不利，膀胱蓄水。

治法：化气利水，兼以益气。

主方：春泽汤。

党参20g，炒白术10g，茯苓15g，猪苓10g，泽泻10g，桂枝6g，乌药10g。7剂，水煎服。

二诊（2002-03-14）：诉少腹胀满明显减轻，小便频数亦显减，舌脉如前。拟前方再进7剂。

西洋参片10g，炒白术10g，茯苓15g，猪苓10g，泽泻10g，桂枝5g，乌药10g。7剂，水煎服。

旬日之后，患者前来告知，诸症悉愈，精神转佳。

> **按** 《素问·灵兰秘典论》云："膀胱者，州都之官，津液藏焉，气化则能出矣。"《素问·宣明五气篇》又云："膀胱不利为癃，不约为遗溺。"小便的排泄正常与否，取决于膀胱的气化功能。本案患者因忍尿过度，使膀胱的气化功能受损，出现少腹胀满，小便频数，甚则小便自遗。此与《伤寒论》所指膀胱蓄水证相似，《伤寒论》之蓄水证，是由外受寒邪伤及膀胱，影响气化，造成蓄水。而本案病证是由忍尿过度伤及膀胱，影响气化而为蓄水，二者病因不同，病机则一。

舌上灼痛 案

　　周某，女，55岁，湖南省某大学教师。门诊病例。

　　初诊（1998-11-10）：患舌痛，并觉舌上有明显烧灼感，病达1年不愈。就诊时，见患者表情十分痛苦，口含冷水而不语，惟以手指舌，良久乃言其舌上如火烧样灼痛难忍。患者舌痛1年以来，由于服药未效，只得时时以冰水含漱口中，以求缓解。其痛入夜尤甚，以致夜不能寐，心中烦，口渴欲冷饮，且只能进冷饮冷食，畏一切热物。伴齿龈痛，大便秘。望其舌体并无改变，但舌质红绛，少苔，脉象细数。

　　辨证：胃热灼伤心营。

　　治法：气营两清。

　　主方：加减玉女煎合清营汤加味。

　　生石膏30g，知母10g，生地20g，麦冬20g，川牛膝10g，水牛角片30g，丹参10g，玄参20g，银花10g，连翘10g，淡竹叶10g，黄连3g，生大黄5g。5剂，水煎服。

　　二诊（1998-11-16）：诉服药后舌痛显减，舌上烧灼感亦已减轻，其余诸症悉减，如口干已减，心烦显减，大便已通畅。舌色仍红而少苔，脉象细数。方已对证，药已取效，拟原方减去大黄，再进10剂。

　　三诊（1998-11-28）：诉舌痛已止，舌上烧灼感基本控制，但进温热食物时尚觉舌上有轻度灼热感，现说话正常，夜寐正常，心烦已止，饮食、二便均已正常。舌红苔薄,脉细略数。拟清营汤合益胃汤,一以清心营之余热,二以养胃阴,善后收功。

水牛角片15g,丹参10g,麦冬20g,玄参15g,生地20g,连翘10g,竹叶10g,黄连2g,玉竹15g,沙参15g,甘草6g。10剂,水煎服。

按 《素问·阴阳应象大论》云:"心主舌。"舌上灼热疼痛,一般当属心火为患。然此案舌上热痛达1年不愈,必非一般心火上炎之证。以其舌质绛红,乃热灼营阴之特征也。但其口渴饮冷及齿痛便秘等症,又属胃热燔炽之象。故其治法一以清胃热,二以清心营,胃热得清则不致灼伤心营,心营热清则舌上热痛自愈。

身如虫行 案

　　初诊（2003-09-07）：患者自诉一身皮肤瘙痒，已1年不愈。可是近3个月来，其皮肤瘙痒仅时作时止，犹可忍耐。更有甚者，一身皮肤竟时时有如虫子爬行一般，时或在上肢，时或在下肢，时或及于胸腹、背部，时或及于头面部，然总以四肢发作为甚。夜间亦发，以致夜寐不安。由于发作之时，是一种虫蚁爬行之感，因此总要脱开衣服去查找，但并未发现虫蚁、跳蚤、虱子以及其他虫类杂物。患者一再诉述，此种虫行的感受比一身瘙痒更为痛苦。察其一身并无疮疹，惟见其下肢轻度浮肿。询及四肢畏冷，并觉四肢酸重，精神疲乏。舌苔薄白而滑，脉细缓。

　　辨证：气虚皮水证。

　　治法：益气通阳化水。

　　主方：防己黄芪汤合黄芪赤风汤。

　　黄芪40g，汉防己10g，茯苓皮30g，桂枝6g，防风10g，赤芍10g，甘草6g。7剂，水煎服。

　　二诊（2003-09-14）：诉一身如虫行的发作次数明显减少，双下肢浮肿已除，疲乏酸重感亦觉减轻，舌脉如前。仍拟原方再进10剂。

　　黄芪40g，汉防己8g，茯苓30g，桂枝4g，防风10g，赤芍10g，甘草6g。10剂，水煎服。

三诊（2003-09-24）：诉上症大减，近3日来，身如虫行之感仅偶有发作，且感觉轻微。双足酸重明显减轻，精神亦明显转佳，但身痒未除。舌苔薄白，脉细。再拟原方加减，以巩固疗效。

黄芪30g，汉防己6g，茯苓30g，桂枝3g，防风10g，赤芍10g，刺蒺藜15g，乌蛇肉15g，甘草6g。10剂，水煎服。

> **按** 身如虫行之症，《伤寒论》谓其属虚："阳明病……其身如虫行皮中状者，此以久虚故也。"本案患者年迈体弱，又见疲乏，脉细，属气虚无疑。然患者双足浮肿而酸重，且舌上见薄白滑苔，是水气病之征。《金匮要略》云："皮水为病，四肢肿，水气在皮肤中，四肢聂聂动者，防己茯苓汤主之。"可见，本案患者既属气虚，又兼皮水，故防己茯苓汤在所必用。又黄芪赤风汤出自《医林改错》，王清任谓此方"能使周身之气通而不滞，血活而不瘀"，故借用之。

四肢皮肤硬肿 **案**

◇病例卡片◇

　　郭某，女，36岁，湖南省某部门职工。门诊病例。

　　初诊（2005-04-29）：患四肢皮肤硬肿，一身皮肤粗糙，双手指关节肿胀不能屈伸，四肢关节均屈伸不利，病已1年不愈。曾去多家医院诊治，诊断结论均为硬皮病。查其四肢皮肤硬肿较显，尤以手指及腕关节、踝关节等处肿而僵硬为甚。手背及足背皮肤不能捏起，其肿胀处并无灼热感，但皮肤色泽略暗，且一身皮肤较为粗糙。四肢肌肤触觉不灵敏，活动已明显感到困难，动则关节疼痛。伴足底酸痛，四肢无力，舌苔薄白，脉沉细。

　　辨证：营卫滞涩，皮肤顽厚。

　　治法：调和营卫，通阳行痹。

　　主方：黄芪桂枝五物汤加味。

　　黄芪30g，桂枝10g，白芍10g，大枣10g，生姜3片，红花4g，小海龙10g，山茱萸15g，广木香10g。10剂，水煎服。

　　二诊（2005-05-08）：服药后自觉四肢感到舒展，活动时疼痛已减轻，但四肢皮肤硬肿未减，舌脉如前，拟原方再进10剂。

　　三诊（2005-05-20）：四肢皮肤硬肿开始消减，手背及足背皮肤已能捏起，原足底疼痛亦见减轻。但近日下肢皮肤隐隐出现散在红色小疹点。舌脉如前，仍拟原方加味再进15剂。

黄芪30g，桂枝6g，白芍10g，鸡血藤15g，忍冬藤15g，山茱萸15g，广木香10g，小海龙10g，红花3g，大枣10g，生姜3g。15剂，水煎服。

四诊（2005-05-29）： 四肢硬肿渐消，皮肤色转正常，手指关节已能屈伸，下肢瘾疹亦减，舌苔仍薄白，脉细。药已取效，拟原方再进10剂。

五诊（2005-06-20）： 皮肤硬肿显减，但晨起时双手指尚感僵硬。询其口不渴，舌苔仍薄白，脉细。病势显减，自当击鼓再进，仍以原方再进10剂。

六诊（2005-07-15）： 四肢皮肤硬肿全消，10天前已出差公务，四肢活动已经正常。舌苔薄白，脉细。改拟十全大补汤以调养巩固之。

西洋参片10g，黄芪20g，炒白术10g，茯苓10g，炙甘草10g，桂枝6g，当归10g，川芎8g，白芍10g，熟地10g，山茱萸15g，广木香6g。15剂，水煎服。

> **按** 硬皮病，中医并无确切病名，据其症状特点分析，与《素问·痹证》所云"营卫之行涩……皮肤不营，故为不仁"相似。又与《诸病源候论》所云"风湿痹病之状，或皮肤顽厚"更相似。据此，乃选用黄芪桂枝五物汤通阳行痹，寓《内经》"阴阳形气俱不足……而调以甘药"之意。又山茱萸配广木香，源自《世医得效方》，彼用治"四肢坚如石"，含滋肝理气、酸收辛散并用之妙。

外伤后持续昏迷 **案**

◇病例卡片◇
邓某，男，22岁，国家某水电局工人。某医院会诊病例。

初诊（1999-12-17）：患者去年年底在某地电站工地施工时，一根钢筋掉下来，将他从三楼打倒至一楼，其头部、胸肺部、腰胁部均严重受伤，昏迷不醒。经多方抢救，未至死亡，但形成植物人，全靠高压氧和鼻饲流汁以维持生命，昏迷长达1年之久。CT检查发现头脑部有梗塞物。诊见昏迷不醒，知觉全无，大小便无知，舌紫，苔白厚腻，脉细。

辨证：痰瘀合阻，蒙蔽心神，闭塞清窍。

治法：化痰祛瘀，开窍醒神。

主方：涤痰汤合通窍活血汤。

石菖蒲30g，陈皮10g，法半夏20g，川贝母20g，茯苓20g，枳实10g，胆南星6g，甘草6g，川芎10g，赤芍10g，桃仁10g，红花3g，地龙15g，葱白10g，鲜竹沥（兑服）30g。20剂，水煎服。另：麝香8g，每日早、晚各冲服0.2g。均用鼻饲灌服。

二诊（2000-12-03）：某医院院长亲自前来问我："去年您给我院看的一个昏迷病人，您还记得吗？"我说："当然记得。病人还在吗？"院长说："不仅还在，而且好些了。"我说："你使用什么妙法治的呢？"院长说："没用任何别的办法，就是每日灌服您给开的药。"我说："我只开20剂药，现在已经相隔一年时间了。"院长说："灌完20剂之后，病人有所好转，于是就一直以原方药灌之，一年来没有间断。现在的情况变化了，想请您去看看。"当我走进病房时，见患者坐在一单人沙发上，护士告诉他："这就是给你治好病的熊教授。"患者立刻露出笑脸，口中发出"哇！哇！"的叫声，还不能说话。护士说："你写几个字吧。"患者用左手拿着铅笔歪歪扭扭写了几个字："熊教授您好"。并且让人扶着，将左腿站起来了，右手和右腿尚不能动。此时的患者，根本不是原来的"植物人"了。诊见其口中多涎，舌淡紫，苔薄白腻，脉细而滑。仍以化痰祛瘀并兼通络之法治疗。改拟补阳还五汤合涤痰汤加减。

黄芪30g，当归尾10g，赤芍10g，川芎10g，桃仁10g，红花4g，地龙15g，石菖蒲30g，郁金15g，陈皮10g，法半夏15g，胆南星6g，枳实10g，川贝母15g，茯苓15g，甘草6g，竹茹10g。30剂，水煎服。另：麝香12g，每日早、晚各冲服0.2g。

三诊（2001-02-02）：诉服完上方30剂后，又按原方继服30剂。现症：患者神志清醒，但时而烦躁不安，仍舌謇语涩，右手足活动不利，不能站立行走。舌苔薄白腻，脉细滑。仍步原法，再拟前方加减治之。

黄芪30g，当归尾10g，赤芍10g，川芎10g，桃仁10g，红花3g，地龙15g，石菖蒲30g，炙远志10g，炒枣仁20g，郁金15g，陈皮10g，法半夏15g，茯神15g，枳实10g，胆南星6g，甘草6g，竹茹10g。30剂，水煎服。

四诊（2001-08-02）：见患者已坐于轮椅之上，自己在院内驱车行走，并与熟人打招呼。能单独站立数分钟，但右足无力，不能行步。说话语言不清晰，并有謇涩不利感，但舌体伸缩自如。舌苔薄白，脉细而滑。拟上方再进30剂。

按 外伤后脑梗死，昏迷达1年之久，实属危重病证，更属疑难病证。而本证的治验，固然在于立法、选方、用药的准确，但其中还有更重要的两点因素：第一是医院的精心护理，特别是依赖于西医的鼻饲给药；第二是坚持服药1年多时间，持之以恒不动摇。此病的治验，应是中西医真正结合的一个典型实例。

一身毛发脱落 案

　　周某，女，40岁，湖南省某研究院职工。门诊病例。

　　初诊（2004-05-12）：诉患病已6个月，从头发脱落开始，继而眉毛脱落，继而腋毛及阴毛脱落。就诊时，见其头发已全部脱光，眉毛全无。诉头部易渗油垢，兼头皮发痒，每天需洗头两次，舌苔薄白，脉细。

　　辨证：血虚油风。

　　治法：养血祛风利湿。

　　主方：神应养真丹。

　　熟地20g，当归10g，川芎6g，白芍10g，首乌片20g，野天麻15g，菟丝子20g，羌活10g，木瓜15g，茯苓30g，泽泻10g。15剂，水煎服。

　　二诊（2004-05-28）：服药后头部渗油显减，头痒显减，但凡所脱毛发处均未见毛发长出，舌脉如前，仍拟原方再进15剂。

　　三诊（2004-06-20）：服完上方30剂后，各处毛发均开始长出，但头发及眉毛长出较慢，头部已不再渗油垢。舌脉如前，再拟养真丹加味。

　　熟地20g，当归10g，白芍10g，川芎6g，菟丝子20g，天麻15g，木瓜10g，羌活10g，何首乌片20g，桑椹15g。15剂，水煎服。

　　四诊（2005-04-29）：诉2004年6月就诊服药之后，全身毛发悉已生长，并恢复正常。但近日使用采乐牌洗发水洗头之后，头发复脱，眉毛亦随之脱落，头部又开始渗出油垢，头痒较甚。观其头部已有斑秃3块，凡未秃发之部位头发已明显稀疏，舌苔薄白，脉细。病证如前，仍拟前方养真丹加味治之。并嘱以艾叶煎水洗头。

熟地30g，白芍15g，当归10g，川芎6g，羌活10g，天麻15g，木瓜15g，菟丝子20g，何首乌片20g，茯苓30g，泽泻15g，刺蒺藜15g。15剂，水煎服。

五诊（2005-05-14）：服药后脱发已止，其斑秃处已长出稀疏头发，头部渗油及头痒均止，舌脉如前，拟上方做成蜜丸，以巩固之。

> **按** 脱发，《医宗金鉴》称为"油风"，为风盛血燥所致。而此证不仅眉发全脱，并且全身毛际处皆脱，当属毛发脱落之重症。盖由血虚受风，乃致风盛血燥，治以神应养真丹，寓"治风先治血，血行风自灭"之意也。

一身阵发筋膜挛急 **案**

　　初诊（2000-09-25）：诉半年前生小孩后发病，全身阵发性痉挛，发作时四肢痉挛掣痛，僵直不能屈伸，但四肢并不抽搐振动，腹部肌肉痉挛并有拘紧感。同时全身瘫软无力，每日数发，每次发作时间为半小时左右，甚则持续达1小时许。精神特别疲乏，不能活动，甚至连行步都感觉困难，成天只能卧床休息，若稍事活动则痉挛必发，小动则小发，大动则大发。伴有失眠、心悸、头晕等症。面色淡白少华，舌淡，苔薄白，脉细而弱。

　　辨证：血不养筋。

　　治法：补肝柔筋。

　　主方：补肝汤加参芪。

　　红参片10g，黄芪20g，当归身10g，白芍30g，川芎6g，熟地15g，木瓜20g，麦冬10g，炒枣仁15g，炙甘草10g。10剂，水煎服。

　　二诊（2000-10-10）：诉服药后痉挛发作次数已明显减少，精神亦见好转，但仍不能活动，更不能劳累，劳则痉挛必作。面色及舌色仍显淡白，脉细。拟原方再进10剂。

　　三诊（2000-10-20）：一身痉挛已明显减轻，精神明显转佳。近日试着擦了两次地板，仍感疲乏，并自觉有欲发痉挛之兆。其痉挛虽未发，但觉腰腿酸痛。面色较前略红，舌淡红，苔薄白，脉细。拟原方加味，巩固疗效。

红参片10g，黄芪20g，当归身10g，白芍20g，川芎6g，熟地15g，木瓜20g，麦冬10g，炒枣仁15g，炙甘草10g，续断15g，炒鹿筋10g。10剂，水煎服。

四诊（2000-11-04）：诉痉挛全止，精神转佳，腰腿酸痛亦显减。现已能从事如擦地板、做饭等轻度的家务活动，并准备去上班。嘱以前方再进15剂，善后收功。

> **按** 《素问·痿论》云："肝主身之筋膜。"《素问·六节藏象论》又云："肝者，罢极之本。"罢极者，劳困疲乏之意也。肝主筋，司运动。若肝血不足，则筋失其养，不耐劳困。本案一身痉挛而并见劳困疲乏，且遇劳即发，其形色舌脉又见一派气血虚衰之候。故以补虚为治，肝血足而筋自柔矣。

右乳下筋痛硬肿 **案**

◇病例卡片◇
　　刘某，女，38岁，长沙市望城县某机关职工。门诊病例。

　　初诊（2004-04-11）：诉1个月前发病，初起时，自觉右乳下缘直至右侧少腹部阵发痉挛疼痛。数日之内，其疼痛处逐渐肿起，疼痛也随之加剧。经医院诊断为肋间神经炎、肋间神经痛，但经治1月余未愈。诊见患者自右乳下缘直至右侧少腹部，肿起呈一条直线，凸出皮肤，约有筷子粗细，长约尺许，宛如一根铁丝埋在皮下，坚硬不移，疼痛拒按，其痛日夜不休，入夜益甚，以致彻夜不得眠而呼叫声不绝。察其疼痛硬肿处并无发热，皮色不变，并非痈肿。询其发病之前是否有过大怒或过于忧思等情志刺激，答曰："虽有过，但已过往烟云了。"舌淡红略紫，苔薄白，脉弦。

　　辨证：肝经经脉瘀阻。

　　治法：疏肝理气，祛瘀止痛。

　　主方：血府逐瘀汤。

　　柴胡10g，枳实10g，赤芍10g，当归尾10g，川芎10g，生地10g，桃仁10g，红花4g，延胡索15g，甘草6g。10剂，水煎服。

　　二诊（2004-04-21）：右乳下硬肿之筋已消减过半，凡消减处，疼痛亦随之消除，现仅右侧少腹尚有一段硬肿未消，约有2～3寸许。舌脉如前，仍拟原方合金铃子散再进10剂。

　　柴胡10g，枳实10g，赤芍10g，当归尾10g，川芎10g，生地10g，桃仁10g，红花4g，延胡索15g，川楝子10g，川牛膝10g，甘草6g。10剂，水煎服。

三诊（2004-05-05）：右乳下一条线之硬肿已全消，其疼痛已完全解除。患者要求继续服药，巩固疗效。舌苔薄白，脉弦细。改拟逍遥散合金铃子散以善后之。

当归尾10g，赤芍10g，炒白术10g，茯苓10g，柴胡10g，延胡索10g，川楝子10g，郁金15g，甘草6g。10剂，水煎服。

> **按** 右乳下缘，期门穴所在，从右乳下缘直至右侧少腹部，属足厥阴肝经所过。《灵枢·经脉》云："足厥阴之脉……过阴器，抵少腹……上贯膈，布胁肋。"夫肝主气机疏泄，又主藏血。若肝气失疏而郁滞，则血随气郁而为痛为胀。本案患者即是因肝气郁滞而致气血瘀阻之证。用血府逐瘀汤，一以疏肝理气，二以活血逐瘀，故取效甚佳。

阵发性痿软 案

◇病例卡片◇
> 黄某，女，6岁，长沙人。门诊病例。

初诊（2007-01-07）： 2006年12月18日晚，患者无明显诱因而突发全身痿软无力，随即倒地不起，手足厥冷，一身不能动弹，神疲不语。约数分钟后恢复正常。连续20天以来，每天发作3～5次，每次发作的症状完全相同。曾去多家医院检查，并未发现明显器质性病变，病因不明，诊断亦无明确结论。询其症状，发作时一身瘫软无力，四肢不能动，口不能语，但神志尚清。发作后，精神疲乏，少气懒言，头晕，时而恶心欲呕，动则自汗，近日食纳显减。其面色淡黄少华，舌淡红，苔薄白腻，脉细。

辨证： 气虚夹痰湿。

治法： 升阳益气。

主方： 调中益气汤。

西洋参片6g，黄芪15g，炒白术8g，升麻2g，柴胡8g，陈皮8g，苍术5g，当归10g，炙甘草10g，法半夏6g，天麻10g。10剂，水煎服。

二诊（2007-01-17）： 服上方约7～8剂后，痿软病症未见发作，精神转佳，食纳亦增，头晕亦减，舌脉如前，遣原方再进10剂。

三诊（2007-01-27）： 诉前日感冒，出现发烧、咳嗽、鼻塞、咽痛等症，昨日又发痿软2次，发作时症状与先前基本相同，此次伴有明显的心慌心悸，舌苔薄白腻，脉细。病因感冒而复发，该先治其感冒，先去其标，后治其本。遂处二方，分先后服之。

主方一：玄贝止嗽散。

玄参10g，浙贝10g，荆芥6g，薄荷6g，桔梗8g，炙紫菀10g，百部8g，白前8g，陈皮6g，连翘10g，甘草6g，杏仁6g。3剂，水煎服，前3天先服用。

主方二：加减十味温胆汤。

西洋参片6g，丹参10g，黄芪10g，炒枣仁10g，柏子仁8g，炙远志8g，陈皮8g，法半夏6g，茯神10g，枳实6g，竹茹10g，炙甘草10g，天麻10g。10剂，水煎服。待服完前方3剂之后遂服此方。

四诊（2007-03-04）：诉近1个月来，患儿阵发性痿软倒地之症已未见发作，诸症平定，精神正常，舌苔薄白，脉细。拟守上方（加减十味温胆汤）再进10剂，善后收功。

> **按** 厥证以突发昏倒，不省人事，四肢厥冷，移时复苏为主症。而此证发作时并非昏倒不省人事，只是全身痿软倒地，四肢厥冷。命其病名为厥，似为勉强。然《灵枢·杂病》云："痿厥为四末束悗。"《太素》又云："四肢不用，名曰痿厥。"故本证似可命名为痿厥。因其气虚而夹痰湿的证候较显，针对病机遣方用药，终获良效。

阵发性胸满气促舌僵 案

◇病例卡片◇

　　徐某，男，19岁，长沙市人。门诊病例。

　　初诊（2007-02-28）：患者在国外留学，因患病严重，特休学回家治疗。患病已3年，不定时出现胸闷，气促。每次发作时，家人见其气促，口唇青紫，神志呆滞，家人叫他时，他总是呆而不语。约数分钟后，症状平定，亦如平人。近数月来，发作频繁，每数日发作1次，甚则日发数次。在国外某医院做过详细检查，诊断为癫痫。两个月前回国在本省某大医院再次检查，结论仍为癫痫。每次突然发作，发则胸中满闷，呼吸急促，舌体僵直，不能说话。发作时神志清醒，并不昏迷，从未昏倒。发作之时，家人均知道，但因舌僵直而不能回答，因胸闷气促以致身不能动，因此不能有任何动作表示。口苦，口渴而不多饮，喉中多痰。每次发病少则数分钟，多则10余分钟。发作后尚有数分钟时间感觉头昏，胸部不适，呼吸气短。舌苔黄腻，脉滑。

　　辨证：痰热夹瘀合阻胸满证。

　　治法：清痰热，祛瘀阻，宽胸膈。

　　主方：小陷胸汤合二味参苏饮。

　　党参10g，苏木10g，黄连5g，法半夏15g，炒瓜蒌15g，石菖蒲10g。10剂，水煎服。

　　二诊（2007-03-10）：服药期间仍发病2次，发作时仍然呆滞不能语，但气促减轻，口唇青紫亦见减轻。患者自觉胸部满闷亦有所减轻。舌苔仍黄腻，脉细而滑。可见方已对证，再拟前方加味治之。

党参10g，丹参15g，苏木10g，黄连4g，法半夏15g，炒瓜蒌15g，石菖蒲15g。10剂，水煎服。

三诊（2007-03-20）： 近旬以来发病1次，但胸满、气促、舌僵等症均见减轻，喉中痰亦减少，舌苔薄黄腻，脉滑。效不更方，击鼓再进。

党参10g，丹参15g，苏木10g，黄连4g，法半夏15g，炒瓜蒌15g，浙贝20g，石菖蒲15g。10剂，水煎服。

四诊（2007-04-01）： 本旬未见发病，病情明显好转，舌脉如前。拟上方再进15剂。

五诊（2007-04-15）： 自3月下旬以来，已近1个月未见发病，喉中痰涎明显减少，口苦已止，舌苔转薄白，脉细滑。改拟涤痰汤加减，做成丸药，继续服用，并带往国外赴学，以期痊愈。

丹参100g，石菖蒲60g，炙远志50g，陈皮50g，法半夏50g，茯苓50g，胆南星30g，枳实40g，炒瓜蒌60g，浙贝60g，甘草20g。合碾细粉，和蜜为丸，如黄豆大，早、晚各吞服30丸。

> **按** 中医认为，痫证的发病是以猝然昏仆不知人，口吐涎沫，四肢抽搐，昏倒时喉中往往发出叫声为主要特点。本案患者的发病虽为猝然发作，但发作时并无昏倒及抽搐，而是以胸满、气促、舌僵不语、神志呆滞为主要症状特点。然其发作时伴见口唇青紫，又见喉中多痰，舌苔黄腻，因此辨为痰瘀合阻之胸满证。《金匮要略》云："病人胸满，唇痿舌青，口燥，但欲漱水不欲嚥，无寒热……为有瘀血。"针对痰热结聚胸膈，取小陷胸汤主治；针对瘀阻胸肺，取二味参苏饮主治。辨证施治，因证选方，因方遣药，是中医治病取效的关键。

嘴唇紫黑麻木 案

◇病例卡片◇
朱某，女，46岁，长沙人。门诊病例。

初诊（2006-11-08）： 口唇紫黑，状如黑色墨水所染，口唇麻木，环口四周生红色疮疹，痒疼兼作，病半年不愈。询及月经量较少，大便较正常。舌苔薄黄，脉滑数。

辨证： 脾胃瘀热。

治法： 泻热祛瘀。

主方： 防风通圣散合桃红四物汤。

防风10g，荆芥10g，滑石15g，栀仁10g，连翘15g，黄芩10g，生石膏20g，酒大黄3g，当归尾10g，赤芍10g，川芎6g，生地10g，桃仁10g，红花3g，甘草6g。10剂，水煎服。

二诊（2006-11-17）： 服上方后口唇麻木及环口疮疹皆除，但口唇紫黑未减，舌苔仍薄黄，脉转滑而不数。此热邪明显减少，但瘀尚未去，当以散瘀为主，专拟桃红四物汤加味治之。

当归尾10g，赤芍10g，生地15g，川芎6g，桃仁10g，西红花3g，丹参20g，鸡血藤15g，连翘15g，甘草6g。10剂，水煎服。

三诊（2006-12-11）： 服上方后口唇紫黑明显减轻。本月月经量亦明显增多，其色较暗。由于药效明显，又自行服原方10剂，上方共服20剂。现口唇紫黑色已基本消除，但近日脚挛急，夜寐欠安，舌苔薄白，脉细。此因上方多服了10剂，瘀虽已去，而新血未能猝生，以致肝筋失养所致，乃拟补肝汤善后。

当归10g，白芍20g，生地15g，川芎6g，炒枣仁20g，麦冬15g，木瓜20g，甘草6g，鸡血藤15g。10剂，水煎服。

> **按**　《素问·六节藏象论》云："脾胃……其华在唇四白。"口唇四周乃脾胃所主，此处色变紫黑又兼疮疹，显属瘀热无疑。病位与病性已然辨清，施治取效亦然。

左手手指紫黑并麻木 案

◇病例卡片◇

　　陈某，女，61岁，怀化人。门诊病例。

　　初诊（2007-01-10）：患者左手手指皮肤紫黑色，数月不愈。近来其紫黑色逐渐加深，并且左手手指明显麻木、畏冷，左肩肘部略感胀痛，查其右手手指皮色正常而无麻木、畏冷感。询其左手并无外伤史，曾去医院做过多次检查，均未发现病因。舌苔薄白，右脉细，左脉细而涩。

　　辨证：脉络不通。

　　治法：活血通络。

　　主方：补阳还五汤合虫藤饮。

　　黄芪30g，当归尾10g，赤芍10g，川芎10g，桃仁10g，红花4g，地龙10g，全蝎6g，蜈蚣（去头足）1只，僵蚕10g，鸡血藤15g，海风藤10g，桂枝5g，防风10g。15剂，水煎服。

　　二诊（2007-01-27）：服上方后，左手指皮肤紫黑色逐渐转淡，现皮色已趋正常，左手指麻木、畏冷及左肩臂疼痛均明显减轻。近日略感头晕，舌苔仍薄白，脉细。病已显减，拟原方加减再进15剂。

　　黄芪30g，当归尾10g，赤芍10g，川芎10g，桃仁10g，红花4g，地龙10g，全蝎6g，蜈蚣（去头足）1只，僵蚕10g，鸡血藤15g，海风藤10g，防风10g，天麻15g。15剂，水煎服。

　　三诊（2007-02-14）：左手指皮色完全恢复正常，其麻木、畏冷及胀痛感完全消失，头晕亦止，舌苔薄白，脉细。现脉络已通，痹阻已去，当调和营卫，以绝后患，拟黄芪桂枝五物汤加减善后。

黄芪30g，桂枝4g，白芍10g，生姜3片，大枣10g，鸡血藤20g。10剂，水煎服。

> **按** 此证系左手脉络不通，血行不畅，以致手指皮肤紫黑、麻木、畏冷。取补阳还五汤补气活血通络，又取虫藤饮搜风通络，药达病所，其效必也。

三十年失眠并恶寒 **案**

◇病例卡片◇

　　张某，女，70岁，福州人。电话询诊病例。

　　初诊（2005-03-21）：患者失眠长达30年之久，近10年来失眠逐渐加重，长期靠服用安眠药维持，每晚睡2～3个小时，如果偶未及时服用安眠药，则彻夜不眠。由于长期失眠，患者常觉气短、乏力、心悸。虽则如此，患者总算熬过了数十年。但近10年来，并发一个突出的恶寒畏冷症状，一身畏冷，尤其是脘腹部感觉寒冷，即使是在暑热炎天，也必须用棉毯裹腹，且一定要进热饮热食，若饮食的温度稍低，则下咽之后立觉腹部寒冷如冰。患者一再申述，这种恶寒畏冷较失眠更难忍受。

　　辨证：阳虚失眠。

　　治法：温阳安神。

　　主方：半夏秫米汤合桂枝加龙牡汤。

　　法半夏15g，桂枝10g，白芍10g，龙齿30g，生牡蛎30g，炙甘草10g，大枣10g，生姜3片，糯小米（纱布包，同煎）30g。嘱服15剂，水煎服。

　　二诊（2005-04-23）：服上方15剂后，自觉效果较好，主要是寒冷感有所减轻，睡眠亦觉改善，遂自将前方再取15剂，现已服完30剂，取效明显，要求再予处方。详询其症状，失眠明显减轻，饮食已不再需要高温，腹部仍感畏冷，但其冷势大减，原所裹棉毯近日已经撤除。口不干渴，小便不黄，大便正常，嘱以原方再进30剂。

三诊（2005-05-25）：患者失眠已大大改善，现已停止服用安眠药。恶寒症状已完全解除，饮食已正常，精神亦明显转佳。但素有腰痛、足跟痛等疾，要求再予处方一并治疗，并进一步巩固疗效，遂再拟原方加减。

法半夏10g，桂枝4g，白芍10g，龙齿30g，生牡蛎30g，炙甘草10g，大枣10g，杜仲20g，补骨脂20g，糯小米30g。嘱再进30剂，以获痊愈。

> **按** 长期失眠而并见严重的恶寒畏冷，且畏进一切凉饮冷食，其阳虚征象已很显然，故断其为阳虚失眠。《灵枢·邪客》指出："卫气者，昼日行于阳，夜行于阴……今厥气客于五脏六腑，则卫气独卫其外，行于阳，不得入于阴……故目不瞑。"并指出："饮以半夏汤一剂，阴阳已通，其卧立至。"本案所取半夏秫米汤，实遵《内经》之旨。又桂枝加龙骨牡蛎汤出自《金匮要略》，原本用治阳虚而不能固摄阴精的失精家。本《内经》"阴阳之要，阳密乃固"之义，故借用之，温阳以安神也。

四肢灼热麻木 **案**

◇病例卡片◇
　　袁某，男，39岁，湖南省某企业职工。门诊病例。

　　初诊（2006-06-20）：患者自诉两个月前开始感到四肢发热，上肢自肩至肘乃至手指，下肢自股至胫乃至足掌，肌肤感到灼热，宛如涂抹了辣椒水一般，其火辣之状，昼夜不减。并兼四肢麻木，入夜则麻木尤甚。但其胸腹及腰背等躯干部位却并无灼热麻木感，自用体温表屡测体温均为正常。去医院做过一系列检查，均未发现异常病变。诊见其四肢皮肤不红不肿，以手触之，其温度并不显高，略发低热状。然其四肢肌肉则较显松弛。询及四肢疲乏无力，伴有口渴、尿黄、自汗、微微畏风等症。舌红，苔少而黄，脉象细数。

　　辨证：阴津损伤，风热之邪客于四肢。

　　治法：养阴清热，疏风通络。

　　主方：当归六黄汤合黄芪赤风汤。

　　黄芪30g，当归10g，生地15g，熟地15g，黄连3g，黄芩10g，黄柏6g，防风10g，赤芍10g，知母15g。10剂，水煎服。

　　二诊（2006-06-30）：诉四肢发热明显减轻，四肢麻木亦减轻，自汗、畏风已止，四肢乏力已明显改善。舌红，苔少而黄，脉仍细数。拟原方再进10剂。

　　10日后，患者复至，诉病已痊愈，询问是否还需要继续服药，答曰：

"病既已愈，年轻体壮，不必再药。"

> **按** 自觉四肢灼热而躯干并不发热者，临床罕见。盖"四肢者诸阳之本也"。《素问·逆调论》指出："人有四肢热，逢风寒如灸如火者何也……是人者，阴气虚，阳气盛。四肢者，阳也，两阳相得，而阴气虚少，少水不能灭盛火，而阳独治……逢风而如灸如火者，是人当肉烁也。"《内经》所称"肉烁"，为阳热亢盛，耗伤阴津，燔灼肌肉，遂致四肢发热，肌肉消瘦之证。本案之证与《内经》所述极似，故可谓"肉烁"之实例。